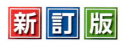

人体解剖ビジュアル
からだの仕組みと病気

松村 譲兒
杏林大学医学部第一解剖学教室 教授

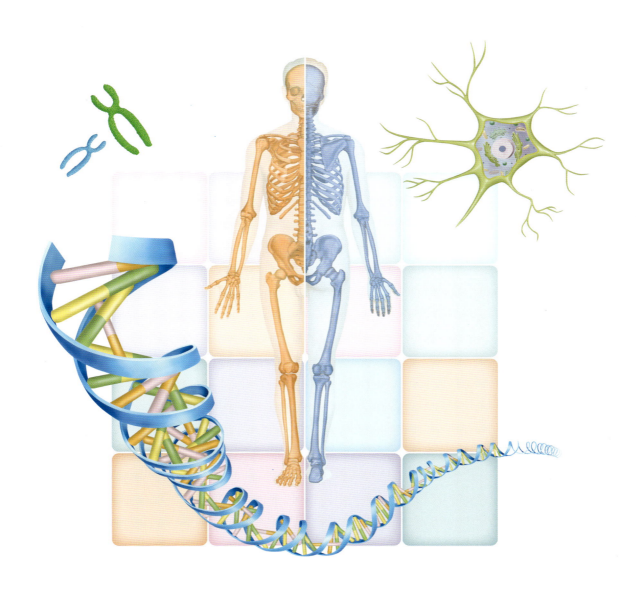

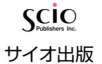

サイオ出版

はじめに

　世の中に解剖学の入門書は星の数ほどある。その内容も、子ども向けの簡単なものから入門書とは思えないほどの情報を詰め込んだものまで色々である。だから、この本を出版するという計画が持ち込まれた当初は「何を今さら解剖学入門書なのか、誰が読むのか、誰が買うのか」と腰が引けた（後半部分は今でも少し思っている）。でも、編集担当の方から「人生色々であるように、学び方も色々でしょう。色々な本に接して人体の面白さ、自然の奥深さを感じて欲しいと思いませんか？」と先生のような台詞を言われると、単純にも「そうかもしれない、いや、間違いない！」と確信する結果となってしまった。

　看護師はじめ医療系のプロを目指して勉強中の人たちにとって、解剖学は「面白い」などと言っていられるものではない。難解な医学用語の洪水と迷宮のように入り組んだ血管・神経・筋がなぜ面白いのか。訳の分からないままに授業は進み、加えて教科書はまるで魔法使いの呪文集である。魔法の呪文なら、唱えれば何かを起こすことができそうだが、解剖学の呪文（？）は何の役にも立たないように見える。このように味気ない科目の代表とされる解剖学が、なぜか将来「もっと勉強しておけばよかった」と悔やまれる科目の筆頭でもあるという。なぜなのだろうか。

　この矛盾の一番の原因は「解剖学を憶える」とか「勉強する」という姿勢にある。旅行の時、経路ごとにすべてを暗記しながらガイドブックを読んだらどうだろうか？ どんなにつまらない旅になるかは想像に難くない。解剖学も同じである。解剖学の学習は人体を旅することであり、教科書もそのつもりで読まなければ「面白さ」を感じることなどできない。だから、この本ではイラストの力を借りて人体の旅のガイドブックをつくることにした。略図では、仕組みや原理はわかっても旅している実感がわかない。かといっていきなり解剖写真を見ても、生々しさだけが印象に残り、肝腎の中身はわからないということもある。そこで、子どもの図鑑のように、とっつきやすいカラー・イラストで人体を旅してもらおうと淡い希望を抱いたのである。〔希望だけで終わらないことを祈っているが…〕

　イラストの力を借りたと言っても、名称を羅列したわけではなく、看護師や医療系のプロを目指す人たちに必要な最小限の情報は盛り込んだつもりである。また、臨床との関連からも興味を持ってもらいたいという期待から病気の解説も簡単に示した。

　もちろん、この本だけですべてが網羅されるはずもない。この本のイラストでからだのイメージをつかみ、将来「もっと勉強しておけばよかった」ではなく「もっと勉強したい」と思ってくれれば、ちょっと嬉しい。そして、この本をきっかけに「解剖学は楽しい」と感じてくれる人が少しでも増えれば、筆の遅い執筆者と上司の間で気をもんだ編集担当者も、苦労して絵を描いたイラストレーターも、みんな嬉しいに違いない。

※本書は誤字等を修正し、2015年に新訂版として出版されたものです。

2004年師走
杏林大学医学部第一解剖学教室
松村 讓兒

人体解剖ビジュアル　目次

はじめに　3
　解剖学用語の漢字表記に関するお断り　8

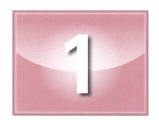

からだの名称とからだをつくるもの　9

1 からだの名称と区分　10
　① からだの名称と区分　10
　② からだの内部　12

2 からだをつくるもの　14
　① 細胞から器官へ　14
　② 遺伝子　16

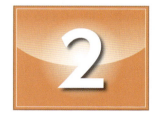

からだの動き　19

1 骨格系　20
　① 骨の構造　20
　② 頭の骨　22
　③ 上肢の骨　26
　④ 脊柱と脊椎　30
　⑤ 下肢の骨　34
　⑥ 骨盤　38
　⑦ 関節の構造　40
　⑧ 骨と筋のつながり　42

2 筋系　44
　① 筋の構造　44
　② 頭頸部の筋　46
　③ 胸腹部の筋　48
　④ 上肢を動かす筋　50
　⑤ 下肢を動かす筋　54

＊からだの動き　56
コラム1　カンガルーのアキレス腱　57

CONTENTS

3 からだを維持する仕組み　59

1 循環器　60
- ① 心臓の構造　60
- ② 心臓が動く仕組み　62
- ③ 心臓のポンプ機能　64
- ④ 冠状動脈・静脈　66
- ⑤ 動脈と静脈　68
- ⑥ 血液の成分と働き　70
- ⑦ 血液の生成　72
- ⑧ 血液の流れ　74
- ⑨ 腹部の動脈　78
- ⑩ 腹部の静脈　80
- ⑪ 胎児の血液循環　82

循環器系

2 呼吸器　84
- ① 気道と肺の仕組み　84
- ② 呼吸の仕組み　86
- ③ 咽頭　88
- ④ 喉頭と声の仕組み　90

呼吸器系

3 消化器　92
- ① 口・歯・唾液腺　92
- ② 胃　94
- ③ 十二指腸・胆嚢・膵臓　98
- ④ 肝臓　100
- ⑤ 小腸　104
- ⑥ 大腸　106
- ⑦ 直腸と肛門　110

消化器系

4 泌尿器　112
- ① 腎臓　112
- ② 尿ができる仕組み　114
- ③ 膀胱　116

泌尿器系

コラム2 ロースはどこの部位？　118

人体解剖ビジュアル　目次

4　からだの調節機能　119

脳神経系

1 脳と神経　120
- ① 神経系の構造　120
- ② ニューロンの活動　122
- ③ 脳の構造・中枢　124
- ④ 脳を保護する仕組み　126
- ⑤ 脳神経　128
- ⑥ 脊髄　132
- ⑦ 脊髄神経　134
- ⑧ 交感神経と副交感神経　140
- ⑨ 神経路の構造　142
- ⑩ 大脳辺縁系　146
- ⑪ 睡眠　148
- ⑫ 脳の情報処理　150

感覚器系

2 感覚器　152
- ① 皮膚・毛・爪　152
- ② 皮膚の働き　156
- ③ 眼の構造と視覚　158
- ④ 眼球の運動・視覚の伝導路　160
- ⑤ 味覚　162
- ⑥ 嗅覚と鼻　164
- ⑦ 耳の構造　166
- ⑧ 聴覚・平衡覚　168

内分泌系

3 ホルモン　170
- ホルモン産生器官

免疫系

4 リンパ・免疫　178
- ① リンパ系とリンパ節の構造　178
- ② 頚部・腋窩・鼠径リンパ節　180
- ③ 免疫と病原体　182

コラム 3 ライオンの眼とシマウマの眼　184

CONTENTS

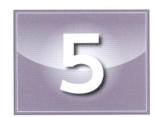

5 生命の連続性　　185

生殖器系

1 生殖器　186
① 女性生殖器　186
② 乳房　190
③ 男性生殖器　192

発生

2 生命の誕生　194
① 精子と卵子の出会い　194
② 胚の成長と胎児の発達　196
③ 妊娠の経過　198

コラム 4　アナスタシアの謎　200

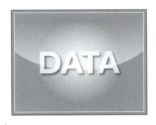

からだのデータ　　201

参考文献　210

索引　212

解剖学用語の漢字表記に関するお断り

　解剖学会で定めている解剖学用語の漢字では、一般に使われている字体とは異なる異字体（簡易体）で表記されているものがあります。しかし、本書では、すべての表記を解剖学会の用語表記に準拠しているわけではなく、便宜上、下記のような字体を用いて表記しています。
　したがって、お手持ちの他のテキストと表記が異なる場合があると思いますが、どちらが正しい・間違っているということではありませんので、あらかじめご了承ください。

編集部

解剖学会の用語表記の漢字	一般的な表記の漢字	本書で用いた漢字
頚（けい、くび）：頚動脈	頸	頚
脛（けい、すね）：脛骨	脛	脛
瞼（けん）：眼瞼	瞼	瞼
鼡（そ）：鼡径部	鼠	鼡
腟（ちつ）：腟	膣	腟
殿（でん）：殿部	臀	殿
橈（とう）：橈骨	橈	橈
嚢（のう）：胆嚢	嚢	嚢
臍（さい、へそ）：臍帯	臍	臍
旁（ぼう）：海馬旁回	傍	傍
弯（わん）：弯曲	彎	弯

1 からだの名称とからだをつくるもの

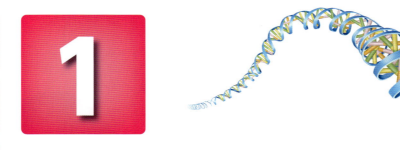

1 からだの名称と区分
① からだの名称と区分
② からだの内部

2 からだをつくるもの
① 細胞から器官へ
② 遺伝子

1 からだの名称と区分―①

からだの名称と区分

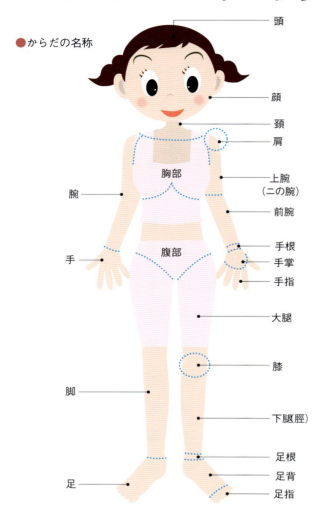
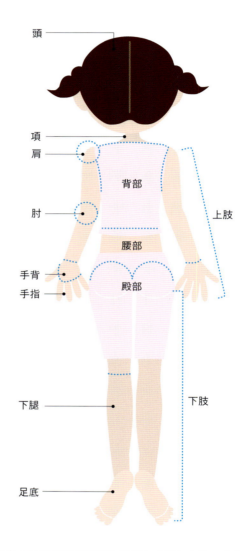

●からだの名称

■■ からだの区分

　からだのどこに何があるかを示すには、誰もが分かる表現を使う必要があるため、医学領域でからだの区分や名称を示す際には共通の用語が用いられる。なお、姿勢によって見かけが変わっても部位が分かるように、すべて同じ姿勢（手のひらを前に向けた直立位）に戻した状態で表現する決まりになっており、この姿勢を解剖学的正位と言う。普通、ヒトのからだは次のように区分される。

● 頭頸部
　頭と頸（首）からなり、頭には脳の他、眼・鼻・耳などの特殊感覚器が備わっている。この頭を体幹（胴体）とつないでいるのが頸で、頭に分布する血管や、頭から体幹・四肢に向かう神経が通る。なお、頭の前面で眉より下の領域を顔と言い、頸の後面は項（うなじ）と呼ばれる。

● 胸腹部（体幹）
　頸より下の中軸部を体幹と言い、前面は胸部と腹部に、後面は背部と腰部に大別される。体表では肋骨弓（胸郭の下縁）を境界として胸〜腹部ならびに背〜腰部を分けるが、体内では横隔膜が胸部と腹部との境となる。また、骨盤の位置する部分を特に骨盤部と呼ぶことがあるが、体表においては下腹部に相当する。なお、腹部前面は「井」の字によって9部に細分され、正中の上腹部・臍部・下腹部と、外側の下肋部・側腹部・鼠径部を区別することもある。

● 上肢
　頸〜胸移行部の外側から出る体肢を上肢と言い、上腕（にのうで）・前腕（まえうで）・手に大別される。さらに上腕の付け根部分は肩、上腕〜前腕の移行部は肘、前腕と手との連結部は手根（手首）と言い、手自体も手背（手の甲）・手掌（手のひら）・手指に区分される。

● 下肢
　腹部（腰部）から伸びる体肢を下肢と言い、大腿・下腿・足に大別される。大腿の付け根は前面では鼠径部、後面では殿部にあたり、大腿と下腿との境界は膝、下腿と足の連結部は足根（足首）と呼ばれる。なお、足も足背（足の甲）・足底・足指に区分される。

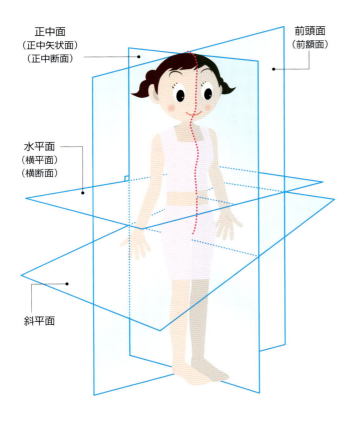

●からだの名称

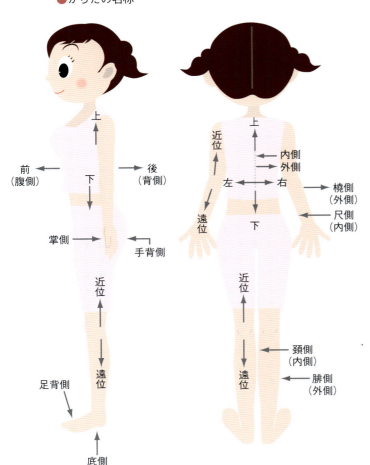

●からだの名称

断面のいろいろ

からだの中の様子を示す時、一定の平面を想定して表現することが多い。例えば、立った状態で同じ高さにある場合は「同一水平面上に位置する」という表現で示される。最近ではレントゲンの他、CTやMRIなどの医療画像が発達しているが、これらの医療画像をみる場合にも「〜を通る平面」というような情報は必須である。普通、次のような基準平面が用いられることが多い。

● 正中矢状面

からだを前後方向の面（矢状面）で縦割りすることを矢状断と言い、矢状面のうち正中（からだの真ん中）を通るものを正中矢状面あるいは単に正中面と言う。なお、四肢では長軸方向の中心線を正中と言うため、体幹の正中と混同しないように注意が必要である。

● 前頭面

からだを左右方向の面で縦割りして前後に分けることを前頭断（前額断）と言い、この面を前頭（断）面あるいは前額（断）面と言う。

● 水平面

からだを長軸に対して直角に割ることを横断と言い、この面を横断面と言う。ヒトの場合は直立した解剖学的正位で表現されるため、横断面は地面と平行な水平面と同義とされることが多い。

● その他

からだの断面を示す場合、上のような基準面とは別に斜めに走る斜平面や、特定の場所を通る平面（例：眼耳平面）なども用いられる。

方向を示す用語

臓器などの位置や方向を示す用語には一定の決まりがある。これらの用語はヒトでも動物でも使われるが、両者の基本姿勢が違うため、同じ用語でも意味が変わることが多い。ヒトでは手のひらを前に向けた直立姿勢（解剖学的正位）で表現する約束になっており、次のような用語が使われる。

● 上・下

上・下は直立位における上と下を指し、体幹における頭側と尾側、消化管では口側と肛側もほぼ同じ意味で用いられる。また、手足では付け根に近い側を近位、先端に近い側を遠位と言い、上・下と同様に用いられる。

● 左・右

左・右は常に相手から見た左と右を指す。決して自分の左・右という意味ではない。

● 内側・外側

正中に近い側を内側、正中から遠い側を外側と言う。前腕では外側に橈骨、内側に尺骨があるため、内側・外側の代わりに尺側・橈側が用いられることが多い。

● 前・後

ヒトでは腹側・背側と同じ意味で用いられる。さらに解剖学的正位では手のひらを前に向けているため、手では前・後の代わりに掌側と（手）背側も用いられる。また、足では足の裏を底側、足の甲を（足）背側と言うが、これは四つん這いになった状態では手の甲や足の甲が背中側になるためである。

● 内・外

内・外とは空間の中と外を指す用語で、内側・外側とは意味が異なる。例えば、内頸動脈とは「頭蓋腔の中に血液を送る頸動脈」の意味である。

[1] からだの名称とからだをつくるもの

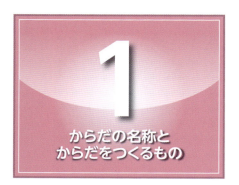

1 からだの名称と区分―②
からだの内部

体腔とは？

ヒトの体幹内部に見られる大きな中空になっている所を体腔と言い、心臓や肺を容れる胸腔と腹部内臓が収まる腹腔に大別される。体腔は発生途上で原始腸管の両側に出現し、その後、内面を一層の上皮（心膜・胸膜・腹膜）で覆われることで、心臓を囲む心膜腔、肺を囲む胸膜腔、そして腹部内臓の周りの隙間である腹膜腔に細分される。

心膜腔・胸膜腔・腹膜腔の内面は、それぞれ心膜・胸膜および腹膜と呼ばれる中胚葉性の漿膜で裏打ちされており、内腔には少量の漿液が含まれる。漿液は各腔の臓器が摩擦抵抗なく運動するための潤滑液としての役目を持ち、特に心膜腔や胸膜腔では心拍動や呼吸運動といった生命維持活動に密接に係わっている。

それぞれの腔に含まれる漿液は、正常ではきわめて少量であるが、炎症などによって著しく増加・貯留することがあり、心嚢水腫（心膜液の貯留）、胸水（胸膜液の増加）、腹水（腹膜液の貯留）などと呼ばれる。このような漿液の貯留は、内部の臓器を圧迫したり腹壁の膨満を引き起こす原因となり、全身の循環や呼吸にも影響を及ぼす。

●胸腹部内臓の全景（前胸腹部を切除したところ）

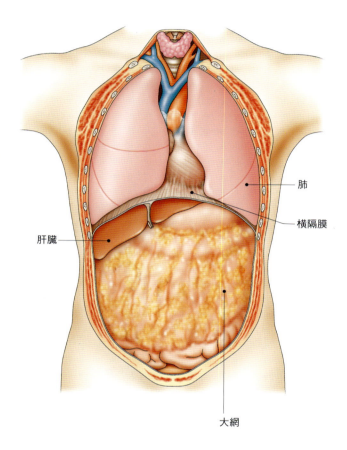

●腹膜の半模型図

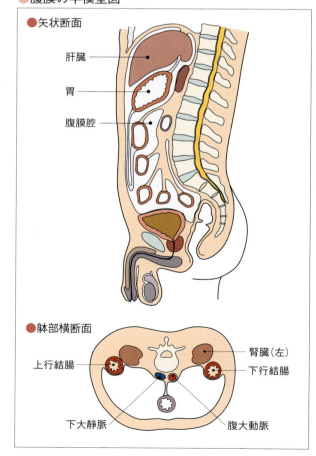

心膜腔（心嚢）

心臓は心膜が形成する閉鎖された袋状構造によって包まれており、袋の内腔を心膜腔あるいは心嚢と言う。心膜腔には約20mLの漿液（心膜液）が含まれており、心拍動の際に摩擦抵抗を弱める役目を果たす。

心膜は、心臓から出入りする2本の動脈（大動脈・肺動脈）および6本の静脈（上大静脈・下大静脈・4本の肺静脈）の周囲で折り返しており、心臓壁に接する臓側板と外表側の壁側板に区別される。このうち壁側板は線維性の外層（線維性心膜）と漿膜性の内層とからなるが、臨床ではこれをまとめて心膜と呼ぶことが多い。一方、臓側板は心臓壁に密着しており、その直下を冠状血管が走っている。このため、何らかの原因で血管が破綻すると心膜腔に急激な出血を生じ、心拡張を阻害することがある（心タンポナーデ）。

●胸腹部内臓の全景
（前図において肺・肝臓・大腸の大部分を切除し、さらに胃と腸間膜とを切りとったところ）

●胸腹部内臓の全景
（前図において心臓を摘出し、後腹壁の腹膜を剥離して、膵臓・十二指腸・腎臓などを現したところ）

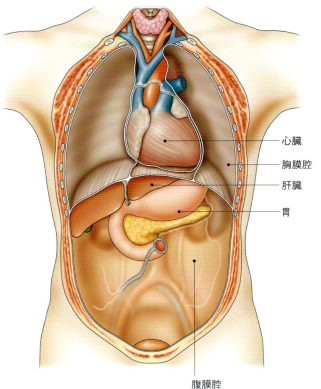

心臓
胸膜腔
肝臓
胃

腹膜腔

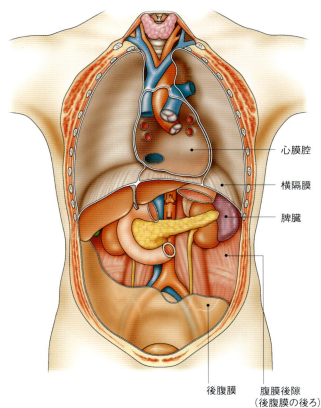

心膜腔
横隔膜
脾臓

後腹膜　腹膜後隙
　　　（後腹膜の後ろ）

■ 胸膜腔

　肺も胸膜がなす閉鎖された袋状構造で包まれる。肺の表面を包むこの袋の内腔を胸膜腔と言い、内部は少量の漿液（胸膜液）によって満たされる。漿液は、単に呼吸運動の摩擦を弱めるだけではなく、胸郭と肺との連結装置としての役割を持っており、胸郭の動きをスムーズに肺に伝えることで呼吸運動を促している。

　胸膜は肺表面と胸壁内面の両方に密着しており、胸膜腔は常に小さくなろうとする（陰圧の）状態にある。このため、肺と胸壁はちょうど綱引きのような状態にあり、胸壁が拡大すれば肺は拡張して吸気が起こり、胸壁が小さくなれば肺も縮小して呼気が起こる。このような胸膜腔内部の圧を胸腔内圧と言い、平均 -5mmHg（吸気時 -8mmHg、呼気時 -2mmHg）である。

　胸膜腔は常に陰圧の状態にあるため、何らかの原因で胸壁や肺胞壁に穴が空くと外気が胸膜腔に入り込み、胸腔内圧が陽圧化する。このような状態を気胸と言い、胸郭運動が肺に伝わらない上に、胸膜腔に入り込んだ空気が肺の拡張を妨げるため、吸気不能となって呼吸困難に陥る。

■ 腹膜腔

　腹壁で囲まれた体腔を腹腔と言い、その壁は横隔膜（天井）、骨盤と骨盤底の筋（床）、後脊柱と背筋群（後面）、および腹壁の筋（前〜側面）によって形成される。腹腔内面は腹膜で覆われ、腹壁を裏打ちする壁側腹膜・臓器表面を包む臓側腹膜・両者を連絡する間膜に区別され、これらの腹膜で囲まれた内腔を腹膜腔と言う。すなわち、腹膜によって形成される袋の内部を腹膜腔と言い、厳密には壁側腹膜と臓側腹膜とで囲まれたわずかな空隙を指す。

　このように、腹腔と腹膜腔とは本来は別のものであるが、一般には腹膜腔＝腹腔として扱われることが多い。なお、男性の腹膜腔は完全な閉鎖空間をなすが、女性では卵管・子宮・膣を介して外界と連絡している。

　普通、腹膜腔には30〜40mLの体液が含まれているが、何らかの原因で大量（普通1L以上）の液体が貯留したものを腹水と言う。腹膜下には多数の脈管が走っており、内圧亢進や炎症などにより液成分が腹膜腔に出ることで腹水を生じる。特に肝硬変などで門脈圧が亢進すると、肝表面や門脈の枝から血漿タンパクなどを含む水分が漏れだし、体内の水分と栄養分が失われる。

1 からだの名称とからだをつくるもの

2 からだをつくるもの ― ①
細胞から器官へ

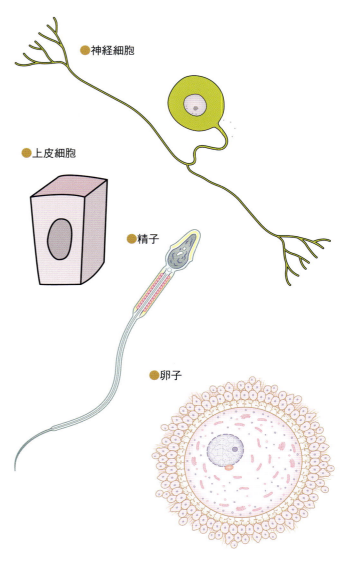

■ 細胞

　ヒトはおよそ60兆個の細胞によって構成される多細胞生物であり、その細胞は約200種類に分類される。それぞれの細胞は大きさも著しく異なり、小さなものは直径数μm（1μm = 10^{-3}mm）にすぎないものから、大きいものでは直径200μm（0.2mm）に達する卵子や、数十cmに及ぶ突起を有する神経細胞のような細胞まで様々である。

　細胞はその形や働きも多様であり、ヒトの体内にも独特の分化を遂げた細胞が見られる。例えば、精子は卵子に向かって移動するための長い尾（鞭毛）を持っており、赤血球に見られる円盤状の形は表面積を拡大してガス交換を効率的に行うのに役立っている。また、平滑筋細胞は収縮に際して短くなりやすい紡錘形を呈し、腸管や血管の内腔を広くしたり狭くしたりするのに都合よくできている。さらに、小腸の上皮細胞の表面には、消化・吸収面積を増大させるための微絨毛が備わっている。

　一方で、細胞には一定の共通点が見られ、例外を除けば、すべての細胞が核・細胞質・細胞膜という基本構造を備えている。さらに、どの細胞にも共通の細胞小器官が含まれ、細胞の機能を分担している。各種細胞に見られる機能的な違いは、これら小器官の発達の違いによるもので、新たに獲得された機能によるものではない。すなわち、もとからの機能のいずれかを発達させることで、細胞は特徴的な機能を持った形へと姿を変えているのである。

■ 細胞の内部構造

　細胞は細胞膜で包まれた大きさ数μmの構造で、細胞核と細胞質からなり、内部に様々な細胞小器官や顆粒を含む。細胞の役割を一言で言えば「生命維持」であり、細胞小器官はそのために必要な物質を生成するための構造である。

■ 細胞膜

　細胞を包む厚さ約10nmの膜で、タンパク質を含む二重の脂質層からなる。細胞膜には物質の出入りを調節する働きがあり、これによって細胞内環境の維持に働いている。また、細胞膜の膜タンパクには受容体として働くものもあり、ホルモンなどが結合することで細胞内に情報が伝えられる。すなわち、細胞膜は単なる仕切ではなく、細胞内外の物質輸送や情報伝達に働く機構でもある。

■ 細胞核

　細胞に含まれる塊状構造。全体を核膜で包まれるが、所々に核膜孔が開いており、細胞核〜細胞質間を連絡している。細胞核内には、遺伝情報を含む染色質やリボソーム合成機能を持つ核小体が含まれる。染色質には遺伝情報を持つデオキシリボ核（DNA）が収納されており、細胞分裂時にはコイル状に集まって染色体の形をとる。

■ 細胞質

　細胞質は原形質と呼ばれるコロイドからなる。細胞質には細胞小器官と呼ばれる以下のような構造物が含まれ、細胞が必要とする役割を分担している。なお、細胞質には数種類のフィラメントも含まれており、細胞の形状維持に働くことから細胞骨格と呼ばれる。筋細胞はフィラメントの一部が独自に発達したものである。

- ミトコンドリア

　径0.5〜1μmの球状〜楕円体の構造。酸素を用いて糖や脂肪を分解（細胞呼吸）し、アデノシン三リン酸（ATP）と呼ばれるエネルギーを産生する。肝細胞や筋細胞のように、活発な代謝を営む細胞では多量のATPを要するため、ミトコンドリアの数も多い。ちなみに、青酸はミトコンドリアの細胞呼吸を阻害する毒物である。

- リボソーム

　直径20nmほどの顆粒状構造。細胞核のDNAからメッセンジャーRNA（mRNA）にコピーされた遺伝情報に従い、アミノ酸をつなげてタンパク質合成を行う。核膜や小胞体の表面につく付着リボソームでは、細胞膜あるいは小器官のタンパク質や細胞から放出するためのタンパク質が合成され、細胞質内に散在する自由リボソームでは細胞質内で用いられるタンパク質がつくられる。

● 細胞の構造

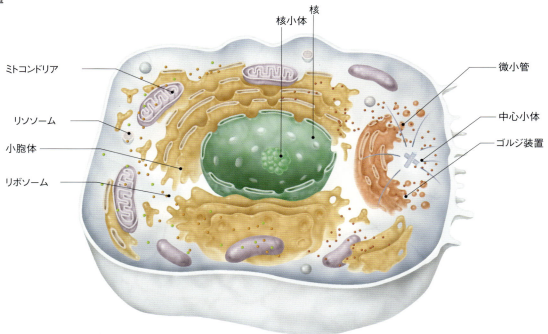

● 小胞体

　細胞質中に広がる袋状構造で、核膜とも連絡を持つ。リボソームが付着する粗面小胞体（rER）と、平滑な滑面小胞体（sER）とがある。粗面小胞体は付着リボソームで合成されたタンパク質に糖や脂質を付加し、これを輸送する。滑面小胞体は脂質合成にあずかる場であり、ステロイド合成を行う副腎皮質細胞などで発達する。

● ゴルジ装置

　扁平な袋（ゴルジ槽）と小胞（ゴルジ小胞）からなり、リボソームで合成されたタンパク質を加工し、分泌小胞となって輸送される。すなわち、細胞からの分泌物の多く（特に糖タンパク）がここで生成される。なお、ゴルジ装置ではライソゾーム（水解小体）などもつくられる。ライソゾームに含まれる酵素は糖タンパクであり、分泌顆粒と同様な過程を経て産生される。

● リソソーム

　細胞内の廃物処理に働く小器官。電子顕微鏡レベルでは、膜に包まれた直径0.2〜0.5μmの小胞として見られ、内部には加水分解酵素を含むことから水解小体とも呼ばれる。異物を取り込んで処理する食細胞で発達し、リソソームが異物を取り込んだ袋と融合、内部の水解酵素が異物を分解・消化する。

● 中心小体

　しばしば対をなす円筒構造（中心子）で、細胞核の近くで互いに直交するように位置する。それぞれの中心子は長さ約0.5μm、径約0.15μmで、その壁は3本1組の微細管9組から構成される。細胞分裂時に染色体を両端に引く役割を示す他、繊毛や鞭毛の形成にあずかる。

細胞から器官へ

　細胞小器官は生命維持のための生化学反応の場であり、その集合体が細胞である。しかし、生体内において、細胞が単独で機能することはなく、普通はグループ（組織）を形成して働いている。

　通常、組織を構成する細胞は同じ発生起源を持ち、同様の働きを示すので、組織は次の4種に大別される。すなわち、①体表や体腔の内面などを覆う上皮組織、②人体の各組織や器官を結びつけ、これを支持・保護する結合組織、③人体各部の運動にあずかる筋組織、そして④身体活動の調節にあずかる神経組織である。

　さらにいくつかの組織が「一定の機能」を目的に形成する構造を器官と言う。例えば、消化管は、内膜（上皮組織＋結合組織）、平滑筋層（筋組織）、外膜（結合組織＋上皮組織）から構成される。内膜の腺は消化液分泌、平滑筋は蠕動というように、各組織は別々の働きを示すが、いずれも消化管の「消化」という目的のための機能である。

● 細胞から器官へ

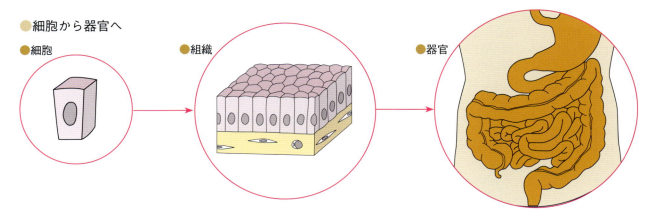

● 細胞　　● 組織　　● 器官

2 からだをつくるもの─②
遺伝子

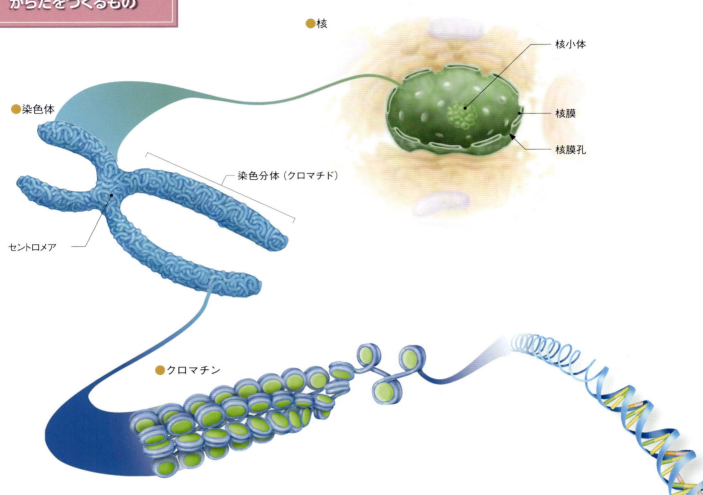

■■ 細胞核の中身

■ 染色質・核小体

　細胞核の中には、特定の色素で染まる染色質（クロマチン）が含まれている。染色質は普段は細胞核の中に顆粒状に散在しているため明瞭には見えないが、細胞分裂の時には圧縮されて固まり、染色体（クロモゾーム）と呼ばれる構造を形成する。染色質は人体を構成するタンパク質の合成に必要な遺伝子の貯蔵部位であり、細胞はこの遺伝子に基づいて各種のタンパク質をつくる。

　なお、細胞核には染色質の他に核小体も見られる。核小体はリボ核酸（RNA）と呼ばれる物質を主成分とする構造で、細胞質のリボソーム形成に働く。リボソームはタンパク質合成に働く小器官であり、リボソームの発達した器官では核小体も大きなものが見られる。

■ 染色体の構造

　ヒトの細胞では、細胞分裂が始まると46個の染色体が形成される。染色体のうち44個は形・大きさとも同じものがペアをなして見られるため常染色体と呼ばれる。常染色体は22対あり、各ペアは長さの順に1番から22番まで番号がつけられている。残りの2個は男女で異なるために性染色体と呼ばれ、男性ではX染色体とY染色体、女性ではX染色体2個を備える。このように、1個の細胞に含まれる染色体がペアになっているのは、受精の際に精子と卵子が持つ染色体（1組み23本）が合して細胞核を形成するためである。すなわち、染色体の半分は父親から、残りの半分は母親から受け継いだものである。

　一方、分裂していない細胞では染色質は拡散した状態にあり、電子顕微鏡ではヒモにビーズのついた数珠のような構造（クロマチン線維）として観察される。クロマチン線維を構成する個々のビーズはヌクレオソームと呼ばれ、ヒストンというタンパク質にデオキシリボ核酸（DNA）の二重鎖が巻き付いてできている。この状態では、クロマチン線維は全体に波状に伸びているが、所どころに強くコイルした場所があり、顕微鏡下ではこの部分だけがよく見える。分裂していない細胞で細胞核の染色質が顆粒状に見えるのはこのためであり、細胞分裂が始まるとクロマチン線維が凝集することによって染色体が現れる。

遺伝子について

遺伝子とDNA

　細胞核の染色質には、人体を構成する10万種にも及ぶタンパク質を合成するための遺伝情報が貯えられている。この遺伝情報（遺伝子）のセットのことをゲノムと言い、ヒトの身体をつくっている細胞の核には、このゲノムがそれぞれ2セットずつ備わっている。

　遺伝子の本体はデオキシリボ核酸（DNA）と言われる核酸の一種である。核酸は細胞核で発見されたために命名されたが、実際には細胞質やミトコンドリアにも見られる物質で、糖・リン酸・核酸塩基からなるヌクレオチドが連結してできている。DNAの場合、デオキシリボースという糖とリン酸からなる2本の柱に、4種類の核酸塩基〔アデニン（A）、グアニン（G）、シトシン（C）、チミン（T）〕がペア（塩基対）を組んで「はしご」のように結合したもので、この「はしご」はらせん状にねじれた独特の二重らせん構造を示す。DNAは、染色体中ではヒストンというタンパク質に巻き付いた形で含まれるが、このDNAをすべてほぐしてつなぐと細胞1分で約2mに達し、塩基対の数で言うと約30億対が含まれる。すなわち、細胞の遺伝情報は2mに及ぶこのDNAの中に保存されている。

遺伝子の働きとタンパク質合成

　染色質を構成するDNAのすべてが遺伝子として働くわけではない。ヒトのDNAにおける遺伝子部分は全体の5％ほどで、遺伝子の数もせいぜい5万個と推定されている。遺伝子とは「細胞がタンパク質を合成する際に、そのアミノ酸の順番を指定するDNA」であるが、その大もとになるのが遺伝子部分のDNAが持つ塩基配列であり、これがタンパク質合成の際の設計図の役割を果たす。

　細胞におけるタンパク質合成過程を大まかに言うと、まず核内で遺伝子部分のDNA（塩基配列）がコピーされ、必要部分だけが情報（mRNA）として細胞質のリボソームへ送られる。一方、細胞質内のアミノ酸はこのコピーをもとに並べられ、これがtRNAによってリボソームに運ばれ、ここで指定されたタンパク質の合成が起こる。

　なお、合成するタンパク質により遺伝子の長さは異なる。見つかっている遺伝子で最長のものは、筋細胞の支持に働くジストロフィンを合成する遺伝子で、約250万塩基対である（この遺伝子の異常で、ジストロフィン合成が障害されるとデュシェンヌ型筋ジストロフィーを起こす）。

● らせん構造

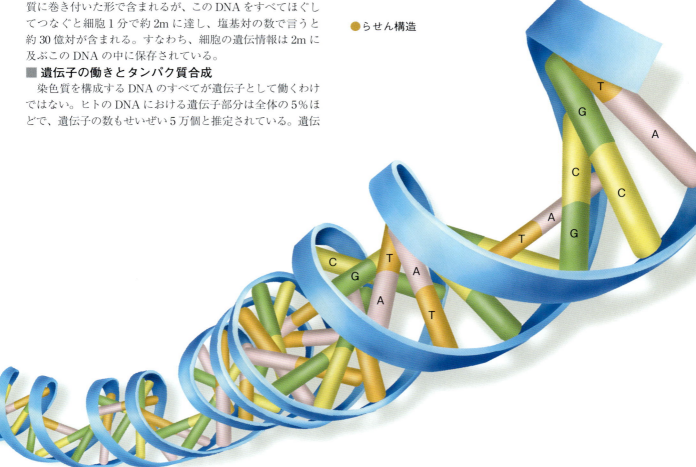

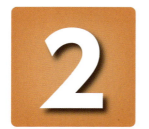

からだの動き

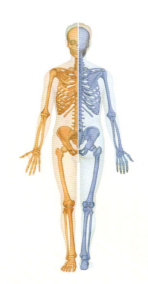

1 骨格系
① 骨の構造
② 頭の骨
③ 上肢の骨
④ 脊柱と脊椎
⑤ 下肢の骨
⑥ 骨盤
⑦ 関節の構造
⑧ 骨と筋のつながり

2 筋系
① 筋の構造
② 頭頚部の筋
③ 胸腹部の筋
④ 上肢を動かす筋
⑤ 下肢を動かす筋

からだの動き

コラム 1
カンガルーのアキレス腱

2 からだの動き

1 骨格系 — ①
骨の構造

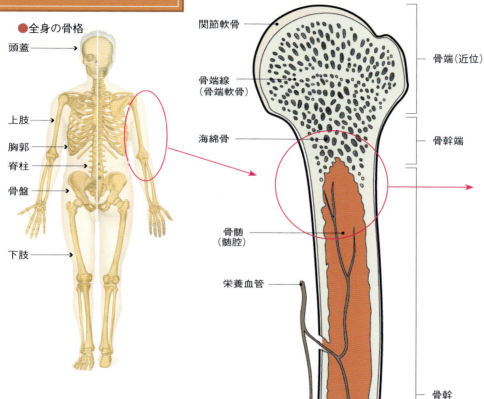

●全身の骨格
- 頭蓋
- 上肢
- 胸郭
- 脊柱
- 骨盤
- 下肢

●骨の構造
- 関節軟骨
- 骨端線（骨端軟骨）
- 海綿骨
- 骨髄（髄腔）
- 栄養血管
- 皮質骨
- 骨膜
- 骨端（近位）
- 骨幹端
- 骨幹
- 骨幹端
- 骨端（遠位）

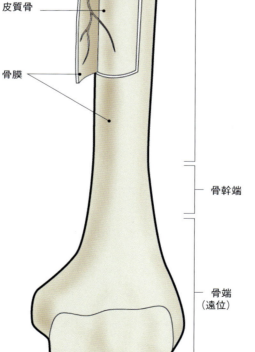

- フォルクマン管
- 海綿骨（海綿質）
- 骨髄（髄腔）
- 皮質骨（緻密骨；緻密質）

■ 骨格と骨の役割

　骨格は複数の骨や軟骨が連結してできる「骨組み」のことで、ヒトでは頭蓋・脊柱・胸郭・骨盤・上肢・下肢に大別され、新生児で約350個、成人で約200個の骨によって構成される。新生児と成人で数が異なるのは成長過程で骨が融合するためで、多くの場合、男性では18歳頃、女性で15〜16歳までに融合が完了する。

　一般に、骨格系は運動器として扱われることが多いが、実際に骨が持つ役割は、①体幹の骨格による身体の支持、②骨に付着する筋の収縮による運動といった「運動器」としての働きの他、③脳や胸部および骨盤内臓の保護、④カルシウムの貯蔵と必要に応じた動員（カルシウム代謝）、⑤骨髄における造血、など、多岐にわたる役割を有している。

■ 骨の構造

　骨は表層の皮質骨と深部の海綿骨から構成される。頭蓋冠などの扁平骨では、2層の皮質骨（内板・外板）が中の海綿骨（板間層）を挟むサンドイッチ構造を示すが、長管骨では筒状の皮質骨が海綿骨を囲み、その中心部には広い髄腔が見られる。

　骨は血管に栄養されており、骨表面には栄養血管の進入する栄養孔が認められる。一方、軟骨には血管分布はほとんどなく、損傷後の再生・修復が起こりにくい理由となっている。

　軟骨で覆われる関節面を除き、骨表面は骨膜で包まれる。骨膜は骨芽細胞に分化して骨形成にあずかる細胞を含んでおり、長管骨の太さの成長はこのような骨膜からの骨形成で起こる。同様の骨形成は胎生期の骨発生でも起こり、この場合は軟骨を包む軟骨膜から骨形成が起こる。

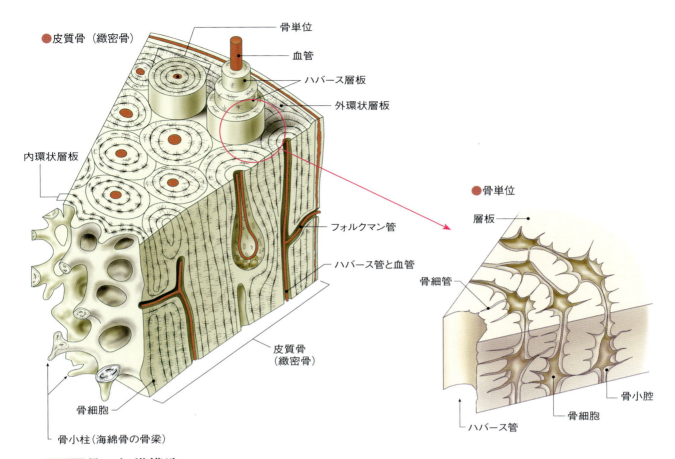

骨の組織構造

皮質骨の構造

骨表層の硬い部分をなす皮質骨は緻密骨とも呼ばれ、血管を中心とした径約0.2mmの円柱構造（骨単位）の集合体として形成される。骨単位は、血管を含むハバース管を中心に、同心円状に配列する骨質（骨層板）と骨細胞からなるバウムクーヘン様構造で、強固な骨質からできている。骨細胞は骨質に囲まれた骨小腔内にあり、細い細胞質突起によって互いに連絡する。この他、骨表面とハバース管、あるいはハバース管同士を連絡するフォルクマン管も見られる。

海綿骨の構造

海綿骨とは、骨梁あるいは骨小柱と呼ばれる梁状の骨質によって形成される立体網目構造部分で、全体にスポンジ様を呈する。骨梁の間の空隙は骨髄細胞によって満たされ、特に長管骨の中心部は広い空洞（髄腔）を形成する。

骨組織

骨は、組織学的には結合組織であり、骨細胞とその周囲を埋める細胞間質（骨基質）から構成される。骨基質は膠原線維とその周囲に沈着したカルシウム成分からなり、骨の硬さは骨基質の物理的性質を反映している。すなわち、骨はカルシウムの体内貯蔵部位としての役目を持ち、破骨細胞によるカルシウムの動員（骨吸収）と、骨芽細胞によるカルシウム貯蔵（骨形成）のバランスによって維持されている。

臨床関連

骨粗鬆症／骨軟化症とくる病

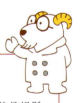

骨粗鬆症

骨基質の分量（骨量）減少と骨組織の微細構造劣化により、骨がもろく骨折しやすくなった病態を骨粗鬆症と言う。正常状態では、骨吸収と骨形成とはバランスを保ちながら行われているが、このバランスが崩れ、骨形成を上回る骨吸収が起こると、骨粗鬆症を生じることになる。すなわち、骨粗鬆症には、骨形成の低下によって骨量減少が起こるタイプと、骨吸収の亢進によって骨量減少が起こるタイプとがあり、前者を低代謝回転型骨粗鬆症（老人性骨粗鬆症など）、後者を高代謝回転型骨粗鬆症（副甲状腺機能亢進症など）と言う。

臨床的には、加齢や閉経に伴って生じる原発性骨粗鬆症と、内分泌疾患などを原因に持つ続発性骨粗鬆症に分類されるが、老人性の骨粗鬆症と閉経後10年ほどの女性に起こる閉経後骨粗鬆症が最も多い。高齢者ではカルシウムの摂取・吸収量不足が原因とされ、閉経後骨粗鬆症ではエストロゲン減少によるカルシトニン（骨吸収を抑制するホルモン）の分泌低下などが原因とされる。

骨軟化症とくる病

骨基質へのカルシウム沈着が阻害されて生じる病態。成人に起こる骨軟化症と、小児のくる病とがある。骨形成は膠原線維などからなる骨基質にカルシウムが沈着して起こるが、カルシウム沈着が障害されると未石灰化骨基質（類骨）が増加して骨軟化を生じる。腸管からのカルシウム吸収や骨基質へのカルシウム沈着に係わるビタミンDの代謝障害が原因とされ、ビタミンD摂取不足、肝機能障害や腎障害によるビタミンD活性化障害、抗痙攣薬（カルシウム拮抗薬）の長期投与などで生じる。

頭の骨

1 骨格系 — ②

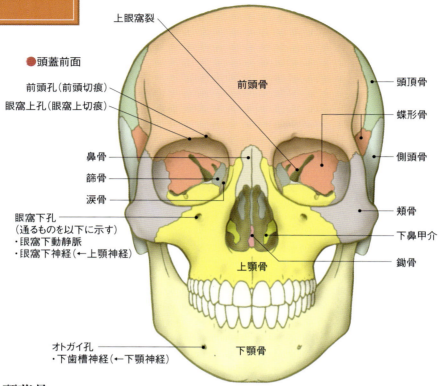

●頭蓋前面

- 上眼窩裂
- 前頭孔（前頭切痕）
- 眼窩上孔（眼窩上切痕）
- 鼻骨
- 篩骨
- 涙骨
- 眼窩下孔（通るものを以下に示す）
  ・眼窩下動静脈
  ・眼窩下神経（←上顎神経）
- オトガイ孔
  ・下歯槽神経（←下顎神経）
- 前頭骨
- 上顎骨
- 下顎骨
- 頭頂骨
- 蝶形骨
- 側頭骨
- 頬骨
- 下鼻甲介
- 鋤骨

頭蓋と頭蓋骨

いわゆるドクロのことを医学領域では頭蓋と言い、これを構成する個々の骨を頭蓋骨と言う。頭蓋は脳の容器である脳頭蓋と顔面の骨格をなす顔面頭蓋に大別され、頭蓋骨も脳頭蓋を構成する狭義の頭蓋骨と、顔面頭蓋を構成する顔面骨とに区別される。また、脳頭蓋はドーム状の天井部を形成する頭蓋冠と床部分の頭蓋底に区分され、両者によって囲まれる内部の空間（頭蓋腔）に脳が収まる。

頭蓋は15種類23個の骨でつくられており、このうち脳頭蓋をつくる6種8個の骨（前頭骨・頭頂骨・側頭骨・後頭骨・蝶形骨・篩骨）を頭蓋骨、顔面頭蓋をつくる9種15個の骨（上顎骨・口蓋骨・頬骨・涙骨・鼻骨・下鼻甲介・鋤骨・下顎骨・舌骨）を顔面骨と言う。

頭蓋骨：脳頭蓋を構成する骨

● 前頭骨

いわゆる額の骨で、眼窩の上縁部をなすとともに頭蓋底の前部（前頭蓋窩）を形成する。

● 頭頂骨

左右1対あり、頭蓋冠の天井部分を形成する。左右の頭頂骨は矢状縫合により正中で連結する。

● 側頭骨

左右両側の耳および側頭部を形成する骨で、内部には中耳および内耳が備わっている。

● 後頭骨

項〜頭蓋底後部（後頭蓋窩）を形成する骨で、底部の前方中央には脊髄の通る大後頭孔が見られる。

● 蝶形骨

眼窩の奥で頭蓋底中部（中頭蓋窩）を形成する骨。上面中央に下垂体が収まるトルコ鞍を備える他、眼窩との連絡口（視神経管・上眼窩裂など）を持つ。

● 篩骨

鼻腔を囲んで位置し、中に副鼻腔（篩骨蜂巣）を持つ他、鼻腔の天井部（前頭蓋窩の正中部）では嗅神経の通路ともなっている。

顔面骨：顔面頭蓋を構成する骨

● 上顎骨

左右1対が合し、眼窩底部、鼻腔外側および下壁、口蓋の前部、そして上顎の歯槽を形成する。

● 口蓋骨

口蓋〜鼻腔外側壁後部をなす1対のL字形骨。

● 頬骨

いわゆるホオボネで、眼窩外側壁〜頬部に左右1対あり、体表から触れる。

● 下顎骨

U字形に歯槽が並ぶ下顎体と、後上方に伸びる下顎枝からなるアゴの骨。下顎枝の上端には、側頭骨との間に顎関節をつくる関節突起と、咀嚼筋の1つである側頭筋がつく筋突起が備わっている。

● 舌骨

喉頭の上方で体表から触れるU字形の骨。頭蓋骨の中で他の骨と接しない唯一の骨である。

その他の顔面骨として、鼻背をつくる鼻骨、眼窩内側前縁をなす涙骨、鼻腔外側壁下部の下鼻甲介、鼻中隔の形成にあずかる鋤骨がある。

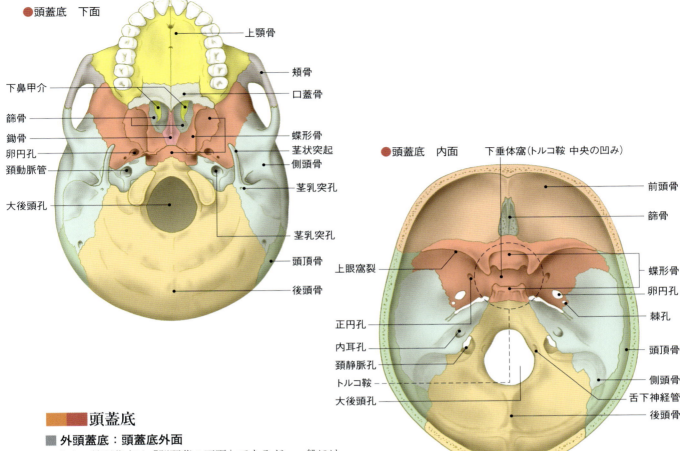

頭蓋底

■ 外頭蓋底：頭蓋底外面

本来の外頭蓋底は「脳頭蓋の下面」であるが、一般には下顎骨・舌骨を除く頭蓋全体の底面を指し、前方の顔面頭蓋部分も含めて扱われる。構成する骨としては、本来の外頭蓋底をつくる後頭骨・側頭骨・蝶形骨の他、前方の顔面頭蓋（上顎骨・口蓋骨・頬骨など）も加わる。

外頭蓋底には、脳神経や血管の通る多数の孔が見られる。

- **大後頭孔**
  脊髄や椎骨動脈（小脳などに分布）が通る。
- **卵円孔**
  下顎神経（下顎の感覚や咀嚼筋を支配）が通る。
- **棘孔**
  中硬膜動脈（硬膜に向かう外頸動脈の枝）が通る。
- **茎乳突孔**
  顔面神経（表情筋などに向かう）が出てくる。
- **頸動脈管**
  内頸動脈（脳に分布）が通って頭蓋腔に入る。

■ 内頭蓋底：頭蓋底内面

内頭蓋底は前・中・後頭蓋窩に区分され、各頭蓋窩には

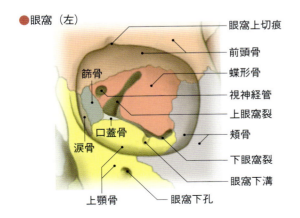

脳神経や血管の通路である多くの孔が開いている。

前頭蓋窩は前頭葉がのる所で、大部分は前頭骨からなるが、正中の部は篩骨からなり、嗅神経の通路をなす。また、前頭蓋窩の後縁は蝶形骨で構成されている。一方、中頭蓋窩は側頭葉がのる場所で、主に蝶形骨と側頭骨で構成される。中心部には馬の鞍に似たトルコ鞍と呼ばれる構造があり、凹みには下垂体が収まる。また、中頭蓋窩には、視神経管（視神経の通路）や上眼窩裂（眼筋を支配する脳神経が通る）、正円孔（上顎神経の通路）、内耳孔（内耳神経や顔面神経が通る）などが見られる。

眼窩とその構成

眼球と付属器が収まる骨性の凹みを眼窩と言い、7種類の骨〔蝶形骨／上顎骨／頬骨／前頭骨／篩骨／口蓋骨／涙骨〕からなるが、大まかに言えば、眼窩上壁は前頭骨、外側壁は頬骨、内側壁は篩骨、下壁は上顎骨、そして後部は蝶形骨が構成の主体をなしている。これらの壁のうち、内側壁をなす篩骨は人体で最も薄い骨と言われるが、その内部には蜂巣構造が備わっているため、圧力に対する抵抗性は比較的強いとされる。

眼球や付属器には多数の神経や血管が分布するため、眼窩にはこれらの通路である孔が数多く見られる。例えば後部には視神経管（臨床では視束管と言う）が見られ、視覚情報を脳に送る視神経がここを通る。また、外側壁と上壁・下壁の境には上眼窩裂および下眼窩裂が認められ、動眼神経・滑車神経・外転神経（眼筋の支配神経）や三叉神経（顔面部の感覚を支配する）の枝が通る。

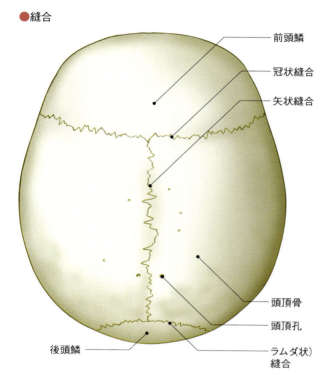

●縫合

前頭鱗
冠状縫合
矢状縫合
頭頂骨
頭頂孔
ラムダ状)縫合
後頭鱗

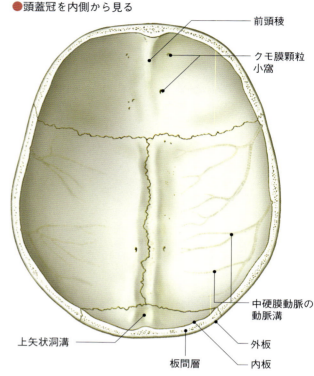

●頭蓋冠を内側から見る

前頭稜
クモ膜顆粒小窩
中硬膜動脈の動脈溝
外板
内板
板間層
上矢状洞溝

頭蓋冠

　頭蓋腔を覆うドーム状の部分を頭蓋冠と言う。頭蓋冠は、前頭骨（鱗）・頭頂骨・後頭骨（鱗）に側頭骨鱗部が一部加わって形成される。頭蓋冠をつくっているこれらの骨は扁平骨に属し、断面で見ると、海綿質（板間層）が内外二層の緻密質（内板・外板）に挟まれた構造を示す。

　脳硬膜は頭蓋冠内面に接するため、骨面には硬膜内構造による圧迫痕が見られる。特に顕著なのは上矢状洞溝で、硬膜の上矢状静脈洞がつくる凹みである。また、その周辺には静脈洞に脳脊髄液を排出するクモ膜顆粒による小陥凹（クモ膜顆粒小窩）を見ることもあり、側頭骨鱗部から頭頂骨内面には硬膜動脈による溝も認められる。

　頭蓋冠をなす骨は、膜性結合組織内で直接骨化することで形成される（膜性骨と言う）。このため、それぞれの骨の間も結合組織で埋められており、発生後の骨同士も線維によって連結されることになる。頭蓋冠に見られるこのような線維性連結を縫合と言い、接合面同士が線維によって強く結ばれるタイプの不動結合である。

　頭蓋冠の代表的縫合としては、前頭鱗と左右頭頂骨の間の冠状縫合、左右頭頂骨の間の矢状縫合、左右頭頂骨と後頭鱗の間のラムダ縫合があげられる。縫合は加齢とともに内板から癒合・消失するため、縫合の癒合程度が年齢推定にも用いられている。

頭の骨の連結

　頭蓋冠の骨が縫合によって連結するのに対し、頭蓋底の骨は硝子軟骨によって連結され、軟骨性連結のうちの硝子軟骨結合に分類される。

　頭蓋底の骨は、胎生期の軟骨が骨化することで形成されるタイプの骨で、このような発生様式の骨を軟骨性骨と言う。すなわち、頭蓋底を構成する骨の間は軟骨によって埋められており、発生後の骨同士も軟骨によって連結される。このように、頭蓋冠が線維性連結、頭蓋底が軟骨性連結を示すのは、骨とその連結物質とが共通の発生起源に由来するためである。

　なお、下顎骨は側頭骨との間に頭蓋で唯一の関節（顎関節）を形成する。顎関節は左右1対あり、逆さにしたロッキングチェアのような仕組み（双顆関節と言う）を示す。

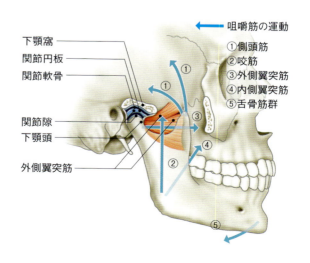

咀嚼筋の運動
下顎窩
関節円板
関節軟骨
関節隙
下顎頭
外側翼突筋

①側頭筋
②咬筋
③外側翼突筋
④内側翼突筋
⑤舌骨筋群

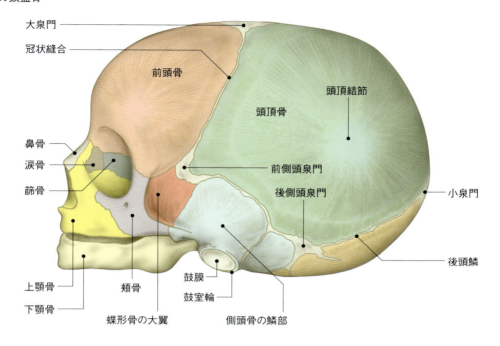

●胎児の頭蓋骨

胎児の頭蓋

■ 胎児頭蓋と泉門

　胎児の頭蓋形成は未発達であり、骨形成も頭部全体を隙間なく覆う段階まで進んでいない。このため、骨と骨の間には隙間が見られ、頭蓋冠では膜性結合組織により、頭蓋底では軟骨によって埋められている。このような頭蓋の未完成状態は、産道を通過する際に児頭が変形しやすい仕組み（児頭応形機能）ともなっており、お産を軽くするのにも役立っている。胎児〜新生児の頭蓋冠では縫合は未形成で、3つ以上の骨が接する部には膜で覆われた「隙間」が見られる。この隙間を泉門と言い、深層の動脈拍動が伝わって「泉が湧く」ように見えることから名付けられたと言う。

　新生児に見られる主な泉門として、大泉門（前頭骨と左右頭頂骨の間）や小泉門（左右頭頂骨と後頭骨の間）、前・後側頭泉門（側頭骨鱗部の前後）などがある。成年の頭蓋では、大泉門はブレグマ（矢状縫合と冠状縫合の交点）、小泉門はラムダ（矢状縫合とラムダ縫合の交点）を形成する。

　ふつう、大泉門は生後1年半〜2年以内、小泉門は生後1年ほどで閉鎖するが、くる病などで骨形成が遅れると泉門の閉鎖にも遅れが生じる。また、泉門は新生児診察における情報源としても重要であり、泉門の膨隆は頭蓋内圧亢進、陥凹は脱水の指標として利用される。

■ 頭蓋の発育

　頭蓋は全体が同じスピードで発育するわけではない。このため、頭蓋の形や各部の大きさを見ると、そのバランスは年齢によって大きく異なる。

　脳頭蓋は、脳の発達とともに頭蓋腔を広げるように発育する。特に新生児期の発育は著しく、出生から1歳半頃まで急速に発育するが、その後はゆるやかな発育を示す。頭蓋腔の容積は7歳頃には成年頭蓋の90％まで増大し、思春期頃には成年とほぼ同等に達すると言う。なお、扁平骨は辺縁を広げるように発育するため、この時期の縫合は未完成である必要がある。縫合が早期に完成すると骨の発育が

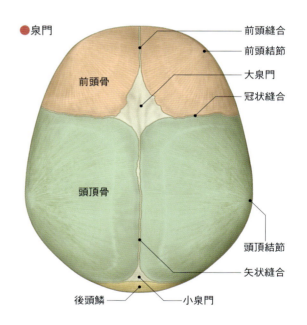

●泉門

妨げられ、頭蓋冠が変形することがある。なお、頭蓋腔の拡大は「内板側は骨吸収によって腔が拡大され、外板側は骨形成によって骨自体を増大する」という仕組みによって起こる。

　一方、顔面頭蓋は、出生後における顔面内臓（呼吸器や消化器）の発達に伴って発育する。特に、歯の萌出と咀嚼による顎の成長は出生後に急速に起こり、新生児から幼児期にかけて顔面の高さが増すため、顔は新生時期に比べて長くなる。鼻咽頭と中耳（鼓室）の連絡路である耳管で見ても、顔面頭蓋の発達した成年では鼻咽頭が中耳より低く耳管は斜走するのに対し、新生児では鼓室と鼻咽頭はほぼ同じ高さにあるため、耳管はほぼ水平な走向を示す。この違いは、幼児の風邪や咽頭炎が中耳炎に移行しやすい理由の一つともなっている。

2 からだの動き

1 骨格系―③ 上肢の骨

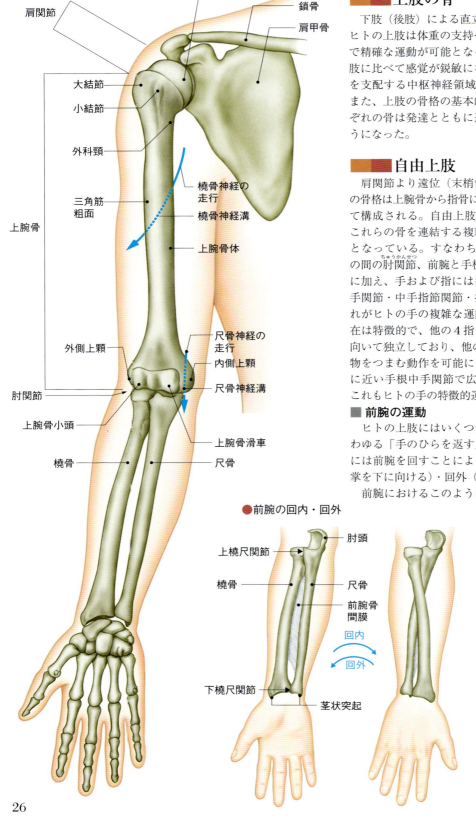

■ 上肢の骨

　下肢（後肢）による直立二足歩行を実現したことにより、ヒトの上肢は体重の支持や移動の役割から解放され、自由で精確な運動が可能となった。すなわち、ヒトの上肢は下肢に比べて感覚が鋭敏になるとともに運動性が増し、これを支配する中枢神経領域も大きく発達することになった。また、上肢の骨格の基本的構成に変化はないものの、それぞれの骨は発達とともに運動に応じた独特の形態を示すようになった。

■ 自由上肢

　肩関節より遠位（末梢側）の部分を自由上肢と言い、その骨格は上腕骨から指骨に至る30個ほどの自由上肢骨によって構成される。自由上肢は末梢ほど多くの骨で構成され、これらの骨を連結する複雑な関節により多様な運動が可能となっている。すなわち、上腕骨と前腕骨（橈骨・尺骨）の間の肘関節、前腕と手根骨の間の手関節（橈骨手根関節）に加え、手および指には多数の関節（手根間関節・手根中手関節・中手指節関節・指節間関節）が備わっており、これがヒトの手の複雑な運動を担っている。中でも母指の存在は特徴的で、他の4指（手掌面）に対して直角に内側を向いて独立しており、他の指先と合わせる対立運動により、物をつまむ動作を可能にしている。また、母指だけは手首に近い手根中手関節で広範囲な運動が可能になっており、これもヒトの手の特徴的運動を支えている。

■ 前腕の運動

　ヒトの上肢にはいくつかの特徴的な運動が見られる。いわゆる「手のひらを返す」運動もその1つであるが、実際には前腕を回すことによって起こるため、前腕の回内（手掌を下に向ける）・回外（手掌を上に向ける）と呼ばれる。前腕におけるこのような運動を可能にしているのは橈骨と尺骨とを連結する上・下橈尺関節である。これらはいずれも車軸関節と呼ばれるタイプの関節で、上橈尺関節では橈骨が車輪の軸のように回旋し、下橈尺関節では橈骨が尺骨周囲を回るように動くことで前腕の回内および回外を起こす。ビンのフタなどを開ける際の手首の回旋も、前腕におけるこの運動による。

●肘関節の構造

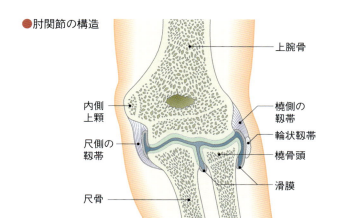

■肘関節とその運動

肘関節は上腕骨と前腕骨（橈骨・尺骨）との間に形成される関節で、腕尺関節（上腕骨と尺骨との関節）・腕橈関節（上腕骨と橈骨との関節）および上橈尺関節から構成される。表面上、肘関節は主に肘の曲げ伸ばし（屈曲・伸展）に働くため、肘関節を単純な関節と考えがちであるが、実際には前腕の回内・回外を含めた複雑な運動に関わっており、手の向きを変える主要な関節である。ドアを開ける際の腕の動きを思い出して欲しい。ドアノブに手を伸ばす段階からノブを回し引いてドアを開けるまで、肘関節は常に運動に関わっていることが分かる。

●肘関節の運動

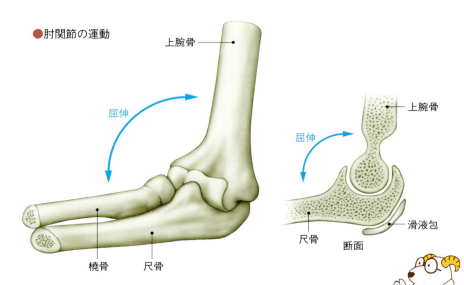

臨床関連

肘関節付近の骨折と脱臼

肘関節は3つの関節（腕尺関節・腕橈関節・上橈尺関節）からなる複関節であり、周辺には多数の筋・靭帯が付着する。このため、肘関節付近で骨折や脱臼が起こると様々な機能に影響を及ぼす。特に小児では肘関節付近の骨化は未完成であり、骨折が骨端軟骨に及ぶと、以後の骨成長がバランスを欠いて、肘部に変形が生じることがある。

■ 上腕骨顆上骨折

小児で最も頻度の高い骨折として上腕骨顆上骨折がある。この骨折は上腕骨遠位端における骨折で、5~10歳前後の小学生で多く、その大部分は遊具から落ちるなど、肘を伸ばした状態で転んで手をついた場合に起こる。ほとんどの例で強い痛みがあり、自分で肘を動かすことはできない。

骨折部がずれている場合には肘頭の突出などが見られ、肘部を通る橈骨神経・尺骨神経・正中神経の麻痺や上腕動脈の圧迫を伴う危険も高い。このため、転位している骨折部をきちんと整復し、神経・血管に対する圧迫を取り除く必要がある。これが不十分であると、前腕の血行不全による屈筋の拘縮（フォルクマンの拘縮）などの後遺症を生じる。

また、肘関節自体には脱臼などがない場合でも、骨端骨に骨折が及んだり整復が不十分であると、治癒過程やその後の骨成長過程におけるバランスが崩れ、上腕と前腕のなす角度が変わって肘部に変形が残る。一般に前腕が体幹側に傾くような変形となることが多く、内反肘と呼ばれる。

■ 肘内障

幼児が手を急に引かれたりして起こる橈骨頭の亜脱臼を肘内障と言う。多くの場合、親が子どもの動きを止めようとして手を引いた時に起こり、特に子どもの前腕が回内位にある際に起こりやすい。病態は完全に明らかにされていないが、橈骨頭をハチマキ状に囲んでいる輪状靭帯が部分的に断裂して起こると考えられている。幼児では橈骨頭が未発達なうえ、輪状靭帯の下部も弱いために強く引っ張られると簡単に断裂を生じ、下方に引かれた橈骨頭は切れた輪状靭帯から部分的にとび出す。痛みは、輪状靭帯が橈骨頭と上腕骨の間に挟まれることで生じるとされる。

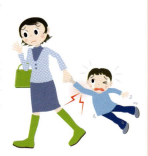

● 手の骨

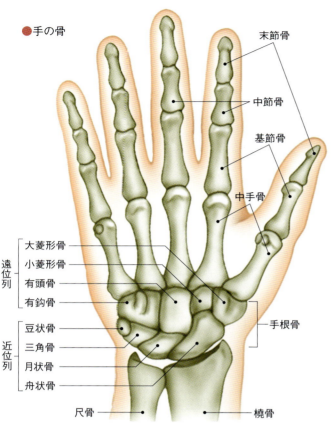

● 手の関節

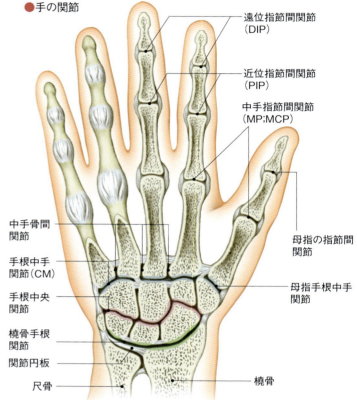

● 母指の運動

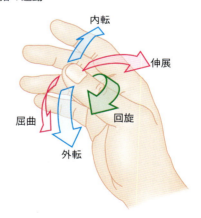

手の骨と関節

　手の骨格は27個（手根骨8、中手骨5、指骨14）の骨によって形成され、その間に形成される関節によって複雑な運動が可能となる。主な関節として、手首の関節（手関節）や指の関節があるが、母指はその根元（手根中手関節）における運動性が高い点で他の指と異なる。

● 手関節（橈骨手根関節）

　いわゆる手首の関節である。前腕（橈骨）と手根骨（舟状骨・月状骨・三角骨）の間に形成されることから橈骨手根関節とも言い、横長の形から楕円関節に分類される。掌屈（屈曲）・背屈（伸展）・橈屈（母指側への側屈）・尺屈（小指側への側屈）の組み合わせによる運動を示す。

● 手根中手関節（CM関節）

　手根骨と中手骨との関節であるが、母指以外では運動性は低い。母指の手根中手関節は大菱形骨と中手骨によって形成される関節で、相対する関節面が馬の鞍に似た形を示すことから鞍関節に分類される。

　母指の手根中手関節では、外転（母指を手掌から離す）・内転（母指を手掌に近づける）・屈曲（手掌面上で曲げる）・伸展（手掌面上で伸ばす）に加えて回旋（母指を手掌側にねじる）が可能で、実際にはこれらの組み合わせによって運動を起こす。なお、用語上の混乱を招きやすいため、外転は掌側外転、伸展を橈側外転と呼ぶこともある。

● 中手指節間関節（MP関節；MCP関節）

　中手骨と基節骨の間の関節で、屈曲・伸展の他、示指〜小指では外転（手を開く）や内転（指をそろえる）にも係わる。なお、手を開く際、母指は「伸展」する。

● 指の関節

　手指の骨（基節骨・中節骨・末節骨）による関節のうち、基節骨と中節骨との関節を近位指節間関節（PIP関節）、中節骨と末節骨との関節を遠位指節間関節（DIP関節）と言う。いずれも主として屈曲と伸展に働く。

●肩甲骨を上から見る

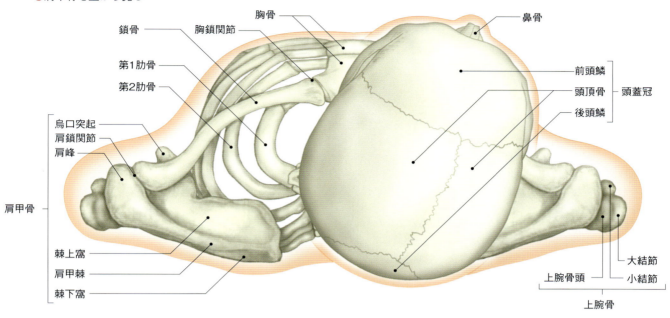

肩甲骨

上肢帯と肩関節

　上肢の骨格は上肢帯と自由上肢から構成され、鎖骨、および肩甲骨を上肢帯、上腕〜手を自由上肢と言う。上肢帯のうち、鎖骨は体幹と上肢とを連結する唯一の関節（胸鎖関節）を形成し、ここを支点とする円錐運動によって肩甲骨の位置を変える役目を果たす。これにより、肩甲骨外側の肩関節もその位置を広範囲に変えられるようになり、自由上肢の運動性を高めるのに役立っている。

　肩甲骨自体も胸郭に沿って移動することで、肩関節の位置や向きを変える役割を担っている。すなわち、肩甲骨は上下左右に動く他、胸郭に沿った回旋も起こす。これにより肩関節の面は外上方や外下方に向けられ、頭上に手をあげたり背部に手を回す運動が容易となっている。

肩関節とその運動

　肩関節とは、肩甲骨の関節窩と上腕骨頭の間に形成される関節である。臨床領域では、上腕骨と周囲の骨格との連結を含めて「肩関節」、あるいは「肩関節複合体」と呼ぶが、その主体をなすのはここで言う肩関節（臨床で言うところの肩甲上腕関節）である。

　肩関節はその形から球関節に分類され、屈曲（前方挙上）・伸展（後方挙上）・外転（側方挙上）・内転（脇を閉じる）・外旋（上腕を前から外方へねじる）・内旋（上腕を前から内方へねじる）の組み合わせによる運動を行う。肩関節の関節窩はきわめて浅く、これが上肢の自由な運動性を確保している反面、不安定で脱臼を起こしやすい理由ともなっている。事実、整形外科領域では外傷性脱臼の50％以上が肩関節に起こると言われる。

臨床関連

肩関節脱臼

　肩関節は広い運動範囲を示し、ここを中心に上肢全体で円を描くような運動（分回し運動）が可能である。これは肩関節を構成する関節窩が浅く、上腕骨の運動を妨げる構造がほとんどないためである。反面、肩関節の周囲は筋や靱帯が包んでいるに過ぎず、著しく不安定な関節でもある。実際、上腕骨頭はしばしば肩関節窩に対する生理的な範囲を超えて動き、いわゆる肩関節脱臼（肩関節不安定症）を引き起こす。

　このように、肩関節は外力が加わることで比較的簡単に脱臼を起こす。肩関節脱臼は上腕骨頭がはずれる方向により、前方脱臼・後方脱臼・下方脱臼・上方脱臼に分類されるが、外傷性脱臼では前方脱臼が最も多く、繰り返し起こす反復性脱臼に移行して「くせになる」傾向も強い。

　肩関節の前方脱臼は、上腕を後方に伸ばした状態（上腕が過度に伸展・外旋された状態）で生じやすく、上腕骨頭は下前方へと押し出されて、肩甲骨の関節窩からはずれる。この際、脱臼した上腕骨頭は肩関節に働く強力な屈筋や外転筋群によって引っ張られ、烏口突起の下へと転位することが多い。

　なお、肩関節の直下には三角筋などを支配する腋窩神経が走っており、脱臼で前下方に転位した上腕骨頭に引っかかって損傷されることが多い。

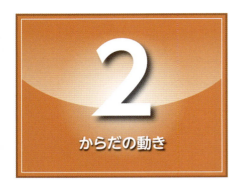

1 骨格系—④
脊柱と脊髄

脊柱

脊柱は長さ約70cmの柱状骨格で、脊椎（椎骨）が縦に連なることで形成される。脊柱はからだの中軸をなす軸骨格として、上方では頭蓋と連結してこれを支え、下方ではその下端部（仙骨・尾骨）によって骨盤後面をなす。

一般に、脊柱は頸部・胸部・腰部・仙尾部に区分され、それぞれ7個の頸椎（C_1〜C_7）、12個の胸椎（T_1〜T_{12}）、5個の腰椎（L_1〜L_5）と仙骨および尾骨から構成される。なお、幼小児期においては、仙骨は5個の仙椎により、尾骨は3〜5個の尾椎によって形成される骨格であるが、成人期には骨融合によって一塊の骨となる。

ヒトの脊柱には、2つのSを縦に連ねたような前後の弯曲が認められる。これはヒトが直立したことによって生じた変化とされ、四足動物の脊柱が後弯（後方へ凸の弯曲）を示すのと対照的である。一般に、前方に内臓の保護にあずかる骨格を形成する部分では、脊柱は後弯を示す。また、脊柱の背側に付着してこれを支持する固有背筋は、前弯を示す頸椎および腰椎で発達する。

なお、ヒトでも新生児の脊柱は全体的に後弯を示すが、頸椎では首がすわる頃から、腰椎では直立歩行が始まる頃から前弯（前方へ凸の弯曲）が出現する。このため、胎児期から見られる後弯を1次弯曲、生後の発育とともに出現する前弯を2次弯曲とも言う。

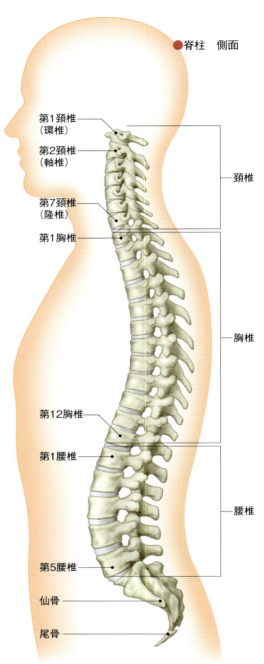

●脊柱　側面

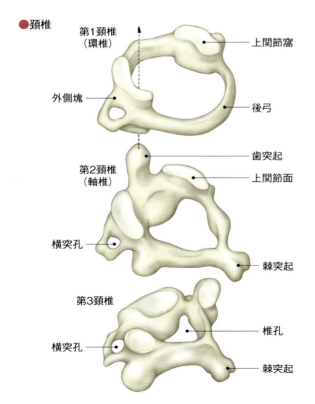

●頸椎

頸椎

首を構成する7個の椎骨を頸椎と言う。頸椎は連結によって全体に前弯を示す脊柱頸部を構成する。この部は頭蓋を下から支えるとともに高い運動性を有しており、これによって比較的自由に頭部を動かすことができる。

頸椎には横突孔（脳に分布する椎骨動脈が通る）や棘突起先端の二分といった、他の脊椎では見られない特徴が備わっているが、特に第1頸椎と第2頸椎は独特の形状を示し、環椎および軸椎と呼ばれる。また、第7頸椎は発達した棘突起を持つため、隆椎とも呼ばれる。

● 第1頸椎

全体に環状を示すことから環椎と呼ばれる。環椎の椎体は発生段階で分離し、第2頸椎と融合して歯突起を形成する。頭蓋直下に位置する様子から、ギリシャ神話の巨神になぞらえてアトラスとも呼ばれる。

● 第2頸椎

環椎の椎体が分離・融合してできた歯突起を持つことから軸椎とも呼ばれる。歯突起は環椎との間に正中環軸関節をなし、首の回転軸として働く。

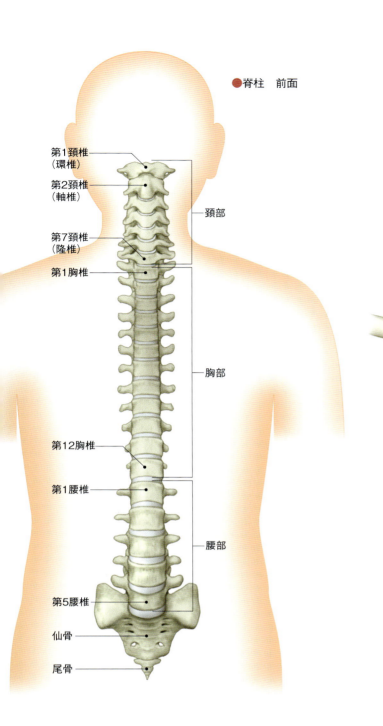

●脊柱　前面

第1頚椎（環椎）
第2頚椎（軸椎）
第7頚椎（隆椎）
第1胸椎
頚部
胸部
第12胸椎
第1腰椎
腰部
第5腰椎
仙骨
尾骨

●胸椎

椎孔
上肋骨窩
上関節突起
下肋骨窩
棘突起
横突起
横突肋骨窩
肋骨

胸椎

　胸郭の後部を形成する12個の椎骨で、全体に後弯を示すように配列する。胸椎は脊椎の基本形とされ、椎体と椎弓と4種類の突起（棘突起・横突起・上関節突起・下関節突起）で構成される。椎体は下位胸椎ほど大きく、その形も下位に向かうほど円柱形に近くなる。

　胸椎の最も大きな特徴は肋骨と連結することであり、椎体の後外側面と横突起先端には肋骨との関節面が見られる。すなわち、椎体の側面後部には半円形〜円形の浅い陥凹（肋骨窩）があり、ここで肋骨頭との間に関節をつくる。また、横突起先端にも円形の関節面（横突肋骨窩）が見られ、肋骨結節との間に関節を形成する。

　肋骨窩の数や形は胸椎によって異なり、第1〜9胸椎では椎体の上縁に1つずつ見られるのに対し、第10〜12肋骨では1つだけ存在する。また、横突肋骨窩は第11、12胸椎では見られない。これは第11、12肋骨が短く、横突起との間に関節を形成しないためである。

腰椎

　胸椎の下に続く5個の椎骨で、直立に伴って前弯を示すように配列、仙骨との連結部は特に前方へ突出する。腰椎は体重を支える大きな椎体を持ち、肋骨が椎骨に融合して横突起のような外観を示す。すなわち、横突起のように見える突起は肋骨に相当するものであり、肋骨突起と呼ばれる（欧米ではそのまま横突起と言う）。

　腰椎の「本来の横突起」は副突起と言い、肋骨突起の根もとで下方に向かう短い隆起として見られる。また、上関節突起のすぐ外側には小さな乳頭突起が見られ、これも横突起の一部と考えられている。

　臨床で腰椎穿刺や腰椎麻酔を行う際には、通常 L_3〜L_4 棘突起間から針を刺入する。腰椎の棘突起の中でも L_3・L_4 は特に水平に近いのと、ほとんどの例で脊髄下端がほぼ L_2 レベルで終わっているためである。しかし、乳幼児や高齢者では L_3 より下に脊髄が下降していることもあり、注意が必要とされる。

●腰椎

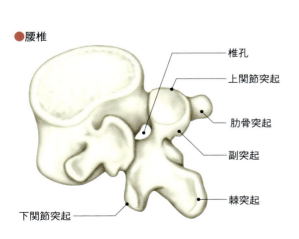

椎孔
上関節突起
肋骨突起
副突起
棘突起
下関節突起

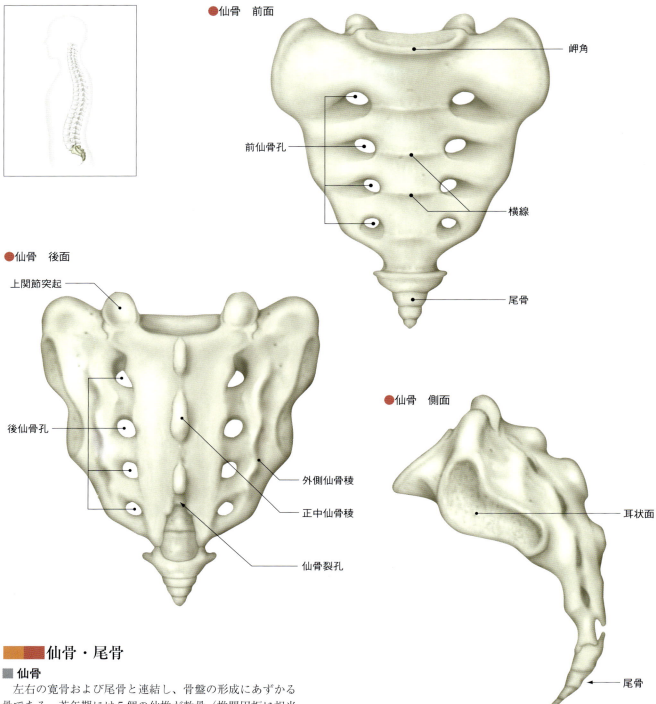

仙骨・尾骨

■ 仙骨

　左右の寛骨および尾骨と連結し、骨盤の形成にあずかる骨である。若年期には5個の仙椎が軟骨（椎間円板に相当する）によって連結したものであるが、成年に達すると骨化によって1個の仙骨を形成する。

　仙骨は前面が凹んだ逆三角形の扁平骨で、全体として軽い後弯（後方に凸）を示す。外側面の上部には曲玉形をした耳状面が見られ、ここで寛骨との間に仙腸関節を形成する。仙腸関節は可動性の低い平面関節に属し、周囲を多数の靱帯で補強される。

　骨盤腔に面する仙骨前面は比較的平滑であり、5個の仙椎が融合した痕跡である横線（4本）と、椎間孔の名残である前仙骨孔（4対）が見られる。前仙骨孔は内部で脊柱管から続く仙骨管の出入口であり、ここを仙骨神経前枝が通る。また、仙骨上端（仙骨底）は前方に強く張り出しており、その前縁正中には骨盤計測の基準点となる岬角が位置する。

　一方、仙骨の後面には、棘突起の融合によって形成される正中仙骨稜、関節突起由来の中間仙骨稜、そして横突起が融合してできる外側仙骨稜などの波状隆起が見られる。また、椎間孔の後方部分にあたる後仙骨孔（4対）が見られ、ここを仙骨神経後枝が通る。なお、仙骨下端（仙骨尖）の後面では脊柱管から続く仙骨管が仙骨裂孔となって開口する。

　仙骨の形には男女差が見られる。一般に、女性の仙骨は高さが低く幅が広いが、男性では狭く縦に長い傾向があり、これらの違いは骨盤における性差と共通する。

■ 尾骨

　尾骨は3～5個の尾椎が融合してできた骨で、形のうえでは動物の尾と同じものであるが、ヒトではほとんど退化しており、痕跡的に認められるにすぎない。それでも、一番上の第一尾椎は椎骨の形態をかろうじて残しており、短い横突起や上関節突起（尾骨角と言う）が認められる。ただし、第一尾椎も仙骨下端に融合することが多い（尾椎の仙椎化）。

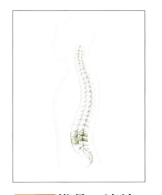
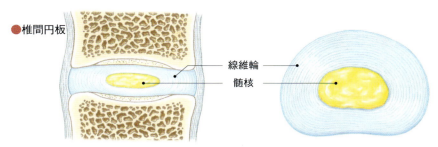
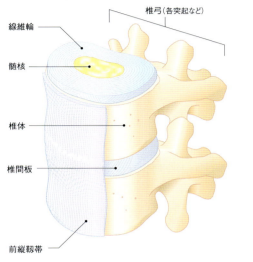

椎骨の連結

■ 椎間円板

　上下の脊椎（椎骨）は椎間円板（臨床では椎間板と言う）と1対の椎間関節によって連結し、これが連なることで脊柱を形成する。このうち、上下の椎体を連結する椎間円板は、中心にあるゲル状の髄核とこれを包む線維輪からなる軟骨性構造で、その弾力性によって上体からの荷重を吸収するクッションとしても働いている。椎間円板は骨連結の分類では線維軟骨結合に属し、関節腔を持たないためいわゆる関節には含まれないが、実際の脊柱運動では中心軸のような役割を果たす。

■ 椎間関節

　いわゆる「脊椎の関節」を言い、上位脊椎の下関節突起と下位脊椎の上関節突起との間に形成される。その形状から平面関節に含まれ、頚椎および腰椎では比較的高い運動性を示すが胸椎では低い。椎間関節には豊富な感覚神経終末が分布しており、一般に同レベルあるいは1分節上の脊髄神経後枝に支配される。従来、急性腰痛症（いわゆるギックリ腰）の原因として、椎間板ヘルニアが疑われていたが、最近ではその多くが椎間関節の痛みと考えられている。

臨床関連

椎間板ヘルニア

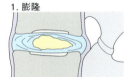
1. 膨隆

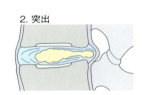
2. 突出

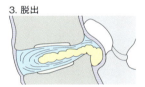
3. 脱出

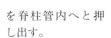
4. 脱出（後縦靱帯を破っている）

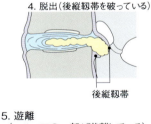

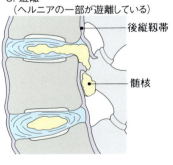
5. 遊離（ヘルニアの一部が遊離している）

　椎間板ヘルニアとは、椎間円板に老化・変性によって線維輪の膨隆や髄核の脱出が生じ、脊柱管内に狭窄を起こしたものである。狭窄によって脊髄や神経根が圧迫されると神経絞扼障害が生じ、関連する領域に疼痛や運動麻痺が現れる。荷重負担がかかりやすい脊柱の弯曲移行部、特に前弯から後弯に移行する領域に起こりやすく、下部腰椎や下部頚椎に好発する。
　椎間板ヘルニアは、変性した椎間板の突出状態により、次の各段階に分類される。

1. **線維輪の膨隆**
　変性によって線維輪が弛緩し、内部の髄核がこれを押し出すか形で膨隆をする。
2. **椎間板の突出**
　線維輪の後方部分に断裂が生じ、髄核の一部が移動して表層の線維輪を押し出す。
3. **髄核の脱出**
　線維輪の後方部分を破って髄核が脱出し、後縦靱帯を脊柱管内へと押し出す。
4. **後縦靱帯穿破**
　線維輪から脱出した髄核が後縦靱帯を貫いて脊柱管内に突出する。
5. **脱出髄核の遊離**
　脊柱管内に脱出した髄核が椎間板本体から遊離する。

　椎間板ヘルニアの症状は部位によって異なり、頚椎椎間板ヘルニアでは頚部～上肢の痛み・しびれ・麻痺などが、腰椎では腰痛・下肢痛（坐骨神経痛など）・下肢のしびれ・麻痺などが見られる。

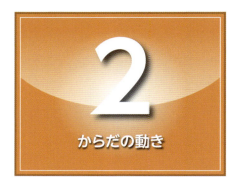

1 骨格系 — ⑤
下肢の骨

■ 下肢の骨

■ 下肢の骨と関節
　下肢をつくる骨格は、骨盤（下肢帯）と大腿骨より末梢の骨（自由下肢骨）からなり、それぞれが関節によって連結している。下肢には、体重を支持する他に移動（歩行）器官としての役割があるため、上肢のような細かく緻密な運動性は見られないが、丈夫な骨によって構成され、各骨の連結にあずかる関節も安定性の高い構造を示す。

■ 股関節
　骨盤と大腿骨は股関節によって連結している。股関節はお椀のような凹み（寛骨臼）とボールのような大腿骨頭で形成される球関節であるが、その形から特に臼状関節に分類される。臼状関節とは、球関節のうちでも関節窩が臼のように深いタイプを指し、安定性が高い反面で肩関節のような高い運動性は見られない。
　これに加え、股関節の周囲は強固な靱帯と多くの筋肉によって保護されている。さらに、関節腔内には大腿骨頭靱帯と呼ばれる関節内靱帯が張っており、大腿骨頭と寛骨臼を連結することで脱臼を起こさないように補強されている。このように、股関節は安定性が高いため、肩関節のように脱臼を起こすことは少ない。しかしながら、ひとたび脱臼が起こるとその深い関節窩が災いし、肩関節脱臼のように手で整復するのは困難である。
　股関節は下肢の根元の関節であり、常に体重を支える役目を負っている。このため、股関節は様々な原因から変形を生じやすく、特に小児期の関節軟骨炎などが適切に治療されない場合には変形性股関節症に至る例が多く見られる。股関節症の症状は股関節痛が主体であるが、歩行時にこれをかばうため、腰背部や殿部・大腿部の痛みに加えて跛行（足引きずり歩行）を見ることもある。

■ 大腿骨
　いわゆる太股（大腿）の骨を大腿骨と言う。頭部〜骨盤部までの上体を支えるため、人体で最も強大な骨とされ、その長さは約40cm、太さは細い所でも約3cmに達する。股関節を形成する大腿骨頭の根元は細い頚部をなし、その末梢側には股関節の運動に働く筋が付着する隆起（大転子・小転子など）が見られる。頚部は股関節の運動を邪魔しないように細くなっているが、同時に骨折を起こしやすい部位でもある（大腿骨頚部骨折）。頚部骨折は骨粗鬆症で骨がもろくなった高齢者で多く見られ、大腿骨頭への血流障害を生じることもある（虚血性大腿骨頭壊死）。

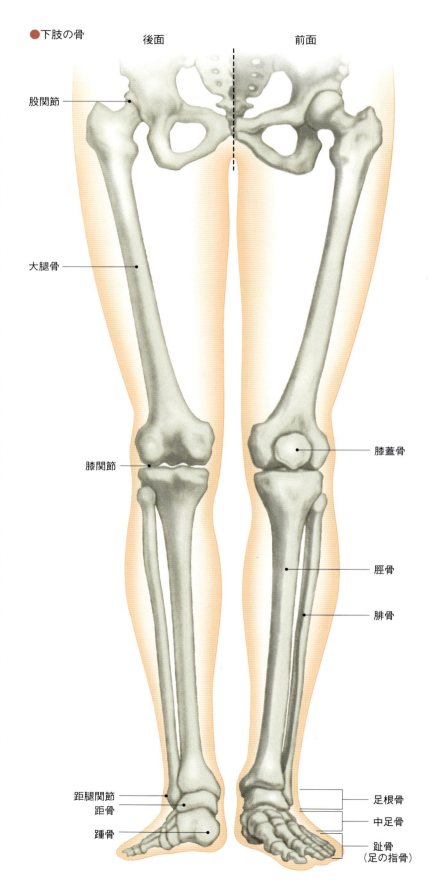

●下肢の骨

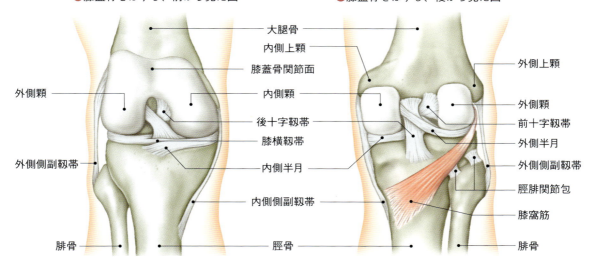

●膝蓋骨をはずし、前から見た図　　●膝蓋骨をはずし、後から見た図

　大腿骨は90°回転させた「ヘ」の字形を示す。すなわち、大腿骨頭から外側に向かって頚部が伸びた後、骨体部（骨幹）は内側下方に向かって膝に至る。頚部と骨との間の角度は傾斜角（頚体角）と呼ばれ、平均130°であるが、男性に比べて女性で小さい。女性の大腿が膝に向かってV字のようなシルエットを示すのはこのためである。
　大腿骨下端には内側顆・外側顆と呼ばれる1対の膨らみがあり、水平な脛骨上面にのって膝関節を形成する。このため、膝は体重をほぼ垂直に受け止める形となる。

膝関節

　ふつう膝関節と言うと、大腿骨下端（内側顆・外側顆）と脛骨上端（これも内側顆・外側顆と呼ばれる）との間に形成される関節を指すが、大腿骨は膝蓋骨とも関節をなすため、解剖学的にはこれを含めて膝関節と言う。
　大腿骨下端の内側顆と外側顆は、ロッキングチェアの脚のように前後にカーブする関節面によって脛骨上面に接する。脛骨上面はほぼ平面状をなすため、大腿骨下端との適合性は不十分であるが、生体では関節半月（半月板）の存在により安定性が高められている。

関節半月（半月板）

　関節半月は線維軟骨性の板状構造で、C字形の内側半月とO字形の外側半月とがあり、脛骨上面の周縁に沿って位置する。関節半月は血管分布に乏しい軟骨であるため修復能力に乏しく、損傷されると自然治癒は期待できない。

膝関節の靱帯

　膝関節はその不安定性を補強する多様な靱帯を持つ。中でも、関節腔内にはX状に交叉する膝十字靱帯（前十字靱帯と後十字靱帯）があり、前十字靱帯は脛骨の前方へのずれを、後十字靱帯は後方へのずれを防ぐ役割を果たす。
　一方、膝関節の両側は内側および外側側副靱帯で補強される。これらの靱帯は伸展位では緊張して膝を固定するが、屈曲位ではゆるむ。なお、膝関節の後側には関節が過度に伸展することを防ぐ斜膝窩靱帯が見られる。

臨床関連

大腿骨頚部骨折

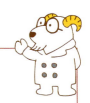

　骨粗鬆症のある高齢の女性で多く見られる骨折に大腿骨頚部骨折がある。骨折部が関節包内にある場合は特に大腿骨頚部内側骨折と呼ばれ、次のような理由から最も癒合しにくい骨折とされる。
①関節包内の骨の表面は骨膜で覆われない。すなわち、関節包内における骨折では骨膜からの骨形成細胞の補充はなく、骨折治癒の原動力となる仮骨（骨になる前段階の組織）形成が起こらない。このため骨癒合が進まず難治性となる。また、関節腔の滑液が骨折部に入り込むため、これも骨癒合を阻害すると言う。
②大腿骨頭の栄養は、大部分が頚部から進入する血管によって供給される。このため、頚部で骨折が起こると骨頭への血流が絶たれ、骨頭は阻血状態に陥る。血液供給は損傷治癒に不可欠であり、新たな細胞も血流を介して供給される。このため、血流が途絶した骨頭は壊死に陥り、骨癒合は阻害される。
③普通、体重は大腿骨頚部に対して鉛直方向（縦方向）にかかっており、骨折も縦方向に起こりやすい。このため、両骨折端はずれや離開を生じやすく、骨癒合も阻害されることになる。
④大腿骨頚部骨折は骨粗鬆症のある高齢者で起こりやすい。高齢者では骨自体の再形成能力が低下しているため、通常の骨折でも治癒に長期間を要する。

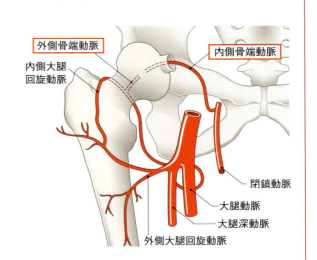

足の骨

足の骨格は、足根骨（7個）・中足骨（5個）・趾（指）骨（14個）によって構成され、体重の支持と身体の移動に働く。

足の骨は縦横のアーチ状に連結し、これを靱帯と足底の腱が補強することで弾力性を与えている。足に見られるこのアーチ（土踏まず）は、体重の支持に働くとともに接地の際の衝撃を和らげる役割を示し、スムーズな二足歩行を可能にしているヒト特有の構造である。このアーチ構造が減弱ないし消失した場合、これを扁平足と言う。

足根骨

足の後半部にあり、下腿からの荷重の大部分を受ける近位列（距骨・踵骨）と、前方で中足骨との連結にあずかる遠位列（舟状骨・内側楔状骨・中間楔状骨・外側楔状骨）とがある。足根骨は「かかと」を構成すると同時に足のアーチの後半部を形づくる。

中足骨

足の甲を形づくる5本の長管骨で、足底ではアーチ（土踏まず）の前半部分を形成する。中足骨は先端で各趾の趾骨と関節する。

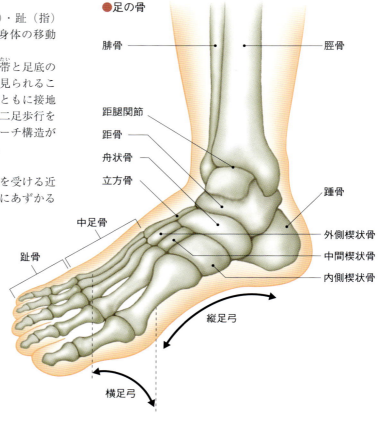

●足の骨

足の関節

足関節

距腿関節とも呼ばれ、下腿（脛骨・腓骨）の下端がつくる凹みに距骨（滑車）がはまり込む形で形成される。蝶番関節（らせん関節）に分類され、底屈・背屈合わせて約55°の可動域を持つ。背屈位では距骨が脛骨と腓骨にはまって固定されるが、底屈位ではゆるむため側方への動きが可能となる。

足根間関節

足首の運動には足関節の他に足根骨同士の連結（足根間関節）が関与する。靱帯で補強されているため個々の関節の可動域は小さいが、全体としてねじれ運動などに働き、底屈時には足の内反、背屈時には外反を起こす。特に裸足歩行の際に顕著で、これを足のあおりと言う。代表的な足根間関節として次のようなものがある。

- 距骨下関節

踵骨の上に距骨がのる形で形成される関節。内・外両側を靱帯で補強され、さらに両骨間を骨間距踵靱帯が連結する。

- 距踵舟関節

距骨・踵骨・舟状骨の間にできる関節で、踵骨と舟状骨がつくる関節窩に距骨頭が関節頭となってはまる。補強する底側踵舟靱帯はスプリング靱帯とも呼ばれ、これがゆるむと距骨頭が下垂して扁平足を生じる。

- 踵立方関節

踵骨と立方骨とがなす関節で、上面の二分靱帯と下面の短足底靱帯（底側踵立方靱帯）で補強される。短足底靱帯の表層には長足底靱帯が張り、足弓の維持に働く。なお、距踵舟関節と踵立方関節は横並びに協同して働くため、合わせて横足根関節（ショパール関節）とも呼ばれる。

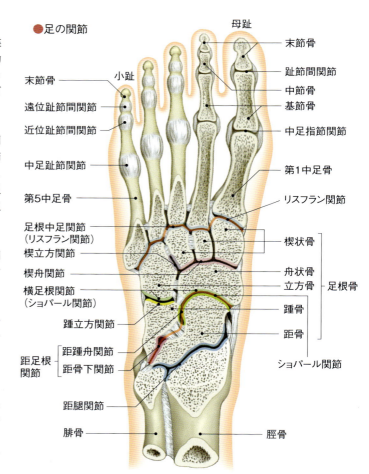

●足の関節

足首とかかと

かかと（踵）は下腿（脛骨・腓骨）の下端と7つの足根骨から形成される。その運動は主に足関節（距腿関節）による足首の背屈と底屈であるが、他の足根骨との連結も加わるため、かかとのねじれ運動である内反（足底を内側に向ける）や外反（足底を外側に向ける）も起こる。

足関節の関節包は、前後は比較的薄いが内外両側部分は厚く強靱な靱帯によって補強される。すなわち、外側面は腓骨の外果と距骨・踵骨の間に張る前後の距腓靱帯や踵腓靱帯によって支持され、内側面は脛骨の内果と距骨・踵骨・舟状骨の間に張る三角靱帯で補強されている。

これらの靱帯は足関節の安定性を高め、過度な内反・外反を防いでいる。しかしながら、足関節は外側に比べて内側面が開いているため、外反よりも内反の可動域が高く、捻挫も過度の内反によって起こることが多い。

● かかとの骨

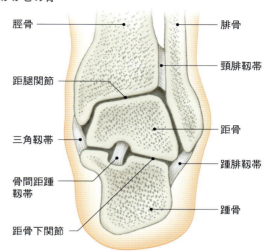

脛骨／腓骨／頸腓靱帯／距腿関節／距骨／三角靱帯／踵腓靱帯／骨間距踵靱帯／踵骨／距骨下関節

臨床関連

扁平足と外反母趾

■ 扁平足

足のアーチ（足弓）は足根骨と中足骨によって形成され、靱帯や腱〔足底腱膜・スプリング靱帯・足底靱帯など〕によって固定されている。これらの靱帯や腱が弱くなると、足弓特に縦足弓内側部（土踏まず）が低下して扁平足を起こす。さらに距骨頭（距骨前端部）が下降すると足の変形に至る。主に体重の負荷によると言われているが、原因は必ずしも明らかでなく、遺伝的要素も関与すると考えられている。

普通、扁平足は少年期・思春期・成人期の3期に分類される。少年期扁平足は骨・筋が成熟する前に直立歩行することで生じるもので、大部分は無症状に経過し、成長とともに正常に戻る。思春期扁平足は学童期以後に起こり、スポーツや長時間の歩行の後などに発症するものが多い。骨の成長期にあたるため、重症例では足根骨癒合症を伴うこともある。これに対し、成人期扁平足は肥満や加齢によって筋力や靱帯が弱くなることで生じる。初期の段階では復元可能であるが、重症化すると後脛骨筋の変性や断裂などを生じて痙性扁平足を引き起こす。

なお、扁平足がなくても、かかとの高いハイヒールを常用していると、縦足弓の前部に体重がかかって足弓が平坦化しやすい。これにより足底を走る神経が伸展され、足底痛や足底腱膜炎などを生じることがある。

■ 外反母趾

母趾（足の母指）が正中から離れる方向へ変形したものを外反母趾と言い、母趾の第1中足骨は内側、基節骨は外側へ向かう偏位を示す。圧倒的に女性に多く、思春期に発症するタイプと中年期に発症するタイプがあるが、特に前者では高頻度に家族性発症が見られる。症状としては、中足指（趾）節関節〔MTP関節〕の内側部に著しい突出が見られ、この部の滑液包が腫脹して疼痛を生じる。

解剖学的には、縦足弓や横足弓の低下（扁平足）などの足変形と外反母趾は同時に起こることが多く、相互に関連があると考えられている。また、日本でも靴の着用が一般的になってから外反母趾が急速に増加しており、履き物と外反母趾とに密接な関連があることが注目されている。特につま先の細い靴では母趾の中足骨が内反し、基節骨より先が強制的に外反位をとることになり、ハイヒールなどの常用は外反母趾の発症や増悪の引き金となる。

母趾の変形が強くなると、母趾（第1趾）が第2趾の底側に入り込んで重なり、第1趾の内転（第2趾から離す動き）が不能となる。このため、第2趾のMTP関節の底側部に胼胝（たこ）が形成される。加重時の足部X線では第1中足骨と基節骨がなす角度（外反母趾角）は15°以上であり、第1中足骨と第2中足骨とがなす角度は10°以上に達する。

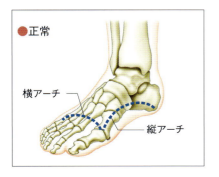

● 正常　横アーチ／縦アーチ

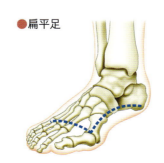

● 扁平足

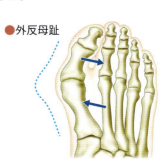

● 外反母趾

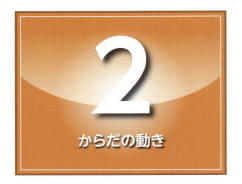

2 からだの動き

1 骨格系 —⑥

骨盤

●骨盤

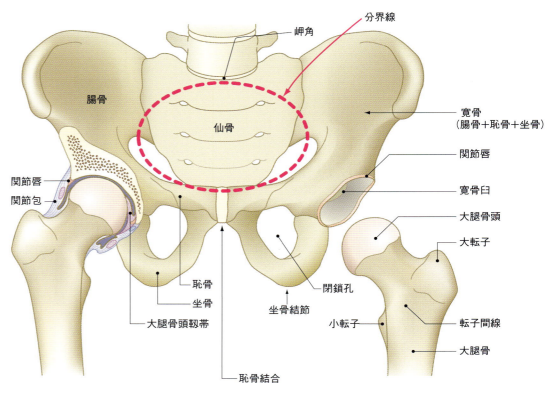

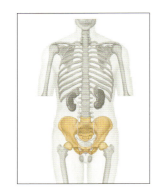

骨盤

■ 骨盤の構成

仙骨（尾骨）と左右の寛骨で構成される「底のないバケツ」形の骨格を骨盤と言い、前方は恥骨結合、後方は2カ所の仙腸関節で連結される。骨盤は腹部・骨盤内臓を支えて保護するとともに、股関節を形成することで下肢の付け根（下肢帯）としても働く。

骨盤は、仙骨前上縁の正中点（岬角）から寛骨内面を通って恥骨結合上縁に至る分界線により、上部の大骨盤と下部の小骨盤に分けられる。小骨盤に囲まれた空間を骨盤腔と言い、分界線で囲まれる開口を骨盤上口、骨盤の下面の開口を骨盤下口と呼ぶ。骨盤下口は、骨格では不規則な形を示すが、生体では肛門や腟・尿道などの通路を除いて筋や靱帯によってふさがれている。

■ 下肢帯

体幹と下肢の連結には左右の寛骨が関与する。寛骨は、思春期頃までは腸骨・恥骨・坐骨がY字形の軟骨で連結した状態にあるが、成人では軟骨が骨化して1個の寛骨を形成する。3骨が会合する部（Y字軟骨の中心部）は外側面では寛骨臼と呼ばれる陥凹内にあり、この寛骨臼で大腿骨頭との間に股関節が形成される。

股関節は球関節に分類されるが、その深い関節窩（寛骨臼）から臼状関節とも呼ばれる。関節包は寛骨臼から起こって大腿骨頸に付き、その表面は種々の靱帯で補強される。また、関節腔内には大腿骨頭と寛骨臼下縁を結ぶ大腿骨頭靱帯があり、股関節の過度の運動を防いでいる。

● 腸骨

寛骨の上部を占める骨で、うちわのように広がった部分は腸骨翼と呼ばれる。翼の内面は浅く凹んで腸骨窩をなし、後縁の内側には仙骨と仙腸関節を形成する耳状面が見られる。また、翼の前縁上端には体表からも触れる上前腸骨棘という突起があり、恥骨上縁との間に張る鼠径靱帯がここに付着する。

● 坐骨

寛骨の後下部をなす骨で、上半部は寛骨臼、下半部は閉鎖孔の形成にあずかる。下端は坐骨結節と呼ばれる突出をなし、腰かけた状態で体重を支えるとともに、大腿後面の筋群（ハムストリングス）の起始部となる。

● 恥骨

寛骨の前下部をなす部分を恥骨と言い、坐骨と連結して閉鎖孔を形成するとともに、上部は腸骨・坐骨とともに寛骨臼の一部をなす。

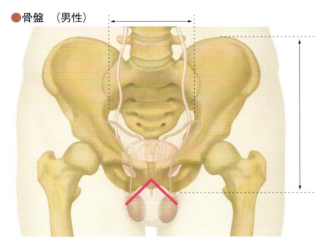
●骨盤（男性）

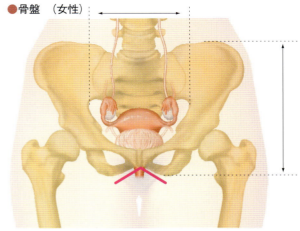
●骨盤（女性）

骨盤の性差

　骨盤は下肢の付け根（下肢帯）として働くと同時に、膀胱・直腸・子宮（♀）・卵巣（♀）・前立腺（♂）などの骨盤内臓を囲んでこれを保護する役割も果たしている。特に、女性はここに子宮や卵巣を備え、妊娠中はこれを支える骨格としても働く。このため、骨盤は男女差が顕著に現れる骨格の1つであり、その形から比較的容易に男女を見分けることができる。その差異を一言で言えば「女性骨盤は高さが低く、内腔が大きい」ということであり、恥骨結合の下につくられる角（恥骨下角）も男性で約60°、女性で約90°と明らかな違いが見られる。

臨床関連

股関節脱臼

■ 発育性股関節脱臼

　周産期〜乳児期に見つかる股関節脱臼で、従来、先天性股関節脱臼（先股脱）と呼ばれていたもののうち、奇形による脱臼以外を指す。股関節の発育過程で発症する脱臼の他、明らかな脱臼がない臼蓋形成不全（寛骨臼の深さが不十分な状態）なども含められる。発生率は0.2％ほどで、男児に比べて女児で5〜6倍多く見られ、病因としては、遺伝的要素の他、妊娠末期の母体で分泌される関節靱帯弛緩ホルモンの影響や子宮内〜分娩時における胎児の肢位、および出生後の環境要因（産着・おむつなど）があげられている

　脱臼が片側の場合、①患側の脚が短く見える②患側の大腿皮膚にシワが多い③患側大腿の開排制限がある④腰椎前弯が強まる、⑤脱臼肢での起立時に健側に骨盤が傾斜するなどの特徴が見られ、歩行に際して骨盤と上体が揺れる独特の歩容を示す。

　股関節脱臼は、寛骨臼、大腿骨頭、股関節の状態により、正常を含めた4段階に分類される。グレード1は軽い臼蓋形成不全を示すもの、2は骨頭変形・関節包弛緩・開排制限があるもの、3は骨頭に変形が強く、臼蓋から逸脱しているものを言う。グレード1〜2では、股関節を開排位（屈曲・外転位）に保つことで改善されると言う。

●股関節脱臼の解剖学的分類

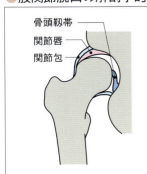
骨頭靱帯
関節唇
関節包

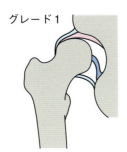
グレード1

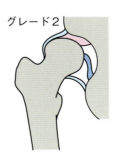
グレード2

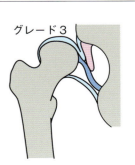
グレード3

(Dunn, P.M.: Proc. R. Soc. Med., 62:1035-1037, 1969 より)

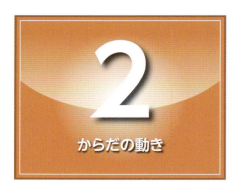

2 からだの動き

1 骨格系 — ⑦

関節の構造

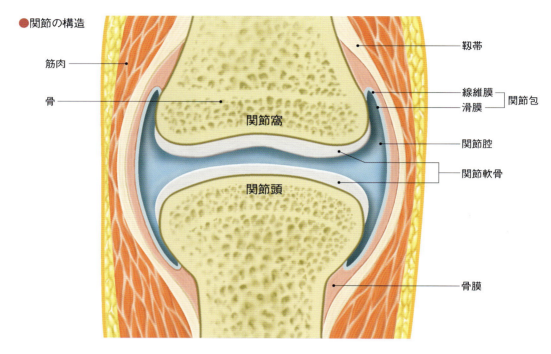

●関節の構造

■ 関節の構造

　骨の連結には、ほとんど運動性のない連結（不動結合）と比較的自由に動ける連結（可動結合）とがある。さらに不動結合は、介在する物質により、骨性連結（成人の寛骨など）・軟骨性連結（恥骨結合など）・線維性連結（縫合／骨間膜など）に区分される。これに対し、可動結合は滑液を含む袋（滑膜）を介して骨が連結したものであり、通常はこれを指して「関節」と言う。

　関節はわずかな間隙を挟んで接する骨と、これを包む袋状の膜（関節包と言う）によって構成される。この狭い間隙は関節腔と呼ばれ、その内腔は少量の滑液によって満たされている。互いに接する骨面のうち、凸面を示す側は関節頭、凹面を示す側は関節窩と呼ばれるが、いずれの面も硝子軟骨（関節軟骨）に覆われて平滑となっており、滑液とともに運動時の摩擦軽減に働く。したがって、この平滑さが失われると関節運動に障害をきたすことになり、炎症や外傷により関節軟骨が変性して生じる変形性関節症はその一例である。一般に軟骨は血管分布に乏しく、新たな細胞が補充されにくいため、関節軟骨においても損傷すると自然治癒は期待できない。

　関節包の内層は滑液の産生・分泌にあずかる滑膜、外層は強靭な線維膜からなり、線維膜はシャーピー線維となって骨に付着することで関節包と骨とをつなぐ役割を示す。

　また、関節には靱帯と呼ばれる結合組織性の帯構造があり、関節の補強に働く。靱帯の多くは関節包の外にあるが、股関節の大腿骨頭靱帯や膝関節の膝十字靱帯のように関節腔内を走るものもあり、まとめて関節内靱帯と呼ばれる。なお、一部の関節（顎関節・胸鎖関節・膝関節など）では内部に軟骨性の関節円板や関節半月を備え、関節面の適合性を高める働きを持つ。

●関節円板を持つ型

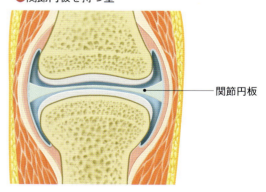

●関節内靱帯や関節半月を持つ型

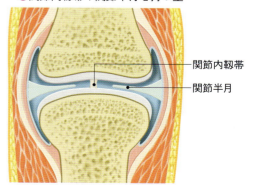

関節の種類

関節はその形状によって以下のタイプに分類される。また、関節の運動方向（運動軸）の数により、一軸性・二軸性・多軸性に区別する分類もある。

● 球関節
半球状の関節頭とお椀状の丸い凹みから構成される（例：肩関節）。最も運動性の高い関節に属し、3方向に動くことから多軸性関節に分類される。特に関節窩が深いものを臼状関節と言い（例：股関節）、通常の球関節に比べて運動性は低いが安定性は高い。

● 蝶番関節
チョウツガイのような関節。いわゆる肘関節（腕尺関節）に見られるように、運動方向は屈曲・伸展に限られる（一軸性関節）が、安定性は比較的高い。

● 双顆関節
ロッキングチェアの脚のように対をなす関節面を持つ関節で、顎関節や膝関節がこれに含まれる。蝶番関節にも似るが、側方への運動性も示す点で異なる。

● 楕円関節
関節頭がラグビーボールのような楕円形をなす関節。手関節（橈骨手根関節）に見られるように、屈伸と側屈が可能な二軸性関節であるが、関節面が楕円形をなすため回旋運動はできない。

● 鞍関節
相対する関節面が鞍のような形状を示す関節。例としては母指の手根中手関節が代表的であり、比較的自由な運動が可能な二軸性関節である。

● 関節の種類

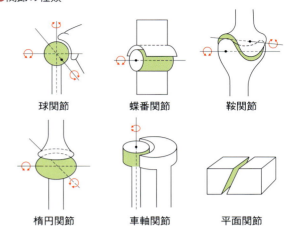

球関節　蝶番関節　鞍関節
楕円関節　車軸関節　平面関節

● 車軸関節
軸を中心とする回旋運動を起こす一軸性関節。首の回旋運動に働く正中環軸関節や、前腕の上・下橈尺関節などがこれに含まれる。

● 平面関節
関節面が平面をなす関節で、脊椎の椎間関節や手根間関節の一部が含まれる。個々の運動範囲は狭いが、複数が集まることで運動性を高めている。また、関節包や靱帯がゆるい場合はある程度の運動が可能である。

● 半関節
平面関節と似ているが関節面に凹凸があるものを言い、仙腸関節などがこれに含まれる。一般に関節包と靱帯によって強く連結されており、運動性は低い。

臨床関連

変形性関節症

関節には、上体からかかる荷重を支える役割と、筋収縮にともなって運動を起こす役割がある。このため、関節には常にストレスがかかることになり、関節軟骨に変性・磨耗を生じる原因ともなる。このようなストレスは特に下肢の関節で強く、整形外科領域においても下肢の関節症状を訴える患者さんは多い。

関節軟骨に変性・磨耗が起こると関節面はその平滑さを失い、滑膜は炎症を起こして肥厚する。これらの変化に反応して関節辺縁部ではトゲ状の骨増殖（骨棘形成）が起こり、関節全体に変形が及ぶ。このように、変形によって関節機能に支障をきたしたものが変形性関節症である。一般には、関節リウマチなどを除いた、加齢によって生じる関節症状を指し、75歳以上では80％に認められると言われる。

発症頻度では、荷重を受けやすい膝関節の変形性関節症が最も多い。40歳以上では5人に1人に見られ、特に中年以上の肥満女性やO脚の人で起こしやすいと言う。磨耗によって関節軟骨が減少する一方で骨棘が形成されるため、体重がかかることで膝痛を生じ、歩行にも支障が起こる。また、滑膜の炎症による関節液の貯留や関節変形による運動制限、筋・腱の異常緊張による疼痛などの症状もしばしば見られる。

変形性関節症は、膝関節の他、股関節や肘関節あるいは指の関節にも見られる。股関節では過去に股関節脱臼のあった人、肘関節では野球のピッチャーのように肘を酷使する職業の人に多いと言う。また、手指の変形性関節症では指先の関節が痛みを伴って腫れる独特の症状を示し、ヘバーデン結節と呼ばれる。

● 変型性膝関節症

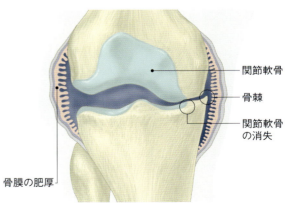

関節軟骨
骨棘
関節軟骨の消失
骨膜の肥厚

2 からだの動き

1 骨格系 — ⑧

骨と筋のつながり

運動の原動力は筋肉の収縮であり、筋の収縮は筋肉を構成する筋線維自体の収縮によって起こる。しかし、実際にからだの運動が起こるためには、筋線維から腱、そして骨・関節へと収縮力が伝えられる必要があり、この仕組みには筋線維と骨とを連絡する結合組織が大きな役割を果たしている。この結合組織とは筋膜と腱であり、筋膜は個々の筋線維を包む筋内膜、数本の筋線維束を包む筋周膜、筋全体を包む筋上膜とから構成される。すなわち、筋線維で生じた収縮はこれらの筋膜を介して腱に伝えられ、腱が骨や関節を動かすことで、からだの運動を起こしているのである。

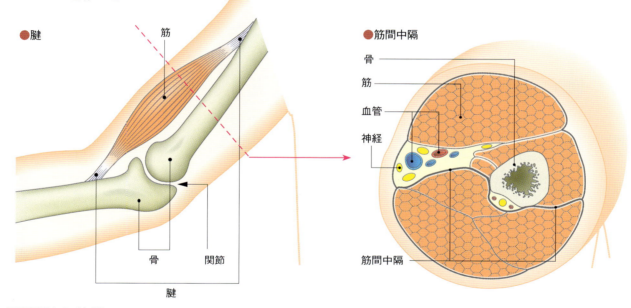

腱と筋膜

■ 腱とその構造

腱は筋と骨格とを連結する収縮力の伝達装置であり、ほとんどの筋の両端は腱によって骨や軟骨に付着している。腱は強靭な密性結合組織であり、細胞成分である線維芽細胞（腱細胞）と、コラーゲン線維と親水性の基質からなる細胞間質によって構成される。

腱は強力性と弾力性を備えたバネとして働き、断面積1cm²あたり500kgの張力に耐えると言われる。腱の主成分であるコラーゲン線維はコラーゲンというタンパクでできたフィラメントの束で、腱に強靭性を与えるとともに、筋収縮力を効果的に骨格に伝える役割を果たしている。腱は筋膜によって筋線維と連結するが、その連結部では筋フィラメントと腱のコラーゲン線維が密接しており、ここが収縮力の伝達部位とされる。一方、腱と骨の連結にもコラーゲン線維が関与しているが、腱と骨には同じタイプのコラーゲンが含まれているため、ここではこれらが直接連結することで張力伝達が起こる。なお、腱の弾力性は細胞間質に含まれるタンパクや水分によって生じる。また、コラーゲン線維は腱が短い時にはジグザグ状に短縮しており、これも腱に弾力性をもたらす要因とされる。

■ 筋膜と筋間中隔

筋を包む線維性結合組織を筋膜と言い、個々の筋線維を包む筋内膜や筋全体を包む筋上膜に加え、神経・血管をひとまとめに包むものも含めて深筋膜と呼ばれる。一般に、筋膜は筋の保護に働く構造であるが、筋線維の付着部位としての役割もあり、その部の筋膜には肥厚が見られる。なお、深筋膜の表層には、複数の筋をまとめて被う浅筋膜がある。浅筋膜の線維はまばらで、その隙間を埋める脂肪組

織（皮下脂肪）とともに皮下組織として扱われる。

四肢の筋群をいくつかの区画（コンパートメント）に分ける筋膜構造を筋間中隔と言い、分けられた筋はそれぞれ共通の神経や血管に支配される。筋肉内出血などで内圧が上昇すると、同じ区画内の血管・神経が圧迫されることがあり、コンパートメント症候群と呼ばれる。

その他の筋付属装置

■ 筋支帯

筋膜が手首や足首で厚くなり、靱帯のようになった部分を筋支帯と言う。線維性の結合組織によって形成される帯状構造で、走向する多数の腱の上をこれに直交するように張っており、関節の屈伸に際してこれらの腱が浮き上がるのを防ぐ役割を示す。一般に、屈筋腱を覆う屈筋支帯と、伸筋腱を覆う伸筋支帯に大別される。

このうち、手の屈筋支帯（横手根靱帯）とその下のトンネル（手根管）は臨床的にも重要である。手根管には浅・深指屈筋腱の他に正中神経が通るため、炎症などで手根管が狭窄し、正中神経が絞扼されると、感覚障害や麻痺を起こすためである（手根管症候群）。

■ 靱帯

主に骨同士を連結する線維性結合組織を靱帯と言い、骨の連結強化や運動方向の調節あるいは過大運動の制限に働く。このため、関節に生理的運動範囲を超える外力が加わると、靱帯は伸張～断裂に至る損傷を受ける。このような損傷を捻挫と言い、足関節や膝関節に多い。なお、靱帯の組織構造は腱のものと似ているが、含まれる線維や細胞には腱のような規則的配列が見られず、腱ではほとんど見られない弾性線維を豊富に含むものもある。これは、筋と連絡をもたない靱帯に弾力性を与える仕組みであり、靱帯はこれによって外力に対する緩衝作用を示す。

■ 滑液包

腱（筋）と他の腱（筋）・骨・皮膚などとの間にあり、内部に滑液を入れた袋からなる生理的構造を滑液包と言う。周囲との摩擦を生じやすい関節の周辺に多く見られ、関節腔と交通する例もある。滑液包は運動の際に腱（筋）と周辺構造との摩擦を減じる他、皮下に空所をつくることでその部の運動範囲を大きくする役目もある。

滑液包に過剰な摩擦が加わると炎症を起こし、滑液包に水腫が生じたり滑液包の壁が肥厚したりすることがある。

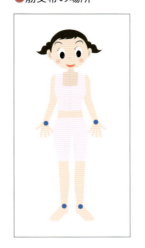
●筋支帯の場所

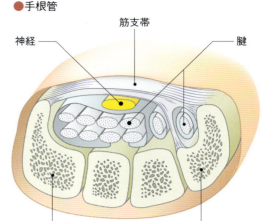
●手根管
筋支帯／神経／腱／骨

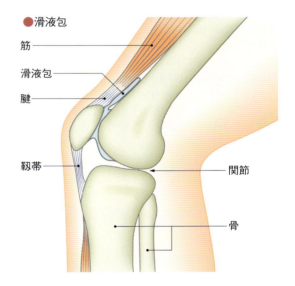
●滑液包
筋／滑液包／腱／靱帯／関節／骨

これを滑液包炎と言い、肩峰下・肘頭下・膝蓋前・足関節外果・アキレス腱周囲などの滑液包に多い。肩関節などでは滑液包に石灰化を見ることがあるが、これは石灰化滑液包炎あるいは結晶性滑膜炎と呼ばれ、強い痛みを訴える。

■ 腱鞘

滑液包のうち、腱を包むように位置するものを腱鞘と言い、いくつかの腱が隣接して通る手首や足首、あるいは動きの大きな指の関節などに見られる。腱鞘はここを通る腱の運動を円滑にする装置であり、本来の滑液包である内層（滑液鞘）とこれを包む外層（線維鞘）とからなる。

腱や腱鞘およびその周囲組織に炎症を起こしたものを腱鞘炎あるいは滑液鞘炎と言い、局所に疼痛や腫脹が生じるため、関節運動が阻害される。化膿性腱鞘炎などに代表される急性腱鞘炎に加え、反復性の機械的なストレスによる慢性のものがある。慢性のものとしては狭窄性腱鞘炎が多く、腱鞘の狭窄や腱の肥厚で腱自体が絞扼されて起こる。母指・中指・環指の指屈筋腱に起こるばね指（弾撥指）と、長母指外転筋腱や短母指伸筋腱の腱鞘に起こるドゥ・ケルヴァン腱鞘炎が代表的である。

2 筋系—①
筋の構造

骨格筋

いわゆる「筋肉」である骨格筋は、束状に集まった骨格筋線維（筋細胞）から構成され、その周囲を結合組織性の筋膜によって包まれている。筋膜はその部位によって名称が異なり、個々の骨格筋線維を包む筋内膜、筋線維の小束を包む筋周膜、そして骨格筋全体を包む筋上膜に区分される。筋膜は収縮時の筋線維を保護するとともに、筋の収縮を腱に伝えることで骨を動かして運動を起こす。

骨格筋はその収縮を意識的に起こすことが可能なことから随意筋と呼ばれる。骨格筋は体性運動神経によって支配されており、筋上膜や筋周膜の結合組織内にはこれらの神経や血管が走る。神経は筋周膜で枝分かれして筋内膜に進入し、それぞれの筋線維に分布する。

骨格筋線維

骨格筋を構成する筋線維（筋細胞）は直径 10〜100μm、長さ 10〜100mm の円柱形細胞である。骨格筋線維は複数の細胞が融合してできた合胞体の形をとり、細胞辺縁部には多いもので 100 個に及ぶ核を含む。このように、骨格筋線維は細胞が融合してできたものであり、さらに分裂することはできない。筋が損傷された場合は、筋内膜直下にある衛星細胞がその再生・修復にあずかる。

筋の収縮する仕組み

筋原線維と筋フィラメント

骨格筋線維は数百本にも及ぶ筋原線維（筋細線維）の集合で構成される。筋原線維は太さ 0.2〜1μm の線維構造であるが、その長さは筋線維の全長に及び、両端で筋細胞膜に付着しているため短縮すると筋細胞全体の収縮が起こる。

筋原線維の間にはミトコンドリアやグリコーゲンが散在しており、筋収縮の際のエネルギー源であるアデノシン三リン酸（ATP）の供給にあずかる。骨格筋線維は 1 個あたり数百に及ぶミトコンドリアが備わっており、身体を構成する細胞の中でも特に多いとされる。

筋原線維は筋フィラメント（筋細糸）の束からできている。筋フィラメントはタンパク質（アクチンとミオシン）がつくる線維構造で、細いアクチンフィラメントと太いミオシンフィラメントが区別される。

筋フィラメントのうち、アクチン細糸は直径約 7nm、長さ約 1μm で、アクチンの他にトロポミオシンやトロポニンを含み、中でもトロポニンが筋収縮に大きな役割を持つ。一方、ミオシン・フィラメントは直径約 15nm、長さ 1.5μm の細糸で、球状の頭を持つミオシンの集合からなり、この頭がアクチン・フィラメントとの結合部位として働く。

骨格筋線維では筋フィラメントが規則正しく配列するため、縦断像では明るい領域（I 帯）と暗い領域（A 帯）が一定間隔で並び、筋節（サルコメア）と呼ばれる領域が観察される。また、筋原線維は筋線維の長軸と並行し、筋節

● 骨格筋の構造

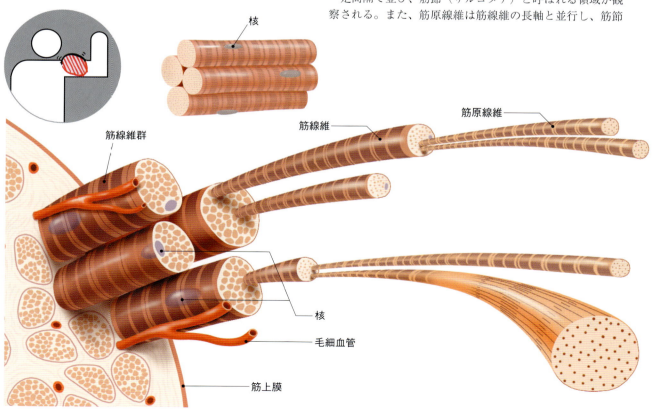

が規則的に配列するため、筋線維全体に縞模様（横紋）が形成される。普通、1本の筋原線維で1万の筋節が観察されるという。

■ 筋フィラメントと筋節

筋原線維で見られる筋節は、筋フィラメントの規則正しい配列によって形成される。筋原線維を構成するアクチン細糸とミオシン細糸は互いの隙間に入り込むように配列し、その重なり合いによって筋節が形成される。このように、筋節は筋原線維に見られる横紋の単位区間であり、電子顕微鏡ではA帯・I帯・H帯・Z線が区別される。なお、ミオシンフィラメントとアクチンフィラメントとは互いの隙間を滑るように動き、これによって筋原線維の短縮が起こる（滑走説）。

■ 運動終板

骨格筋には体性運動神経線維が分布しており、その終末部が筋細胞に接合する部を運動終板と言う。神経線維を伝わってきた電気的刺激により、神経終末部からはアセチルコリンが放出される。アセチルコリンは神経の刺激を筋細胞（筋線維）に送る情報伝達物質として働き、筋細胞膜に作用して小さな電気的興奮（脱分極）を起こす。脱分極が重なって興奮が一定レベルを越えると筋細胞に興奮（活動電位）が広がり、これによって筋収縮が起こる。

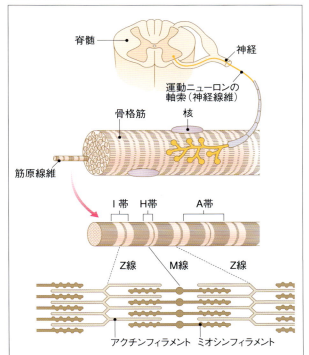

●筋の収縮する仕組み

心筋

心筋細胞は心臓壁を構成する筋細胞で、骨格筋と同様の横紋を持つが、一般に骨格筋線維よりも小型で細胞の中央に1個の核を有する。心筋細胞同士は介在板と呼ばれる構造で連結しており、ここにはネクサスという細胞結合装置が備わっている。ネクサスは幅2nmの狭い隙間を持つ結合でギャップ結合とも呼ばれ、心筋細胞の電気的興奮を次に伝達する経路をなす。これにより、興奮は速やかに心筋全体に送られるため、個々の心筋細胞は同調して収縮することができる。

心筋細胞の収縮には神経からの刺激伝達は必要ない。心臓にも神経は分布しているが、これは自律神経であり、心筋細胞を随意的に支配するものではない。心臓にはペースメーカーと呼ばれる部位があり、自動的に興奮を生じる。ペースメーカーで生じた興奮は、興奮を伝えやすい特殊心筋からなる経路（刺激伝導系）によって末梢へ送られ、各部の心筋の収縮を引き起こす。

骨格筋線維と同様、心筋細胞も分裂能を持たない。また、心筋組織には骨格筋のような衛星細胞もないため、心筋梗塞などで損傷されても再生は起こらない。

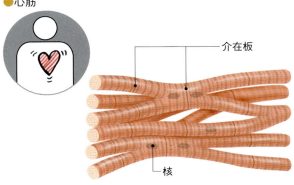

●心筋

平滑筋

平滑筋は消化管・気道などの内臓壁や血管壁を構成する組織である。合胞体をなす骨格筋と異なり、平滑筋組織は両端の細い紡錘形細胞の集合によって形成され、個々の平滑筋線維は中央に1個の核を持つ。また、平滑筋線維の筋フィラメントは骨格筋や心筋のような規則的配列を示さず、横紋も認められない。

平滑筋には心臓のような自動的に収縮する仕組みはないが、心臓と同様に自律神経の支配を受ける。すなわち、平滑筋は意識的に収縮させることのできない不随意筋に属す。

平滑筋の大きな特徴は分裂能である。このため、平滑筋は損傷されても比較的速やかに再生することができる。

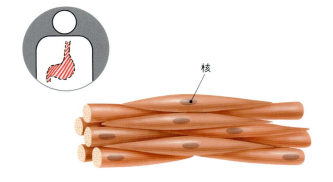

●平滑筋

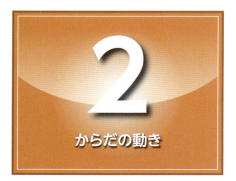

2 筋系―② 頭頸部の筋

●表情筋

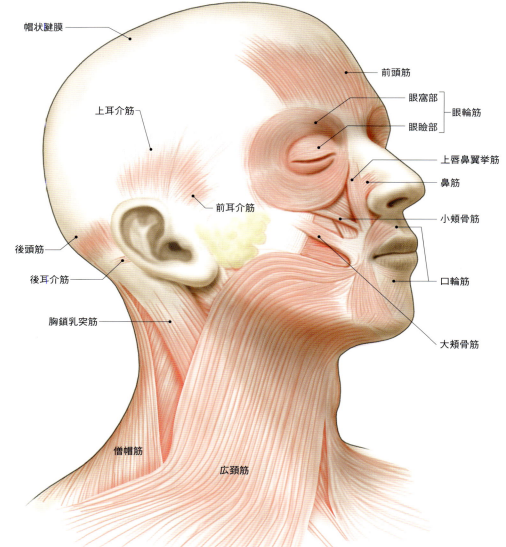

表情筋（顔面筋）

　魚ではエラを動かして水の吸引・放出を行い、呼吸に働く筋だが、陸上動物では顔面の孔（目・耳・鼻・口）の開閉に働く。皮膚を動かすので、骨格筋と区別して「皮筋」と呼ばれる。発生学的には水棲動物の2番目のエラに由来し、同じエラに分布していた顔面神経に支配される。

● 頭蓋冠を前後に覆う筋
　後頭筋〜帽状腱膜〜前頭筋からなり、収縮すると眉を上げて額にシワをつくる。

● 耳の周囲の筋
　耳介筋と呼ばれ、本来は耳介を動かして外耳孔を開閉する役割を持つが、ヒトでは退化している。

● 眼の周囲の筋
　眼を閉じる眼輪筋、眉間のシワをつくる皺眉筋、鼻根に横シワをよせる鼻根筋などがある。

● 鼻筋
　鼻翼の近くにあり、本来は鼻孔の開閉に働く。アザラシなどで発達するがヒトでは痕跡的である。

● 口の周囲の筋
　口を閉じる口輪筋、笑う時に上唇を挙上する大頬骨筋、泣く時に上唇を挙上する小頬骨筋や上唇挙筋、口角を下げる口角下制筋、横に引く頬筋などがある。

● 下顎表面の筋
　広頸筋と言い、下顎〜頸部前面を覆う。牛や馬では、顔に止まるハエなどを追い払うのに使われる。

咀嚼筋

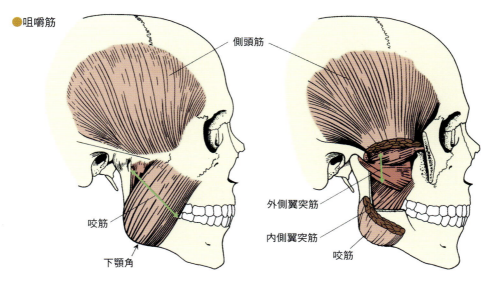

顔面筋と同様、本来はエラを動かす筋だが、陸上動物では下顎骨を動かすことで咀嚼に働く。複雑な咀嚼運動を行うヒトでよく発達しており、咬筋・側頭筋・内側翼突筋・外側翼突筋の4種がある。発生学的には水棲動物の1番目のエラに由来し、ここに分布していた下顎神経（三叉神経第1枝）に支配される。

● 咬筋
最も表層にあり、咬み合わせや歯を食いしばる時に働く。頬骨弓から起こり、下顎角外側面に停止する。なお、破傷風やテタニーなどで咬筋に強直性の緊張が起こると開口できなくなり、これを咬痙または牙関緊急と言う。

● 側頭筋
いわゆる「こめかみ」に位置する扇形の筋を指す。側頭骨の鱗部から起こり、頬骨弓の深層を通って下方に向かい、下顎骨の筋突起に停止する。下顎骨を後上方に引き上げることで、主として咬み合わせに働く。

● 外側翼突筋
頬の深部に位置する筋で、上顎の後方から起こって下顎骨の関節突起に停止する。両側の外側翼突筋が同時に収縮すると下顎は前方に突き出され、片側のみが収縮すると下顎は反対側に移動する。両側の筋が交互に働くと下顎は左右に動くが、これは顎におけるすり合わせ（臼磨運動）のもとになる運動である。

● 内側翼突筋
最も深層に位置する咀嚼筋。上顎の後方から起こり、下顎の深層で咬筋に平行するように走って下顎角内側面に停止する。両側の収縮では下顎を前方に引き上げるように作用し、片側の収縮では下顎を反対側に動かす。外側翼突筋と共同して臼磨運動に働く。なお、睡眠中の「歯ぎしり」は翼突筋の緊張によると言われている。

頚部の筋

頚部の前面には、咀嚼や嚥下に働く筋（舌骨上筋・舌骨下筋など）や、頚部の運動と固定に関与する筋（胸鎖乳突筋・後頭下筋・椎前筋など）、そして呼吸運動の補助に働く筋（斜角筋など）がある。

● 舌骨上筋
下顎骨と舌骨の間に張り、咀嚼や嚥下の運動に働く。顎二腹筋（前腹…下顎神経支配；後腹…顔面神経支配）・茎突舌骨筋（顔面神経支配）・顎舌骨筋（下顎神経支配）・オトガイ舌骨筋（舌下神経支配）の4種からなる。

● 舌骨下筋
舌骨の下方にあり、嚥下や発声の際に舌骨や喉頭を動かす筋群。胸骨甲状筋・甲状舌骨筋・胸骨舌骨筋・肩甲舌骨筋の4種からなり、すべて頚神経ワナ（第1～3頚神経がつくるループ）由来の神経に支配される。

■ 頚部の運動に働く筋
首を動かす筋としては、頚椎より前方に胸鎖乳突筋や（前・中・後）斜角筋があり、頚椎前面には椎前筋（頚長筋・頭長筋・前頭直筋・外側頭直筋）が走る。いずれも首の前屈に働くが、片側の収縮では回旋作用を示す。なお、斜角筋は胸式呼吸の際に肋骨を持ち上げる。頚椎より後方には、板状筋・半棘筋・後頭下筋（大-小後頭直筋と上-下頭斜筋）がある。脊髄神経後枝に支配される固有背筋の仲間で、首の保持や後屈に働く。

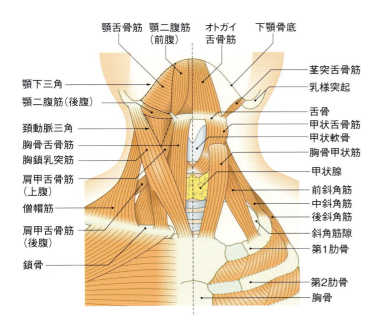

2 筋系―③ 胸腹部の筋

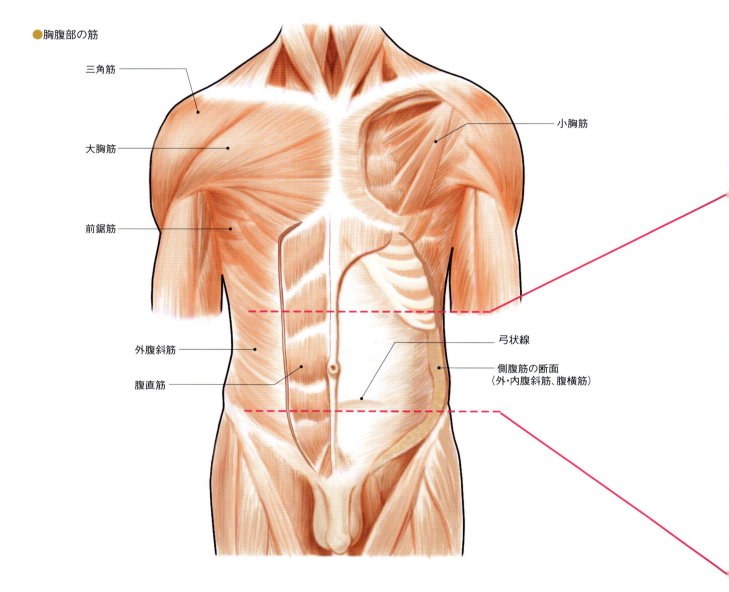

●胸腹部の筋
- 三角筋
- 大胸筋
- 前鋸筋
- 外腹斜筋
- 腹直筋
- 小胸筋
- 弓状線
- 側腹筋の断面（外・内腹斜筋、腹横筋）

■体壁を構成する筋

体腔を囲む筋や骨からなる壁を体壁と言う。体壁には胸腔を囲む胸壁と腹腔を囲む腹壁があり、それぞれ前胸壁・側胸壁・後胸壁と前腹壁・側腹壁・後腹壁に分けられる。

前～側胸壁は胸骨・肋骨・肋間筋などからなり、その表面を大胸筋や前鋸筋が覆う。一方、前～側腹壁には骨格がなく、腹直筋・（内外）腹斜筋・腹横筋が壁を構成する。なお、後胸壁～後腹壁では、脊柱と脊柱を挟んで位置する固有背筋・腰方形筋・大腰筋が壁の形成にあずかる。

■胸壁の筋

胸壁は胸腔を囲む体壁部分であり、胸腔内の心臓や肺を保護するとともに、胸壁筋の収縮で起こる胸郭運動により、肺呼吸の原動力として働く。

胸壁表面の筋は上肢を動かす筋（大胸筋・前鋸筋・広背筋）であり、いわゆる「胸壁の筋」はその深層の筋群を指す。胸壁の筋はいずれも胸郭に起始・停止を持ち、横隔膜とともに呼吸運動に働く。中でも肋間筋が代表的であるが、他にも胸横筋（前胸壁内面にあって呼気に働く）や肋骨挙筋（脊柱起立筋の深層にあって吸気に働く）がある。大部分は肋間神経によって支配される。

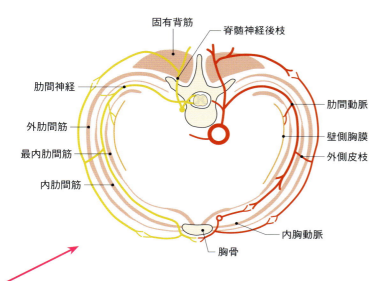
●胸壁の断面

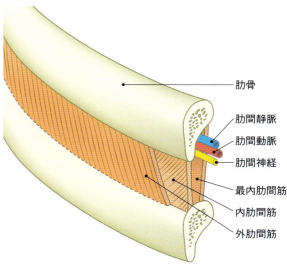
●肋間筋の構造

■ 肋間筋
上下の肋骨の間（肋間隙）に張り、胸郭を埋めて胸壁を形成する筋。外表面側から外肋間筋・内肋間筋・最内肋間筋の3種があり、内肋間筋と最内肋間筋の間には、肋骨下縁に沿って走る肋間静脈・動脈・神経が見られる。すべて肋間神経（T_1〜T_{11}）の支配を受ける。

● 外肋間筋
胸壁の表層をなす筋で、後上方から前下方に斜走して下位の肋骨に停止する。収縮すると肋骨が引き上げられ、胸郭が拡張して吸気が起こる。

● 内肋間筋
外肋間筋の深層にあり、前上方から後下方に向かって上位肋骨に停止する。外肋間筋に拮抗する作用を持ち、上位肋骨を下げることで呼気に働く。

● 最内肋間筋
内肋間筋の内面に接して同様の走向を示す筋。内肋間筋と同じく呼気に働く。

なお、後胸壁下部には内肋間筋から分離したとされる肋下筋がある。内肋間筋と同様に呼気に働く。

腹壁の筋
腹壁とは胸郭下縁と骨盤の間の体壁部分を指し、腹部臓器の保護や腹腔内圧調節による呼吸・排便の補助に働く他、脊柱の運動にもあずかる。

■ 前腹筋
● 腹直筋
前腹壁をなす1対の多腹筋（縦に並んだ形の筋）で、発達すると体表から分画を認める。左右それぞれ腹直筋鞘で包まれ、正中の白線で連結する。下端部の錐体筋も含め、下位肋間神経と肋下神経（T_6〜T_{12}）に支配される。

■ 側腹筋
側腹壁を構成するのは3層の側腹筋（外腹斜筋・内腹斜筋・腹横筋）であり、食肉でいう三枚肉に相当する。

● 外腹斜筋
最も表層の側腹筋。下位肋骨の外側部から起こり、内下方に斜走して腹直筋鞘に停止する。下位肋間神経と肋下神経（T_7〜T_{12}）に支配される。

● 内腹斜筋
外腹斜筋の深層に位置する。腸骨稜〜鼠径靱帯から内上方に向かい腹直筋鞘につく。下位肋間神経・腸骨下腹神経・腸骨鼠径神経など（T_7〜L_1）の支配を受ける。

● 腹横筋
最も深層の側腹筋。腹壁後部から腹直筋鞘に向かって横走する。下位肋間神経・腸骨下腹神経・腸骨鼠径神経など（T_7〜L_1）に支配される。

■ 後胸壁〜後腹壁の筋
● 固有背筋
本来は脊柱の保持・運動に働く筋で、全体を胸腰筋膜で包まれる。食肉でいうロースに相当する筋で深背筋とも呼ばれ、脊髄神経後枝に支配される。

● 大腰筋
腰椎の両側で後腹壁の前面をなす。骨盤部を通る際に腸骨筋と合して腸腰筋を形成し、大腿骨に停止して股関節の屈曲に働く。腰神経（L_2〜L_3）に支配される。

● 腰方形筋
腰椎の両側に位置する。後腹壁をなすとともに腰椎の側屈にも働く。腰神経（L_1〜L_3）支配である。

●腹壁の断面　弓状線より上方

●前腹壁　弓状線より下方
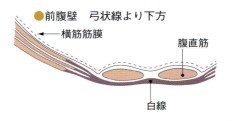

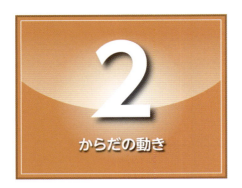

2 筋系―④
上肢を動かす筋

■ 上肢の屈筋

上肢には肩・肘・手首・指などの関節があり、その運動に働く筋は30種類を超える。一般には胸や背中の筋とされる大胸筋や広背筋も、肩を囲む各種の筋（次頁参照）と同様、実際には上腕（肩関節）の運動に働く筋に含まれる。

上肢の筋のうち、上肢の前面（手のひら側）にある筋を上肢の屈筋と言い、基本的には上肢の関節の屈曲に働く。すなわち、上腕の屈筋（上腕二頭筋・上腕筋）は主に肘関節の屈曲に働くが、一部（上腕二頭筋・烏口腕筋）は三角筋（前部）とともに上腕（肩関節）の屈曲作用も持つ。また、上腕二頭筋には前腕の回外（前腕を外にねじる）作用もあり、ドアノブを回しながら引く時などに使われる。

一方、前腕の屈筋（浅層の長掌筋・橈側手根屈筋・尺側手根屈筋・浅指屈筋と、深層の深指屈筋・長母指屈筋などがある）は手首や手指の屈曲に働く筋であるが、この他に前腕の回内（前腕を内方にねじる）に働く円回内筋や方形回内筋がある。

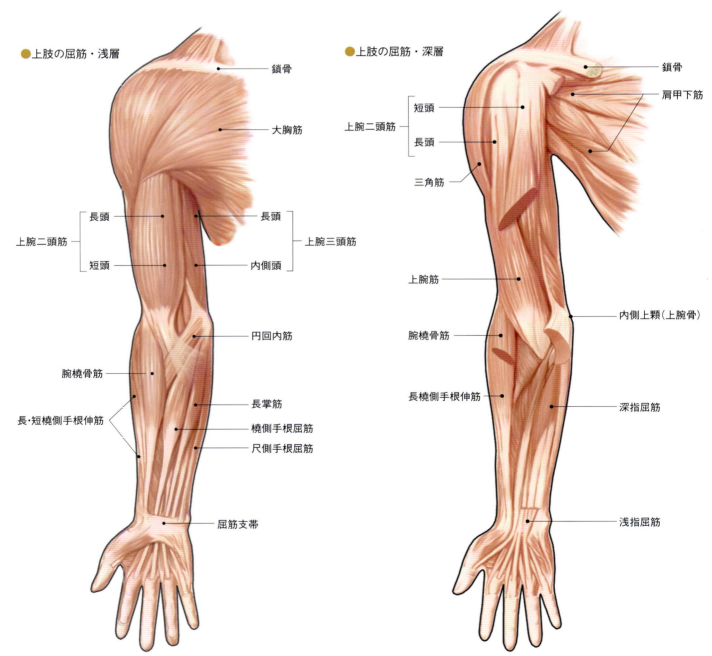

●上肢の屈筋・浅層　　　●上肢の屈筋・深層

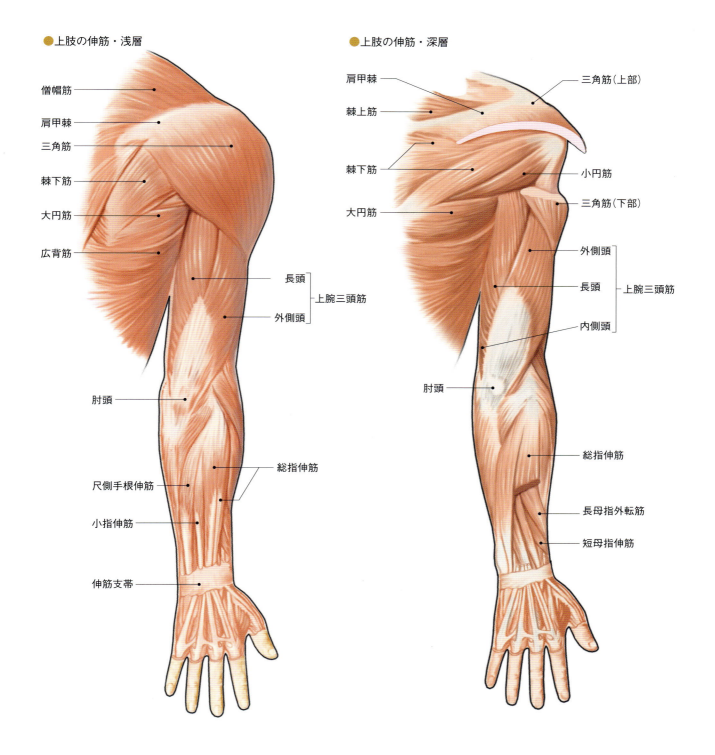

- ●上肢の伸筋・浅層
- ●上肢の伸筋・深層

上肢の伸筋

　上肢の筋は、腕神経叢由来の神経が支配する。そのうち、上肢の屈筋を支配するのは、腋窩神経（→三角筋）を除けば、筋皮神経（→上腕屈筋）・正中神経（→主に前腕の屈筋）・尺骨神経（→主に手指の屈筋）の3種類である。

　上肢の後面（手背側）に位置する筋を上肢の伸筋と言い、主に上肢の関節の伸展に働く。中でも、上腕三頭筋（肘筋も含む）は上腕におけるほぼ唯一の伸筋であり、肘関節の伸展に働くとともに、同時に三角筋（後部）とともに肩関節の伸展（後方挙上）にも作用する。なお、肘の母指側には上腕骨から起こって橈骨に停止する腕橈骨筋があり、伸筋の仲間に含まれるが実際の作用は「半回内位における肘の屈曲」であり、ビールのジョッキを上げる運動に働くため、英語では beer raising muscle と呼ばれる。

　前腕の伸筋としては、尺側手根伸筋・長橈側手根伸筋・短橈側手根伸筋に加え、総指伸筋・小指伸筋といった浅層の伸筋、示指伸筋・長母指伸筋・短母指伸筋といった深層の伸筋が手首や指の伸展に働く。また、名前には「伸筋」とついていないが、長母指外転筋も手首を伸展する作用を持つ。なお、肘部で見られる回外筋は、その名の通り前腕の回外に働くが作用は弱く、上腕二頭筋（強い回外作用を持つ）の補助的な役割を担う。

　これら上肢の伸筋群は、上腕・前腕の筋を含め、すべて橈骨神経の支配を受ける。このため、橈骨神経は上肢で最も太い神経であり、上肢の屈筋を分担して支配する筋皮神経・正中神経・尺骨神経を合わせたほどの太さを持つ。このため、橈骨神経は上肢で最も圧迫障害を受けやすい神経でもあり、泥酔して腕枕などをすると容易に麻痺を起こすことで知られる。

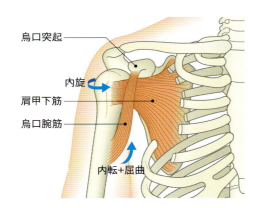

●烏口腕筋と腕の内転・内旋　前から見た図

烏口突起
内旋
肩甲下筋
烏口腕筋
内転＋屈曲

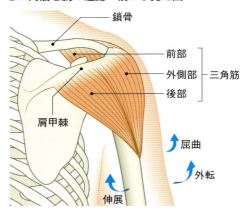

●三角筋と腕の運動　後から見た図

鎖骨
前部
外側部 ─ 三角筋
後部
肩甲棘
屈曲
外転
伸展

■ 肩関節周囲の筋
● 肩甲下筋
　肩甲骨から起こって上腕骨前面（小結節）につく筋で、上腕（肩関節）を内旋する（内方にねじる）。肩甲下神経の支配を受ける。
● 烏口腕筋
　肩甲骨の烏口突起から起こって上腕骨内側縁につく上腕屈筋で、上腕の内転（体幹に近づける）と屈曲（前方挙上）に働く。筋皮神経の支配を受ける。
● 三角筋
　鎖骨～肩甲棘に起始し、肩関節を包むように上腕骨に停止する。前・後・外側部がそれぞれ収縮することで、上腕を3方向に挙上（屈曲・伸展・外転）する。小円筋とともに腋窩神経に支配される。
● 棘上筋
　肩甲骨棘上窩から上腕骨大結節につく筋で、上腕の外転初期（〜15°）に働く。肩甲上神経に支配される。
● 棘下筋
　肩甲骨棘下窩から上腕骨大結節につく筋で、上腕の外旋に働く。棘上筋とともに肩甲上神経に支配される。

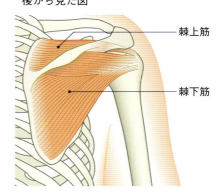

●棘上筋・棘下筋　後から見た図

棘上筋
棘下筋

■ 胸と背中の筋
● 大胸筋
　胸壁に位置する筋であるが、その作用は上腕の屈曲・内転・内旋であり、何かを抱きしめる時の運動に働く。鎖骨・胸骨・肋骨・腹直筋鞘から起こって上腕骨につく。腕神経叢から起こる内側・外側胸筋神経に支配される。
● 広背筋
　人体で最も大きな筋。腰背腱膜・下位胸椎棘突起・腸骨稜などから起こって上腕骨（小結節）につき、上腕の伸展・内転・内旋〔すなわち腕を背中に回す動き〕に働く。支配神経は胸背神経で、乳がん手術などで傷つけることがある。

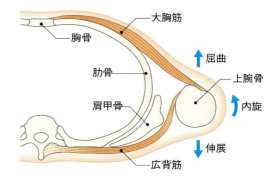

●大胸筋・広背筋と肩関節　上から見た図

大胸筋
胸骨
肋骨
肩甲骨
広背筋
屈曲
上腕骨
内旋
伸展

■ 腋窩周辺の筋
● 小円筋
　主として上腕骨の外旋に働く筋で、肩甲骨の外側面で大円筋のすぐ上から起こり、上腕骨（大結節）に停止する。三角筋とともに腋窩神経によって支配される。
● 大円筋
　肩関節（上腕）の内転および内旋に働く筋で、肩甲骨下角付近から起こり、広背筋の後ろに回り込んで上腕骨（小結節）に停止する。肩甲下神経に支配される。

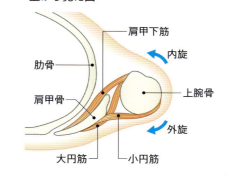

●小円筋・大円筋 運動1　上から見た図

肩甲下筋
肋骨
内旋
肩甲骨
上腕骨
外旋
大円筋
小円筋

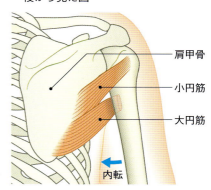

●小円筋・大円筋 運動2　後から見た図

肩甲骨
小円筋
大円筋
内転

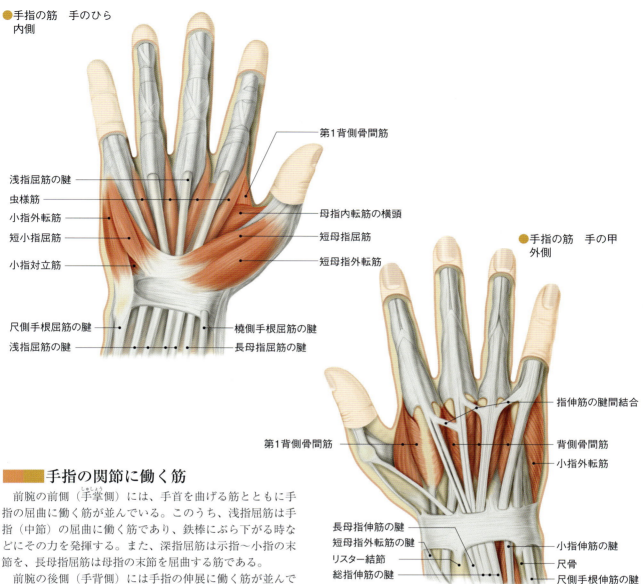

● 手指の筋　手のひら　内側

- 浅指屈筋の腱
- 虫様筋
- 小指外転筋
- 短小指屈筋
- 小指対立筋
- 尺側手根屈筋の腱
- 浅指屈筋の腱
- 第1背側骨間筋
- 母指内転筋の横頭
- 短母指屈筋
- 短母指外転筋
- 橈側手根屈筋の腱
- 長母指屈筋の腱

● 手指の筋　手の甲　外側

- 第1背側骨間筋
- 長母指伸筋の腱
- 短母指外転筋の腱
- リスター結節
- 総指伸筋の腱
- 指伸筋の腱間結合
- 背側骨間筋
- 小指外転筋
- 小指伸筋の腱
- 尺骨
- 尺側手根伸筋の腱

手指の関節に働く筋

前腕の前側（手掌側）には、手首を曲げる筋とともに手指の屈曲に働く筋が並んでいる。このうち、浅指屈筋は手指（中節）の屈曲に働く筋であり、鉄棒にぶら下がる時などにその力を発揮する。また、深指屈筋は示指～小指の末節を、長母指屈筋は母指の末節を屈曲する筋である。

前腕の後側（手背側）には手指の伸展に働く筋が並んでおり、示指～小指を伸展する総指伸筋、小指の中手指節関節（MP関節）の伸展に働く小指伸筋、そして母指のMP関節を伸展する短母指伸筋や母指の指節間関節を伸ばす長母指伸筋などが見られる。

これらの筋とは別に手指の運動に働く本来の筋があり、これらは手の中に起始・停止を持つことから手内筋と呼ばれる。手内筋には母指球筋・小指球筋・虫様筋・骨間筋などがあり、いずれも手指のCM関節・MP関節・IP関節に働いてヒト特有の精緻な指運動を起こす。なお、すべての手内筋は正中神経と尺骨神経とによって支配されている。

● 母指球筋

母指の根元のふくらみ（母指球）をつくる筋。母指対立筋・短母指屈筋・母指内転筋・短母指外転筋の4種からなり、母指の中手骨より先を多方向に動かす。一般に、母指の運動は外転（母指を手掌から離す）・内転（母指を手掌に近づける）・屈曲（手掌面上で曲げる）・伸展（手掌面上で伸ばす）および回旋（母指を手掌側に向ける）の組み合わせ運動であり、特に「指先で物をつまむ運動」の際には母指対立筋や短母指外転筋（いずれも正中神経支配）による母指の回旋・外転・屈曲が起こる。このため、正中神経障害では錠剤などをつまめなくなる。

● 小指球筋

小指球をつくり小指の運動に働く筋で、小指対立筋・小指外転筋・短小指屈筋からなる。小指対立筋は母指先端に小指先端を触れさせる動き（対立）、小指外転筋は小指を環指（薬指）から遠ざける動き（外転）、そして短小指屈筋は小指のMP関節の屈曲に働く。なお、小指球筋はすべて尺骨神経に支配される。

● 虫様筋

手掌と指の間のMP関節を曲げる筋。MP関節の先で深指屈筋の4本の腱から起こり、指節間関節（IP関節）の手前で示指～小指の指背腱膜に合する。このため、母指以外の4指のIP関節には伸展に働き、厚い本を手で挟む（指を伸ばしたままMP関節を曲げる）運動を起こす。母指側は正中神経、小指側は尺骨神経に支配される。

● 骨間筋

背側骨間筋と掌側骨間筋がある。背側骨間筋が中指を中心として手指を外転する（手のひらを開く）のに対し、掌側骨間筋は手指を内転する（手のひらを閉じる）。両筋ともIP関節より先端側に停止するため、指関節に対しては伸展作用を示す。骨間筋は背側・掌側ともに尺骨神経の支配を受ける。

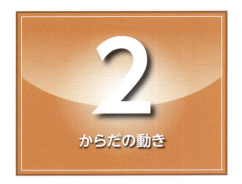

2 筋系 — ⑤
下肢を動かす筋

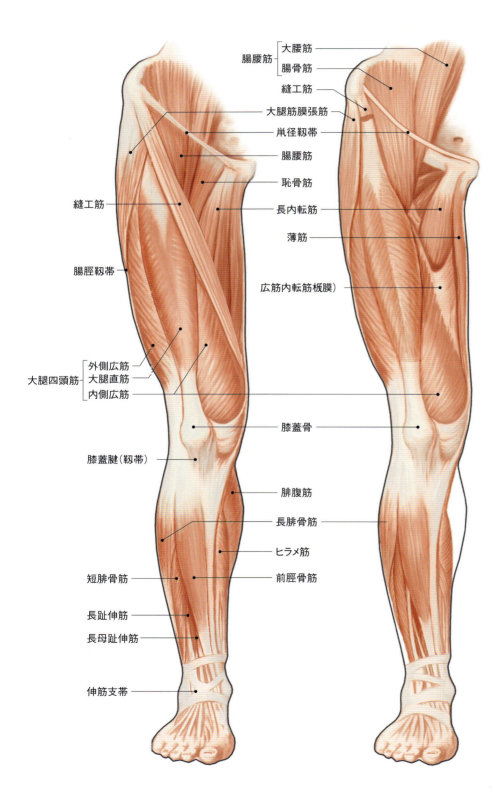

●下肢の伸筋・浅層　　●下肢の伸筋・深層

下肢の伸筋と屈筋

下肢においては、下肢前面の筋を伸筋、後面の筋を屈筋と言う。一般に、大腿前面の筋や内転筋群は腰神経叢由来の神経（大腿神経や閉鎖神経）により、それ以外の筋は仙骨神経叢由来の神経（坐骨神経・脛骨神経・総腓骨神経など）に支配される。

■ 下肢帯の筋
腰〜殿部にあって股関節に働く筋を言い、大腿の前面に位置する腸腰筋（大腰筋・腸骨筋）と、大腿後面に位置する殿筋群（大殿筋・中殿筋・大腿筋膜張筋など）や回旋筋（梨状筋・上・下双子筋・大腿方形筋など）が含まれる。股関節（大腿）の運動から見ると、腸腰筋は股関節の屈曲に、大殿筋は伸展に、中殿筋および大腿筋膜張筋は外転に、そして回旋筋は股関節の外旋に働く筋である。

● 腸腰筋
　股関節を曲げる筋。腸骨翼に起こる腸骨筋と、腰椎から起こる大腰筋からなり、大腿骨小転子に停止する。腰神経叢の支配を受ける。

● 大殿筋
　股関節の伸展と外旋に働く。寛骨から起こり、腸脛靱帯・大腿骨に停止する。下殿神経（仙骨神経叢由来）の支配を受ける。

● 中殿筋と小殿筋
　股関節を外転し、歩行時に接地側の足で体重を支える役割を持つ。上殿神経（仙骨神経叢の枝）の支配を受ける。

● 大腿筋膜張筋
　股関節の外転や、直立時に伸展した膝を固定する役目を果たす。中・小殿筋とともに上殿神経支配である。

● 回旋筋群
　大殿筋の深層にあり、股関節の外旋に働く筋群を指す。仙骨神経叢支配の梨状筋・上双子筋・下双子筋・内閉鎖筋・大腿方形筋と、閉鎖神経支配の外閉鎖筋がある。

大腿の伸筋

大腿の筋は伸筋・屈筋・内転筋群に区分される。このうち、大腿伸筋とは「膝関節を伸展する筋」の意味で、前面にある大腿四頭筋や縫工筋がこれに属す。大腿伸筋はすべて大腿神経（腰神経叢由来）の支配を受ける。

● 縫工筋

股関節と膝関節の屈曲に働く。上前腸骨棘から起こり、脛骨内側に停止する。

● 大腿四頭筋

大腿直筋・内側広筋・外側広筋・中間広筋からなり、膝関節の伸展に働くが、大腿直筋のみは股関節の屈曲にも作用する。下端は共通腱をなし、膝蓋骨を介して膝蓋腱に移行した後、脛骨に停止する。

大腿の屈筋

大腿屈筋とは「膝関節の屈曲に働く大腿後面の筋」のことで、坐骨結節から起こって脛骨および腓骨に至るハムストリングス（大腿二頭筋・半腱様筋・半膜様筋）を指す。いずれも坐骨神経（仙骨神経叢由来）の支配を受ける。なお、ハムとは大腿を意味する言葉であり、豚の大腿肉を塩漬けにしたハムも同じ語源に由来する。

内転筋群

大腿の内転（脚を閉じる動作）に働く筋をまとめて内転筋群と言う。大内転筋・長内転筋・短内転筋・恥骨筋・薄筋の5種類からなるが、これに外閉鎖筋を含めることもある。いずれも閉鎖神経の支配を受けるが、大内転筋は坐骨神経、恥骨筋は大腿神経が主たる支配神経である。

下腿の筋

● 下腿の伸筋

下腿前側には足の背屈に働く下腿伸筋があり、ムコウズネの外側に前脛骨筋・長母趾伸筋・長趾伸筋・第三腓骨筋が並ぶ。このうち、前脛骨筋は足の内返し（内反；足底を内側に向ける）にも働く。いずれも総腓骨神経（←坐骨神経）の枝である深腓骨神経に支配される。

● 下腿の屈筋

下腿後側には、足の底屈に働く下腿三頭筋（腓腹筋・ヒラメ筋）や後脛骨筋・長母趾屈筋・長趾屈筋が見られ、下腿の屈筋と呼ばれる。腓腹筋は膝関節の屈曲にも作用し、後脛骨筋・長母趾屈筋・長趾屈筋は内果の下から足底に停止して、足の内返しにも働く。

● 腓骨筋群

下腿の外側には外返し（外反；足底を外側に向ける）に働く長腓骨筋および短腓骨筋（浅腓骨神経支配）がある。第三腓骨筋も足の外返し（外反）しに働くが、本来は下腿前側筋の仲間である。

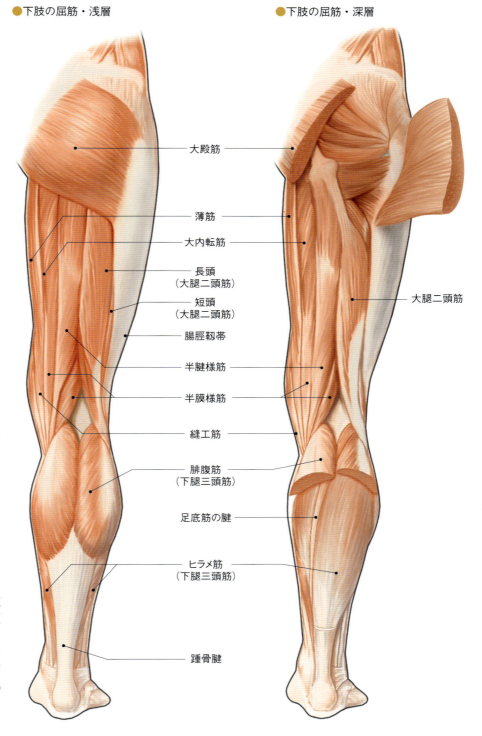

● 下肢の屈筋・浅層　　● 下肢の屈筋・深層

大殿筋／薄筋／大内転筋／長頭（大腿二頭筋）／短頭（大腿二頭筋）／腸脛靱帯／半腱様筋／半膜様筋／縫工筋／腓腹筋（下腿三頭筋）／足底筋の腱／ヒラメ筋（下腿三頭筋）／踵骨腱／大腿二頭筋

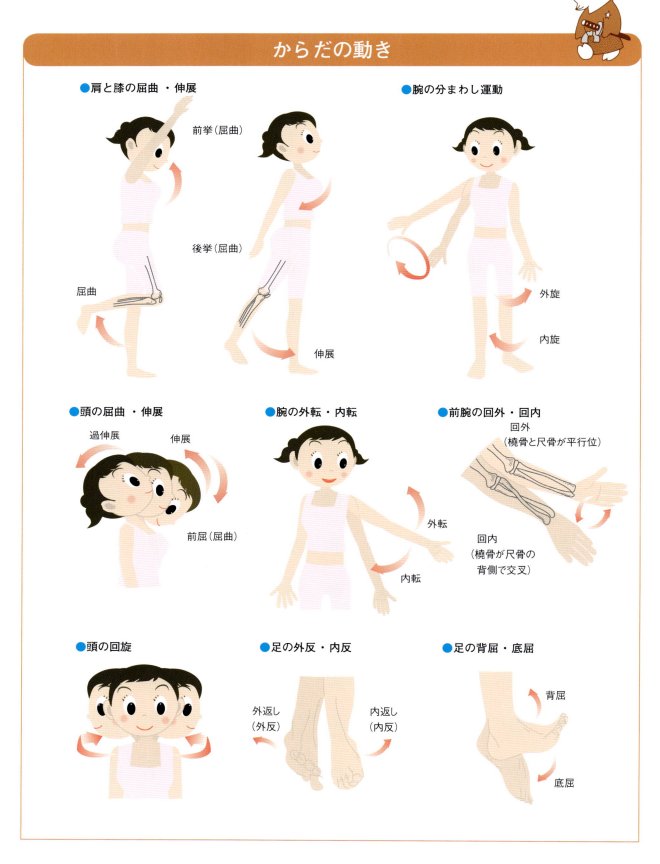

コラム❶ カンガルーのアキレス腱

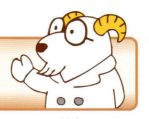

骨格筋の収縮は腱によって骨に伝えられる。筋原線維の短縮によって生じた筋の収縮は、筋細胞膜から筋膜そして腱に伝えられ、これが骨を動かすことで運動を起こす。このように、筋膜や腱は運動に際して大きな役割を担っている。

腱はコラーゲン線維の束を豊富に含む強靱な結合組織であり、線維芽細胞由来の腱細胞を細胞成分として持つ。細胞間質はコラーゲン線維と豊富な水分を含んだ親水性の基質からなり、腱はこれによって強靱性と弾力性を備えたバネとして働く。すなわち、腱は単なるコラーゲン線維のヒモではなく、基質のタンパクや水分によって弾力性を与えられた理想的なサスペンションなのである。

腱の中で、最も有名なものはアキレス腱であろう。ギリシャ神話の英雄アキレスの母（女神テティス）は、息子を不死身にしようと、かかとをつかんで黄泉の川ステュクスに浸した。ところが、つかんでいたかかとは水に浸されなかったため、唯一の致命的な弱点として残った。後のトロイ戦争で、敵の王子パリスにかかとを射抜かれたアキレスは最後をとげる。

このアキレス腱がおそろしく発達した動物がカンガルーである。カンガルーは大きな後ろ足でホッピングしながら移動するが、そのスピードは時速70kmに達するという。カンガルーがホッピングだけでこれだけのスピードを出せる秘密はアキレス腱にある。

もちろんホップする際には下腿三頭筋の収縮が必要であるが、そのたびに筋を収縮していてはすぐに疲れてしまい、長い距離を移動することはできない。カンガルーは、接地の際の衝撃エネルギーをアキレス腱に吸収し、その弾力性を利用して次のホップを起こしているのである。計算によれば、カンガルーはホッピングのエネルギーの70%を次のホップに利用していると言われている。

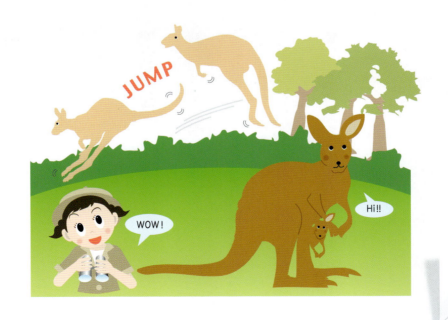

3 からだを維持する仕組み

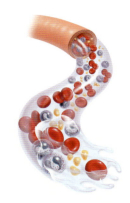

1 循環器
① 心臓の構造
② 心臓が動く仕組み
③ 心臓のポンプ機能
④ 冠状動脈・静脈
⑤ 動脈と静脈
⑥ 血液の成分と働き
⑦ 血液の生成
⑧ 血液の流れ
⑨ 腹部の動脈
⑩ 腹部の静脈
⑪ 胎児の血液循環

2 呼吸器
① 気道と肺の仕組み
② 呼吸の仕組み
③ 咽頭
④ 喉頭と声の仕組み

3 消化器
① 口・歯・唾液腺
② 胃
③ 十二指腸・胆嚢・膵臓
④ 肝臓
⑤ 小腸
⑥ 大腸
⑦ 直腸と肛門

4 泌尿器
① 腎臓
① 尿ができる仕組み
① 膀胱

コラム 2
ロースはどこの部位?

1 循環器—①
心臓の構造

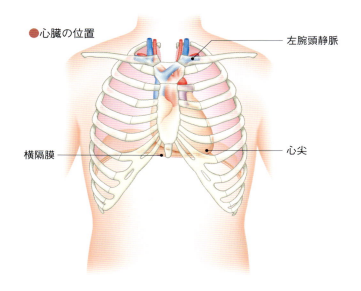

●心臓の位置

心臓の位置

心臓は胸腔の中央やや左寄りにあり、左右の肺に挟まれた領域（縦隔）の下部で横隔膜上面に接して位置する。心臓の先端（心尖）は左前下方にあり、左第5肋間鎖骨中線付近で前胸壁に接するため、やせ型の人ではここで心尖拍動を触れる。一方、心臓の上部後面を心底と言い、左心房後面に相当するが、臨床では第3肋間より上の部を心基部と呼び、大血管が心臓に出入する領域を意味する。

心臓の後方、特に左心房の後面に接して食道が走る。このため、食道造影と胸部X線撮影を同時に行い、食道の偏位から心臓の形状変化を確かめることがある。

心臓の形

心臓は握りこぶしほどの筋性中空器官で、重さ200〜300gの蓮のつぼみに似た形を示す。心臓の内部は、中隔や房室弁によって4つの部屋（右心房・右心室・左心房・左心室）に区分される。

■ 右心房

心臓の右側、胸部X線正面像では心陰影の右下部を占める部分で、前縁に右心耳と呼ばれる膨隆を備える。右心耳は胎生期における本来の右心房であり、内面には櫛状筋による凹凸がある。右心房には上大静脈や下大静脈が開口する他、下大静脈口のすぐそばには冠状静脈洞が開く。

また、右心房に面する心房中隔で下大静脈からの血流が突き当たる部には、卵円窩（胎生期の卵円孔の跡）が認められる。なお、右心房の左下方には右心室に続く右房室口があり、三尖弁を備える。

■ 右心室

心臓の前面に位置するため、胸部X線正面像では心陰影内に隠れる。右上方の右房室口で右心房と、そのすぐ前方の肺動脈口で肺動脈と連絡する。内面には豊富な筋性隆起（肉柱）と乳頭筋が見られ、乳頭筋は先端から伸びるヒモ状の腱索により三尖弁の弁尖と連絡する。

■ 左心房

心臓の後上方に位置し、いわゆる「心底」をなす。左右の肺から2本ずつ肺静脈を受け、前縁には左心耳を備える。内腔は下方で左房室口（僧帽弁）によって左心室と連絡する。なお、僧帽弁はカトリックの司教の帽子に似ることから命名され、前後2枚の弁尖で構成される。

■ 左心室

心臓の左側にあり、胸部X線正面像では心陰影の左下部をなす。上方の左房室口で左心房と、その右前方にある大動脈口で大動脈と連絡を持つ。内面は右心室と同様、肉柱と乳頭筋による凹凸を示す。

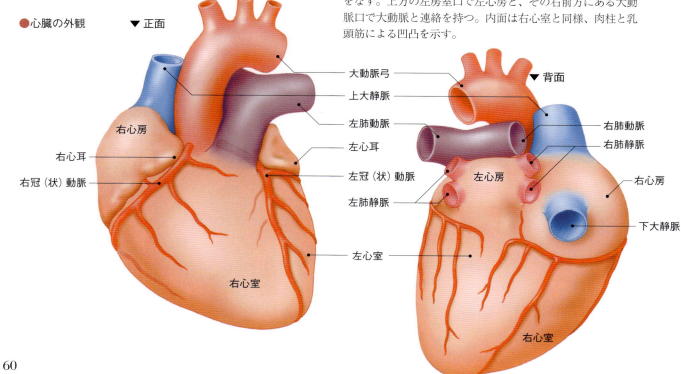

●心臓の外観　▼正面

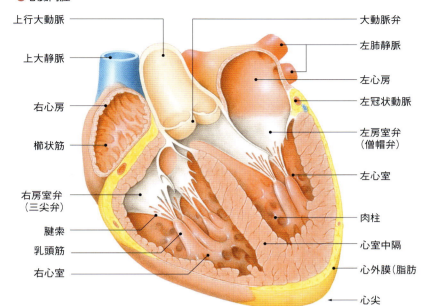

●心臓内腔

心臓の構造

心臓は胎生期の血管が発達して形成された器官であり、その壁も血管壁と同様の3層（心内膜・心筋層・心外膜）から構成される。

心内膜
心腔の内面を覆う膜で、血管の内膜に連続する。組織学的には、単層扁平上皮からなる内皮細胞と少量の結合組織によって構成される。

心筋層
心筋組織からなる心臓壁の主体をなす層で、心室壁特に左心室で厚く発達する。左右の心室壁を比較すると左心室の壁は右心室に比べて3倍の厚みがあり、血液を肺に送る右心室に比べ、全身に拍出する左心室の仕事量が大きいことを示している。

心外膜
心臓壁の最外層をなす膜構造。表面の漿膜と深層の脂肪組織からなり、脂肪組織内を血管（冠状動脈など）や神経が走る。心臓はさらに心膜と呼ばれる膜で包まれ、心臓との間に心膜腔（心嚢）という隙間をつくる。心膜腔の内面は漿膜（漿膜性心膜）で裏打ちされ、心臓に密着する部分が心外膜表面の漿膜に相当する。なお、心膜腔には少量の漿液が含まれ、心収縮の際の摩擦を減じているが、ここに液の貯留や出血が起こると心収縮が阻害される。これを心タンポナーデと言い、急激な出血の場合200mLほどでも心停止に至る。

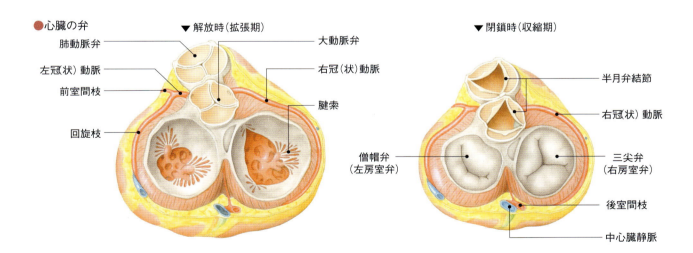

●心臓の弁

心臓の弁

心房と心室とを連絡する房室口や、大動脈あるいは肺動脈の基部には弁が備わっている。これらの弁は心内膜からなるヒダで、心筋線維は含まないが、血流に対応して開閉することで血液の逆流を防いでいる。一般にはその形状や仕組みから、房室弁と動脈弁に区別される。

房室弁
房室口に見られる弁で、左房室弁（僧帽弁）と右房室弁（三尖弁）とがある。弁の先端は心室側にあり、そこからヒモ状の腱索が出て心室壁の乳頭筋と連絡する。心室が収縮し始めると、弁は心室内からの圧力によって心房側に押し上げられ、房室口が閉鎖するが、同時に乳頭筋が収縮して腱索を緊張させ、弁の心房内への反転を防ぐ。

動脈弁
大動脈口および肺動脈口に備わっており、半月弁と呼ばれる3枚の弁尖からなる。半月弁は動脈側が凹んだポケット状を示し、腱索や乳頭筋との連絡はない。心室収縮時には半月弁は抵抗なく押し開かれるため、血液は動脈へと拍出されるが、拡張時には逆流しようとした血液がポケットを押し下げることで弁が閉鎖し、心室への逆流が防がれる。

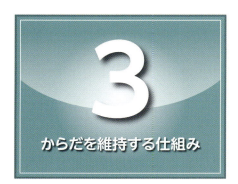

1 循環器—②
心臓が動く仕組み

■ 心筋の収縮機構

心臓、特に血液を拍出する心室の壁は厚く、中でも左心室の壁が最も厚い（右心室の2〜3倍）。心臓壁は心内膜・心筋層・心外膜の3層構造を示すが、その大部分を心筋層が占めており、心拍動が心筋の収縮で起こることを示す。

心筋組織は骨格筋とは形の違う横紋筋組織で、網目状に連なる心筋線維（心筋細胞）からなる。心筋線維同士の連結面は介在版と呼ばれ、筋線維に直交する横走面と平行する側面からなる階段状を示す。横走面は凹凸を示す接合面で、接着野や接着斑などの細胞間結合装置に富み、心筋同士を強く結合する。一方、側面は平滑で、イオンや信号物質の移動が可能なギャップ結合（ネクサス）と呼ばれる結合装置を有する。このため、ギャップ結合は心筋細胞同士の興奮伝達に働くと考えられている。

■ 興奮収縮連関

心筋線維に含まれる筋原線維は、規則的に配列する筋フィラメント（アクチンフィラメントとミオシンフィラメント）からなり、これらのフィラメントがスライドすることで筋線維の収縮が起こる。この収縮を起こすのは、神経や刺激伝導系を介して送られてくる電気刺激である。すなわち、電気刺激が心筋に達すると心筋の細胞膜に脱分極が起こり、細胞膜から続くT小管に沿って伝わる。T小管の両側には筋小胞体の終末槽があり、脱分極刺激により筋小胞体に含まれるCaイオンが放出される。放出されたCaイオンは筋フィラメントのスライド機構に働くことで収縮が起こる。

■ 神経系による調節

心拍動は刺激伝導系の自律的興奮によって起こるが、刺激伝導系自体は自律神経系に支配される。すなわち、心臓には交感神経と副交感神経（迷走神経）がつくる心臓神経叢からのニューロンが分布しており、交感神経は心拍亢進に、副交感神経は心拍抑制に働くことで心収縮を調節している。

この他、心臓には血圧変化を感知して反応する仕組みも備わっている。血圧の感知装置は頸動脈洞などにあり、血圧情報はここから延髄に送られる。延髄には心臓抑制中枢や促進中枢があり、抑制中枢からは副交感神経、促進中枢からは交感神経のニューロンが出て心臓に働く。

● 心臓の刺激伝達系

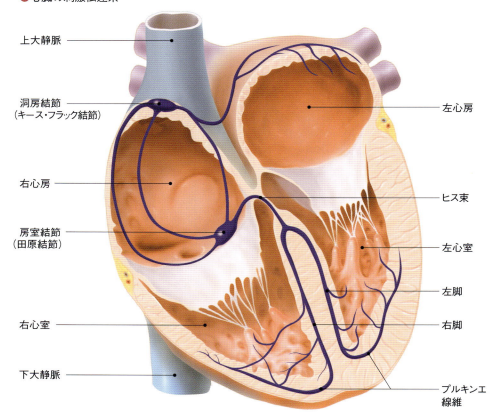

● 筋収縮の仕組み

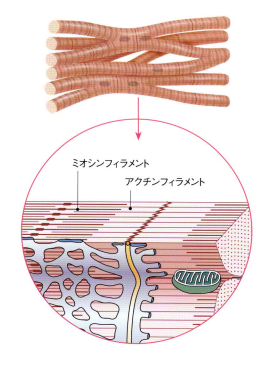

● 心臓の収縮心電図
下図の刺激伝導系のうち、濃緑色および実線部分が興奮

刺激が房室結節から
ヒス束を通過

P　QRS　T

洞房結節が興奮
（心電図には出ない）　心房収縮　心室収縮　心室拡張

刺激伝導系

心臓は、その大半を占める普通心筋の他、特殊心筋と呼ばれる筋を持つ。特殊心筋細胞は、普通心筋に比べて筋収縮に働く筋原線維が少なく、グリコーゲンに富むので組織切片では明るい細胞として観察される。特殊心筋は自律的な興奮・収縮する能力を持ち、その興奮を普通心筋に伝えることで心臓収縮を起こす。特殊心筋は心内膜下を走る連絡系を形成しており、これを刺激伝導系と言う。

刺激伝導系の源とされる部分は、右心房の上大静脈開口部付近にある洞房結節（キース・フラック結節）である。洞房結節は1分間に約70回のリズムで興奮し、心拍動のリズムの源となるため、ペースメーカーとも呼ばれる。

洞房結節からの興奮は左右の心房を伝わり、右心房の心室中隔近くの房室結節（田原結節）に至る。房室結節自体も自律的に興奮する性質があるが、そのリズムは毎分40回ほどなので、普段は洞房結節のリズムに隠れている。

房室結節は心室に広がる刺激伝導系の基部をなし、その興奮は房室束（ヒス束）から心室に送られ、右脚と左脚に分かれた後、プルキンエ線維を伝わって心室全体に広がる。こうして広がった興奮が心筋を収縮させて心拍動を起こす。

心房と心室は、境界部にある結合組織（線維輪）によって電気的に隔てられる。心房筋と心室筋は房室束1カ所だけで連絡しており、興奮はここを通って心室に伝わる仕組みになっている。この仕組みは、余計な興奮が心室の収縮リズムを乱すことを防ぐのに役立っている。

心臓の拍動

心臓の拍動を分析すると、収縮期と拡張期に分けることができる。心収縮は洞房結節付近に始まり、左右の心房に続いて左右心室がほぼ同時に収縮する。これに続く心臓の拡張は、心室が収縮しているうちに心房から始まり、次いで心室が拡張する。1回の心拍動にかかる時間は0.8～1.0秒で、安静時では収縮期に比べて拡張期がやや長い。運動などで心拍数が増えると拡張期は短縮傾向を示し、心拍数120以上になると、収縮期より拡張期の方が短くなる。心臓を栄養する冠状動脈は拡張期に血流が増加するため、拡張期が短いと心筋への血流が減少する。狭心症など（冠状動脈狭窄）で運動が危険とされるのはこの理由による。

心電図（ECG）

心収縮のもとになる心筋の電気的興奮は、電極によって体表から記録可能であり、これを心電図と言う。

通常の場合、心電図は手足につけた電極で記録する双極誘導（I、II、III、aV$_R$、aV$_L$、aV$_F$）と、胸部の電極で記録する胸部誘導（V$_1$～V$_6$）の12誘導が使われる。心電図における主な波形はP波・QRS波・T波の3つで、P波は心房、P-Q部はヒス束（房室束）、QRS波は心室の興奮を表し、T波は心室興奮の回復を表す。したがって、隣りあうRの間隔から心拍数が、QRSの幅から心室興奮の伝わり方が、そしてQT間隔から心室収縮時間が判定できる。また、波形やリズムの変化から、梗塞や心不全・不整脈・電解質（KやCaなど）の異常も診断できる。特に梗塞などの虚血性心疾患ではS-T部に特徴的変化が現れ、どの誘導に出現したかで病巣の部位を推定することも可能である。

● 12誘導
手首、足首、胸部につけた電極端子での電位差などから12誘導を測定する。

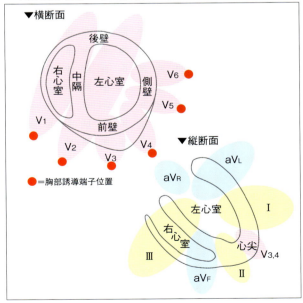

[3] からだを維持する仕組み

1 循環器—③ 心臓のポンプ機能

3 からだを維持する仕組み

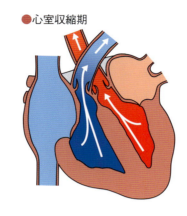
●心室収縮期

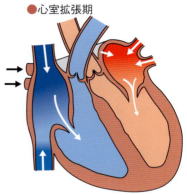
●心室拡張期

■■ 心臓のポンプ機能

心臓は毎分約70回のリズムで収縮と拡張を繰り返している。このリズムを心周期と言い、血液を拍出する収縮期と、血液を心室に満たす拡張期に分けられる。1回の収縮で拍出される血液は約70mL、1分間では約5Lに達する。これは全血液量に相当する量であり、血液は1分で全身を回る計算になる。

■ 収縮期

心室収縮の開始から大(肺)動脈弁が閉鎖するまでを収縮期と言う。心室収縮が始まると心室内圧が上昇して房室弁が閉じ、さらに心室の圧が大動脈圧より高くなると大動脈弁が開く。この間(約0.05秒)に心室の容積は変化せず(等容性収縮期)、続いて大動脈弁が開くと血液が拍出される(駆出期)。なお、主に房室弁の閉鎖音からなる心音をⅠ音と言う。

■ 拡張期

大(肺)動脈弁が閉鎖してから心室収縮が始まるまでを拡張期と言う。最初の0.1秒ほどは動脈弁も房室弁も閉じたままで、心室容積も変化しない(等容性拡張期)。心室内圧が心房内圧より低くなると房室弁が開き、血液は心房から心室へと流入する。この時期を(心室)充満期と言う。

■■ 全身の血液循環

血液循環系は全身に酸素や栄養を送り、二酸化炭素や老廃物を排泄器官に運ぶための輸送路である。このため、物質交換の活発な部位には発達した毛細血管網が見られ、多量の血液が送られる。ちなみに、安静時の血流配分は脳が心拍出量の15%、消化器が25%、腎臓・筋・その他が各20%であり、脳以外では、腎臓や消化器などの「物質交換が活発な臓器」に多量の血液が送られていることが分かる。

■ 体循環と肺循環

血液循環系には、左心室から起こる体循環(左心系)と、右心室から肺を巡る肺循環(右心系)とに大別される。すなわち体循環は左心室に始まる循環経路で、大動脈から動脈を経て毛細血管に入り、静脈から上・下大静脈を通って右心房に還る。一方、肺循環は右心室から起こり、肺動脈を通って肺を灌流した後、肺静脈から左心房へと戻る。

循環血流は心臓の拍出力などで生じる血圧によって維持されている。このため、心臓に近い所では血圧が高く血流も速いが、心臓から遠い所では血圧が低く血流も遅い。このため、大動脈(平均血圧100mmHg)に比べて血流の遅い毛細血管(約15mmHg)は物質交換に都合がよい。

血圧は、毛細血管から静脈に入るとさらに下がり、大静脈ではほぼ0となる。このため、静脈血は心臓からの吸引力などで還流するが、下半身では血圧が低いうえに重力の影響を受けるため、血液のうっ滞を起こしやすい。すなわち、下肢の血液還流には静脈弁や筋運動が重要となる。なお、肺循環の血圧は体循環血圧に比べて低く、肺動脈で平均10〜15mmHgである。このため、肺血流量は血圧の他、呼吸運動によっても変動を示し、特に吸息時には胸腔の陰圧化に引かれる形で増大する。

●全身の血液循環

上半身 / 肺 / 肺循環 / 肺動脈 / 肺静脈 / 上大静脈 / 大動脈とその分岐 / 右心房 / 左心房 / 左心室 / 右心室 / 下大静脈 / 体循環 / 下半身

臨床関連

心不全・心筋症

■ 心不全（うっ血性心不全）

心臓の機能低下により、必要な量の血液を拍出できなくなった状態を心不全と言う。特に肺や末梢組織に血液のうっ滞を生じるものをうっ血性心不全と言い、心不全の中で最も多い。症状が急激に起こる急性心不全と、徐々に機能低下を生じる慢性心不全とがあり、左心系・右心系のいずれに顕著な症状が現れるかで、左心不全と右心不全に大別される。なお、左心不全と右心不全が合併した場合を両心不全と言い、ほとんどは左心不全から二次的に右心不全が生じたものである。

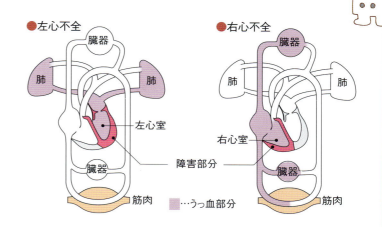

左心不全

左心系の機能不全により、体循環への拍出が低下して生じる病態を言う。心拍出量減少により全身臓器の血流が低下し、左房圧上昇による肺循環血のうっ滞から肺うっ血が起こる。この状態が進むと血液の液性成分が肺胞内に漏出して肺水腫を生じ、ガス交換障害から呼吸困難に陥る。これを心臓喘息と言い、仰臥位で症状が増悪するため、患者は坐位をとるようになる（起坐呼吸）。坐位では重力によって静脈還流が減少し、肺うっ血が軽減して呼吸が楽になるためである。

さらに肺うっ血が続くと肺に小出血が起こり、これを貪食したマクロファージが喀痰中に排出されることがある（心不全細胞）。また、腎血流量の低下が起こるために乏尿を生じることもある。

右心不全

右心系の機能不全によって静脈系にうっ血が起こり、全身に浮腫をきたした病態を言う。左心不全から二次的に生じることが多いが、慢性閉塞性肺疾患などによる肺循環不全も原因となる。右心不全では、右心房への還流が阻害されて体循環の静脈にうっ血が生じ、頸静脈怒張や肝臓うっ血（肝腫大）、著明な浮腫を起こす。浮腫は下半身、特に下肢で強く生じ（心臓性浮腫）、進行すると全身に及んで腹水や胸水が現れる。

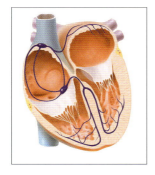
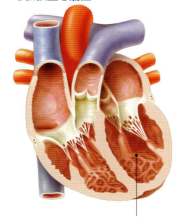
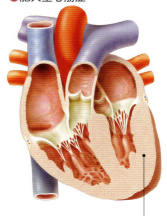

■ 心筋症

心機能障害を伴う心筋疾患を心筋症と言い、拡張型心筋症や肥大型心筋症などに分類される。なお、特定の全身疾患などに続発するものは「特定心筋症」として別に扱われる。

拡張型心筋症

心筋の収縮力が低下し、収縮不全と内腔拡大を生じたもので、左室拡張からうっ血性心不全に至ることが多い。心拡大の他、肝腫大や浮腫を生じ、動悸や呼吸困難を示す。種々の心筋障害の末期症状でもあり、心不全や不整脈から死に至る例が多く、予後は不良である。

肥大型心筋症

変性により心筋細胞に肥大や配列異常を生じたもの。一般に心筋の収縮力は保たれるため、自覚症状が顕著でないことが多いが、左室流出路に狭窄があると心拍出量の低下を示す。また、心室壁肥大により左心室の拡張不全や不整脈を生じることもある。このため、労作時の息切れや失神を起こしやすく、運動時に不整脈から突然死を起こす危険もある。

3 からだを維持する仕組み

1 循環器 — ④
冠状動脈・静脈

■ 冠状動脈・静脈

循環系のポンプとして働く心臓は厚い心筋でできており、これを養うための特別な血管から酸素や栄養を受けている。この血管を冠（状）動脈と言い、心拍出量の5～10％に相当する血流を心臓に供給する。また、冠動脈は大動脈洞（バルサルバ洞）から出る大動脈最初の枝であり、心臓は酸素に富む動脈血を最初に受ける臓器でもある。

冠状動脈は左右1対あり、心臓を王冠のように取り巻くことからその名がある。このうち、左冠動脈は前下行枝（前室間枝）と回旋枝に分かれて左心室や心室中隔前部に分布し、右冠動脈は右心室や心室中隔後部、洞房結節などを栄養する。冠動脈には枝同士の吻合（連絡）がほとんど見られない（終動脈と言う）ため、閉塞するとその枝の分布領域は血流不足による虚血壊死を起こす（心筋梗塞）。

心臓を灌流した後の血液を再び心臓に戻す静脈は、大部分が心臓後面の冠状静脈洞を経由して右心房に入る。「冠状静脈」という個別の名称はなく、大・中・小心（臓）静脈や左心房斜静脈がこれにあたる。なお、一部の細い静脈は冠状静脈洞を通らずに直接右心房に注ぐ。

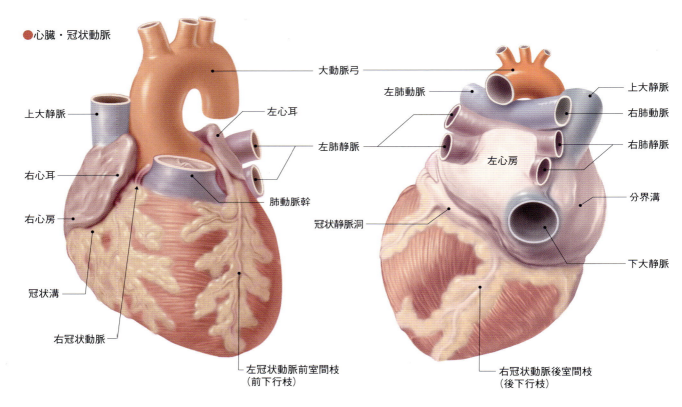

● 心臓・冠状動脈

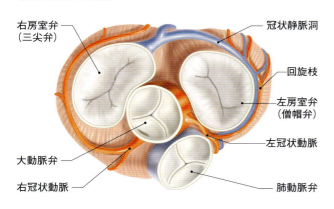

● 冠状血管と心臓弁

■ 冠状血管と弁

冠動脈は大動脈基部にある大動脈弁の直上（大動脈洞）から起こる。このため、冠動脈に注ぐ血液量は、大動脈血が末梢に向かって流れる収縮期に比べ、心臓（大動脈洞）へ逆戻りしようとする拡張期に増加する。また、心臓壁内の冠状動脈も収縮期には心筋により圧迫されるため、その血流は拡張期に増加する傾向を示す。

心臓壁を灌流した静脈血の80％は冠状静脈洞を介して右心房へ注ぐ。冠状静脈洞は心臓後面の冠状溝（左心房と左心房の間）を走る太い静脈で、大心（臓）静脈や中心（臓）静脈などからの血液を受け、右心房の下大静脈口内側に開く。なお、ここには冠状静脈弁と呼ばれる弁構造が見られる。

臨床関連

虚血性心疾患

拍動を繰り返すことで全身に血液を送っている心臓は、大量のエネルギーを消費する器官でもある。このため、心臓には心臓自体に酸素や栄養を送る栄養血管として冠（状）動脈が備わっている。この冠動脈に血行障害（虚血）が生じると、十分な酸素の供給を受けられない心筋は機能障害や壊死に陥る。このような冠動脈障害で生じる病態を虚血性心疾患と言い、狭心症と心筋梗塞に大別される。

■ 狭心症

冠（状）動脈の一過性虚血による心筋への酸素供給不足で生じる病態を言い、胸痛発作を主症状とする。臨床的には、発作が運動時に起こるかどうかで労作性狭心症と安静時狭心症を区別するが、原因分類では①アテローム硬化などで起こる器質性狭心症、②冠動脈の攣縮による攣縮性狭心症、③一過性に生じた冠動脈内血栓による血栓性狭心症などがある。一般に、冠動脈に器質的狭窄がある場合は、心筋の酸素消費増加が発作の誘因となり、労作性狭心症として発症する。これに対し、安静時狭心症は冠動脈のスパスム（攣縮）を原因とする。〔注：安静時狭心症のうち、発作時の心電図でST上昇を示すものを異型狭心症と言う〕

心臓の痛覚は交感神経の求心性線維によって中枢へ送られるが、狭心症発作時にその感覚終末を刺激する発痛物質は特定されていない。ただ、心筋が虚血に陥ると、セロトニン・ヒスタミン・ブラジキニンなどが遊離することが分かっており、これらが痛みに関与すると考えられている。なお、狭心症には胸痛を伴わない例（無症候性心筋虚血）もある。

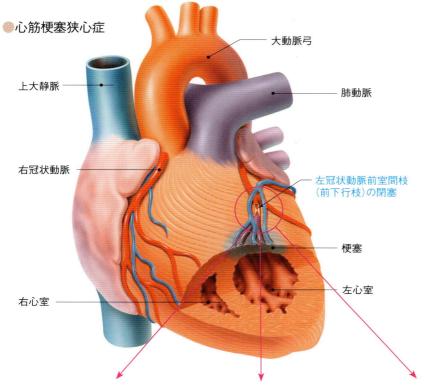

●心筋梗塞狭心症

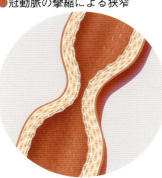
●冠動脈の攣縮による狭窄

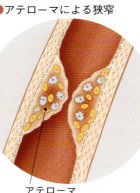
●アテロームによる狭窄
アテローム（粥状硬化巣）

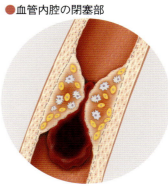
●血管内腔の閉塞部

■ 心筋梗塞

冠（状）動脈の狭窄や閉塞による虚血で、心筋に壊死を生じた病態を言う。原因の多くは動脈硬化性の血栓による閉塞で、梗塞に陥った心筋の機能は著しく障害され、しばしば致死的となる（発症時死亡率：約25％）。左冠動脈前下行枝（前室間枝）の支配領域（左心室前壁〜心室中隔前部）に起こる前壁梗塞が多く、次いで右冠動脈の支配領域（左心室後壁）に起こる後壁梗塞が多い。

心筋梗塞によって壊死に陥った心筋からは、筋に含まれるグルタミン酸オキザロ酢酸トランスアミナーゼ（GOT；AST）、乳酸脱水素酵素（LDH）、クレアチンキナーゼ（CK）などが遊離するため、これら各酵素の血中濃度が上昇する。なお、心筋梗塞の心電図では、対応する誘導においてST上昇、異常Q波、冠性T波などの特徴的所見が見られる。

［3］からだを維持する仕組み　67

1 循環器—⑤
動脈と静脈

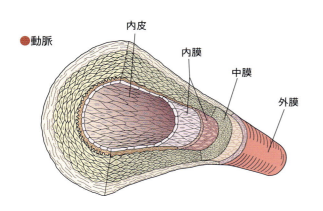
●動脈

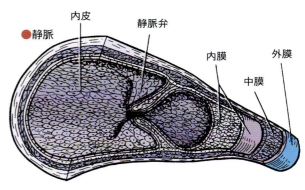
●静脈

■ 動脈の構造

　心臓から末梢に向かう血管を動脈と言い、大動脈から枝分かれして細い動脈となる。動脈の壁は、内皮細胞と少量の結合組織からなる内膜、平滑筋や弾性線維を含む中膜、そして疎性結合組織である外膜から構成され、太い動脈ではこれを栄養する血管（脈管の血管）が見られる。

　動脈のうち大動脈は弾性動脈と呼ばれ、中膜に豊富な弾性線維を含む。このため大動脈は強い弾力性を示し、心臓からの断続的な血液拍出は持続的な血流となって末梢へ送られる。心臓ではほとんど0になる拡張期血圧が、動脈では一定レベルに維持されるのもこの弾力性のためである。

　これに対し、細い動脈の中膜には平滑筋が発達しており、筋性動脈と呼ばれる。このタイプの動脈は、平滑筋によって末梢血流の調節に働くため、分配動脈とも呼ばれる。

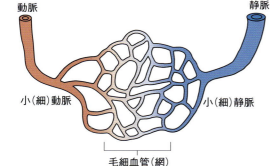
●毛細血管

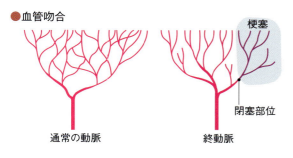
●血管吻合

■ 静脈の構造

　静脈も動脈と同様の3層構造を示すが、その壁は薄く、特に内膜や中膜が薄いため弾力性に乏しい。このため、静脈は血液を送る力が弱く、心臓へ還流するには胸腔や心臓の陰圧（吸引力）、静脈周囲の筋収縮（筋ポンプ）などによる補助が必要となる。四肢の静脈では弁が逆流防止に働いており、特に下肢では重力よる逆流を防いでいる。

　ただ、静脈弁を持つのは四足動物で心臓より低位にある静脈に限られ、心臓より高位の肛門部などでは見られない。直立によりヒトの肛門は心臓より低くなったが、もともと静脈弁がないため、肛門部の静脈はうっ血しやすい状況となった。ヒトで痔を生じやすいのはこのためである。

■ 毛細血管

　小動脈と小静脈を結ぶ径5～10μmの細血管である。網状に連絡するため全体の容量は多く、血流も遅いので物質交換に都合がよい。壁は1層の内皮細胞とそれを囲む基底膜からなり、特に物質交換の活発な領域（腎臓など）では内皮細胞に多数の小孔を持ち（有窓性毛細血管）、物質が通りやすい構造を示す。なお、肝臓などでは大きく拡張した毛細血管があり、類洞あるいは洞様毛細血管と呼ばれる。

■ 血管吻合

　血管どうしの連絡を血管吻合という。特に動脈と動脈の吻合では、片方の動脈が詰まっても他方から血液が送られるため、分布領域への血流を維持することができる。このように、本来の循環路とは別の連絡路を側副路と言う。

　また、部位によっては、毛細血管を通らずに動脈から静脈に直接連絡する経路があり、動静脈吻合と呼ばれる。動静脈吻合は指先や腸絨毛などに見られ、必要に応じて毛細血管とう回路の血流を切り替える役割を果す。

　一方、臓器によっては、分布する小動脈同士の吻合がほとんど見られないものがある。これを終動脈と言い、血管に閉塞が起こるとその分布領域には血液が送られないため、虚血壊死（梗塞）におちいる。終動脈は、心臓・肺・脳・腎臓などに特徴的に見られる血管分布である。

臨床関連

動脈瘤・血栓症・血圧について

■ 動脈瘤
　動脈壁の異常により、動脈内腔が部分的あるいは全周的に拡張してこぶ状となったものを動脈瘤と言う。病理学的には、動脈瘤の壁に３層構造（内膜・中膜・外膜）が見られるかどうかで、次のように分類される。

真性動脈瘤
　動脈壁が局所的に弱くなって拡張したもので、動脈壁の３層構造は保たれる。その形状から、紡錘状動脈瘤、嚢状動脈瘤、漿果性動脈瘤などに分類される。原因としては動脈硬化や感染、梅毒性のものなどがある。

解離性動脈瘤
　内膜に生じた亀裂から血液が中膜に流入して生じたもの。血液は中膜を割くように広がり、時に内膜を破って内腔と再連絡する。高血圧や動脈硬化を原因として大動脈に起こることが多いが（大動脈解離）、椎骨動脈や脳底動脈に解離性脳動脈瘤として生じることもある。

仮性（偽性）動脈瘤
　外傷や感染によって動脈壁が壊され、血管周囲の結合組織を壁とする血腫を生じたものを言う。動脈瘤壁が本来の血管壁ではないことから、真性動脈瘤と区別されるが、動脈瘤の破裂によって生じる例もある。

■ 血栓症
　血液凝固は出血時に血管を修復するシステムであり、血栓も本来は損傷部位をふさぐ役目を持つ。すなわち、血栓形成は生理的な反応であり、ふつうは不要な血栓ができないよう調節されている（凝固・線溶系）。ところが、様々な原因（凝固阻止因子の欠損・線溶機能の低下・血管内皮の異常・血流停滞・血液粘稠性亢進など）で凝固と線溶のバランスが崩れると、血液中に不要な血栓が形成される。これを血栓症と言い、形成される場所により動脈血栓症と静脈血栓症に分類される。

動脈血栓症
　損傷された動脈内に血栓がつくられ、内腔の狭窄や閉塞により分布域に虚血を起こす。冠状動脈における狭心症や心筋梗塞、脳動脈における脳梗塞などがある。

静脈血栓症
　静脈内皮の損傷や血液凝固能亢進、血流停滞などで生じる。静脈血栓はその場に留まることが多く、末梢からの静脈還流が阻害されて浮腫を起こす。下肢の深部静脈で多く見られ、時に血栓の一部が肺に流れ、肺塞栓を生じることがある。エコノミークラス症候群（ロングフライト症候群）と呼ばれるものである。

● 真性動脈瘤

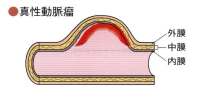

● 紡錘状動脈瘤　　● 嚢状動脈瘤

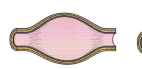 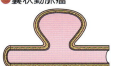

● 解離性動脈瘤

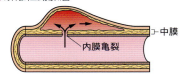

● 仮性（偽性）動脈瘤

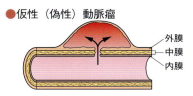

■ 血圧とは？

血圧の定義
　水道管の破裂で水が噴き出すように、動脈が切れると血液が噴出する。これは動脈壁に血液の圧力がかかっているためである。血管内の血液によるこの圧力を血圧と言い、大動脈で最も高く（平均100mgHg）、末梢ほど低くなる（毛細血管で約15mmHg）。静脈に入ると血圧はさらに下がり、心臓に戻る直前の大静脈ではほぼ０となる。日常用いられている「血圧」とは普通、動脈血圧のことである。

収縮期血圧と拡張期血圧
　血圧は心臓の拍動とともに変動する。左心室では収縮期（約120mmHg）に比べて拡張期でほぼ０まで下がるが、大動脈ではその弾力により血圧低下が防止されるため、動脈血圧は拡張期でも約80mmHgに維持される。すなわち、動脈の血圧は120～80mmHgの範囲に保持され、その最高値を収縮期血圧（最高血圧）、最低値を拡張期血圧（最低血圧）と呼ぶ。なお、収縮期血圧と拡張期血圧の差を脈圧と言い、正常では約50mmHgである。

● 血栓の形成

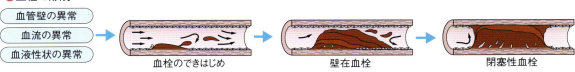

血管壁の異常／血流の異常／血液性状の異常 → 血栓のできはじめ → 壁在血栓 → 閉塞性血栓

3 からだを維持する仕組み

1 循環器—⑥
血液の成分と働き

血液の組成

血液は流動性組織であり、細胞成分である血球と細胞間質にあたる血漿からなる。試験管に入れた血液を遠心すると、血球は沈み（沈渣）、血漿が上澄として分離される。沈渣の大部分（99％以上）は赤血球からなり、白血球と血小板はその上面に白色の薄層（バフィーコート）を形成する。血液における赤血球の割合をヘマトクリット値と言い、普通40〜45％である。なお、血漿は血液の55％を占め、電解質やタンパクの他、栄養・代謝物・ホルモンなどを含む。

血球を含む血液は水よりも重く（比重≒1.06）、粘稠性（ねばり気）も水に比べて5倍ほど強い。性質は弱アルカリ性（pH7.35〜7.45）で、NaClを含むためにわずかに塩味を示す。

取り出されて放置された血液は、透明の液体と暗赤色の凝固物に分離される。この凝固物は血漿中のフィブリノーゲンがフィブリンとなって、析出、血球にからみついてできたもので、血餅と呼ばれる。透明の液体は血清と呼ばれ、血漿と同様に電解質や各種タンパク質などを含むが、フィブリノーゲン（フィブリン）などの凝固に働く物質は（すでに消費されているので）含まれない。

● 血液
血液は液状の細胞間質と細胞（血球）で構成されるれっきとした組織である。

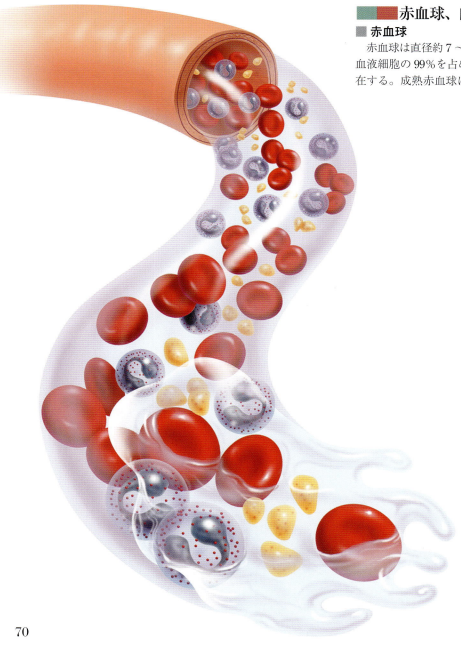

赤血球、白血球、血小板の構造と働き

■ 赤血球

赤血球は直径約7〜8μmの円板形をなす無核の血球で、血液細胞の99％を占め、1mm³の血液中に450〜500万個存在する。成熟赤血球には核や細胞小器官がなく、細胞質は鉄を含む複合タンパク（ヘモグロビン）で満たされる。ヘモグロビンは酸素と結合し、全身組織や肺に運んでガス交換（呼吸）に働く。赤血球の寿命は約120日で、老化赤血球は脾臓で破壊され、鉄は新たな赤血球生成の材料として再利用される。

■ 白血球

白血球は直径10〜20μmの血球で、生体内では様々な形状を示すが、固定標本では類円形の有核細胞として認められる。正常では末梢血1mm³中に7,000個ほど含まれており、10,000/mm³以上を白血球増多症、4,000/mm³以下を白血球減少症と言う。白血球は、顆粒の有無から顆粒球（好中球・好酸球・好塩基球）と無顆粒球（単球・リンパ球）に大別される。

■ 血小板

巨核球の細胞質がちぎれてできる径2〜3μmの無核の細胞片で、末梢血中に20〜40万/mm³含まれ、10日ほどの寿命を持つ。顆粒にはセロトニン・カルシウム・ADPなどが含まれ、血管の損傷部に凝集した血小板から放出される。ADPは血小板凝集を促進して血栓形成に働き、セロトニンやヒスタミンは血管を収縮させ、止血に働く。

白血球

好中球

杆状～多分葉核を持つ直径約10μmの球形細胞で、色素に染まりにくい小型顆粒を含む。白血球中最多で（約60%）、感染があると血流に乗って局所に至り、組織中へ出て細菌を貪食する。貪食した細菌は顆粒内のリゾチームなどにより消化される。好中球の寿命は約1週間とされるが大部分は骨髄にあり、末梢血における寿命は数時間である。

●好中球

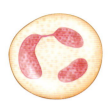

好酸球

好中球よりやや大きく（径10～12μm）、白血球の3%を占める。多くは2分葉核で、細胞質には酸性色素に染まる大型顆粒（径約0.7μm）を含む。顆粒には酸性フォスファターゼやペルオキシダーゼなどの酵素が含まれ、ライソゾームに相当するとされる。粘膜に多く分布し、寄生虫の感染防御に働く他、喘息などのアレルギー疾患で増多する。

●好酸球

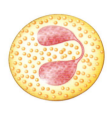

好塩基球

好中球とほぼ同じ大きさで、U字～S字形の核を持つ。細胞質には塩基好性に染まる大型顆粒（径約0.6μm）が含まれる。その比率は1%と白血球中で最も少ないが、顆粒にはヘパリンやヒスタミンが含まれ、肥満細胞とともに即時型（I型）アレルギーに係わる。末梢血中には4日ほど留まると言う。↗

●好塩基球

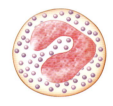

●単球マクロファージ

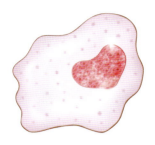

単球

径10～15μmと白血球中最大で、腎臓形～馬蹄形の核を持つ。無顆粒球とは言うが、灰青色の細胞質には微細なアズール顆粒を含む。単球は組織中に出てマクロファージとなる細胞で、細菌・ウイルス感染細胞・腫瘍細胞などを貪食し、その情報をリンパ球に伝える抗原提示細胞としても働く。

リンパ球

多くは径5～8μmの小リンパ球であるが、時に径10μmほどの大リンパ球も見られる。小リンパ球の細胞質はごく少量だが豊富なリボソームを含むため、ギムザ染色で塩基好性（青色）に染まる。白血球では好中球に次いで多く（約25%）、幼小児では40～60%を占める。

●リンパ球

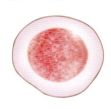

リンパ球は免疫系の中心をなす細胞で、Bリンパ球とTリンパ球に区分される。BリンパT球は末梢血リンパ球の1/4を占め、抗原に触れると形質細胞に分化して抗体を産生する。残り3/4はTリンパ球で、抗原を直接攻撃する細胞性免疫（キラーT細胞）の他、Bリンパ球による抗体産生の促進（ヘルパーT細胞）や抑制（サプレッサーT細胞）に働く。寿命は、Bリンパ球が数カ月、Tリンパ球は数年に達すると言う。

止血の仕組み

一次止血

血管が損傷されると血小板がヒモ状の突起を出して集まり、血中のフォン・ヴィルブラント因子によって血管壁の膠原線維に粘着する。集まった血小板はフィブリノーゲンと結合して血栓をつくる。このような血栓を一次血栓（血小板血栓）と言い、この血栓による止血を一次止血と言う。

二次止血

一次止血に続き、フィブリンと血球から強い血栓がつくられる過程を二次止血（血液凝固）と言う。二次止血は多数の凝固因子が係わる複雑な反応であるが、一言で言えば「水溶性のフィブリノーゲン（第I因子）が不溶性のフィブリンになる現象」であり、フィブリンに血球がからまることで血栓（血餅）ができる。凝固因子の多くは肝臓で生成されるので、肝機能障害で出血傾向を生じることがある。

線溶

止血の役目を終えた血餅は数日かけて溶かされる。この過程はフィブリン（線維素）の溶解を主体とするため「線溶」と呼ばれる。線溶は血管内に生じた血栓を除去するための生理的反応で、プラスミンと呼ばれるタンパク分解酵

●止血

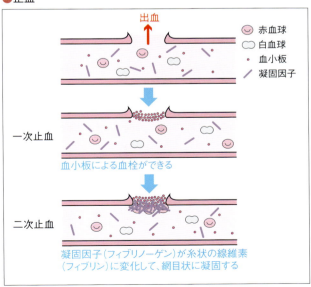

素によって起こる。プラスミンは血液中で活性化されるが、多すぎると再出血を起こすため、微妙に調節されている。

3 からだを維持する仕組み

1 循環器— ⑦
血液の生成

■ 血液の生成

　末梢血液中の血球（赤血球・白血球・血小板）の寿命は短く、数日から数カ月で新しい細胞と入れ替わる。このように新たな血球が生成される過程を造血あるいは血球生成と言い、造血が行われる部位（器官）を造血組織（器官）と言う。ヒトにおける造血は、胎生期には卵黄嚢、肝臓、脾臓などで行われるが、胎生期後半〜生後は骨髄造血が主体となる。

　血液細胞は、骨髄において共通の造血幹細胞から分化・成熟したのち循環血液中へと送り出される。ただ、リンパ球の一部は未成熟のまま骨髄を離れ、胸腺や脾臓などのリンパ組織に入って分化・成熟する。このため、骨髄造血とは別に扱われることも多い。

■ 骨髄の様子

　血球生成（造血）にあずかる器官を造血器と言う。胎児期における血球生成は卵黄嚢や肝臓および脾臓で行われるが、骨が形成されると次第にその場所を骨髄に移し、生後はもっぱら骨髄において造血が行われるようになる。

　骨髄は海綿骨の隙間やこれに続く髄腔を満たしており、成人では2.5kgほどある。このうち、実際に血球生成を営む部分は造血骨髄（赤色骨髄）と呼ばれ、全体の半分（約1.2kg）ほどである。残りの半分は脂肪組織となった脂肪骨髄（黄色骨髄）であるが、必要に応じて赤色骨髄に置きかわり、活発な造血を営む。このような場合、造血は正常の6倍ほどにまで亢進すると言う。

　骨髄の中は細かい網目構造を示し、その隙間に造血細胞（将来の血球）が密集している。骨髄には様々な成熟段階にある造血細胞が混じっているが、その母細胞である造血幹細胞（多能性幹細胞）も数万個に1個の割合で含まれる。

　骨髄組織を取り出して顕微鏡で調べると、約半数（40〜50％）は顆粒球系（骨髄球系）細胞によって占められ、次いで赤血球系細胞（15〜25％）、リンパ球系細胞（約20％）、単球系細胞（5％以下）の順に見られる。

　造血細胞は成熟段階では骨髄毛細血管（類洞）の外にあり、成熟した後に血管内に入って循環血液中に加わる。類洞は骨の栄養血管から続く太さ60μmほどの毛細血管で、互いに吻合して静脈となった後再び栄養孔を通って骨髄から離れる。

● 骨髄

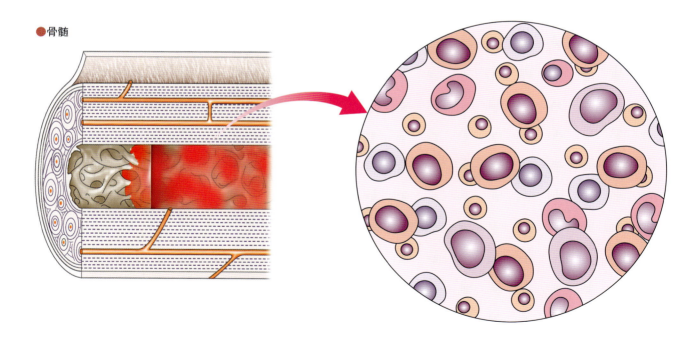

●血液成分の分化

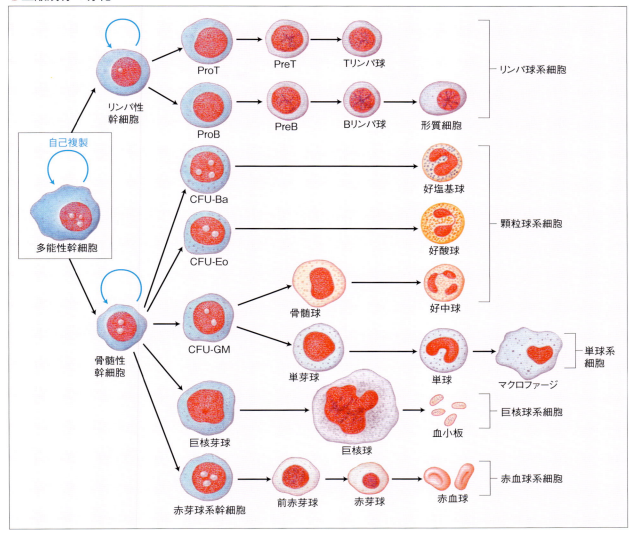

血球の成熟過程

　血球はすべて造血幹細胞が分化・成熟してできる。造血幹細胞からは赤血球系・顆粒球系・巨核球系などの幹細胞が生成され、各系ごとに分化・増殖して成熟血球となる。

赤血球生成

　赤血球は幹細胞→前赤芽球→塩基好性赤芽球→多染性赤芽球→正染性赤芽球へと成熟し、脱核して網状赤血球となった後、成熟赤血球となる。網状赤血球という名称は、網目状に見えるリボソームに由来する。

顆粒球生成

　顆粒球は、細胞→骨髄芽球→前骨髄球→骨髄球→後骨髄球の順に分化・成熟した後、分葉核を持つ顆粒球となる。顆粒球の特殊顆粒（中好性・酸好性・塩基好性）が出現するのは骨髄球の段階である。

血小板生成

　血小板をつくる巨核球は幹細胞→巨核芽球→前巨核球の順に成熟し、径100μmにも及ぶ成熟巨核球の細胞質がちぎれることで血小板が生成される。

臨床関連

白血病

　何らかの原因で血液の幹細胞にDNA変異が生じ、その系列の異常白血球（白血病細胞）が腫瘍性に増殖する病態を白血病と言う。正常な血液細胞の生成は抑制されるため、血液中には多数の白血病細胞が出現し、骨髄をはじめとする全身臓器に浸潤増殖をきたす。正常血球は造血の場を失うため、貧血・出血傾向・易感染性などが現れる他、白血病細胞増殖にエネルギーを消費するため易疲労性などの症状も現れる。

　白血病は、リンパ球系細胞の腫瘍化によるリンパ性白血病と、それ以外の細胞（主に顆粒球系）の腫瘍化による骨髄性白血病に大別される。また、血液像からは、幼若な芽球タイプの白血病細胞からなる急性白血病と、成熟型細胞を主とする慢性白血病に分類される。つまり、急性白血病と慢性白血病の区別は、経過よりもむしろ白血病細胞の成熟度によると言える。

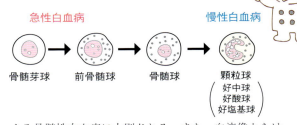

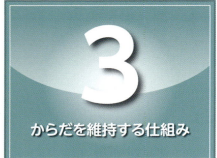

3 からだを維持する仕組み

1 循環器―⑧
血液の流れ

全身に血液を循環させるシステムを心血管系と言い、名前のとおり、心臓と血管からなる。このうち、全身に栄養や酸素を送る経路を体循環と言い、左心室から起こる大動脈に始まり、右心房に還る上・下大静脈に終わる。体循環の血流は心臓から出たのち、大動脈に入り、ここから分かれる枝により各部に送られる。すなわち、大動脈弓からの枝は頭頚部や上肢、下行大動脈の枝は胸腹部に分布し、総腸骨動脈からの血流が骨盤部や下肢へと血流を送る。

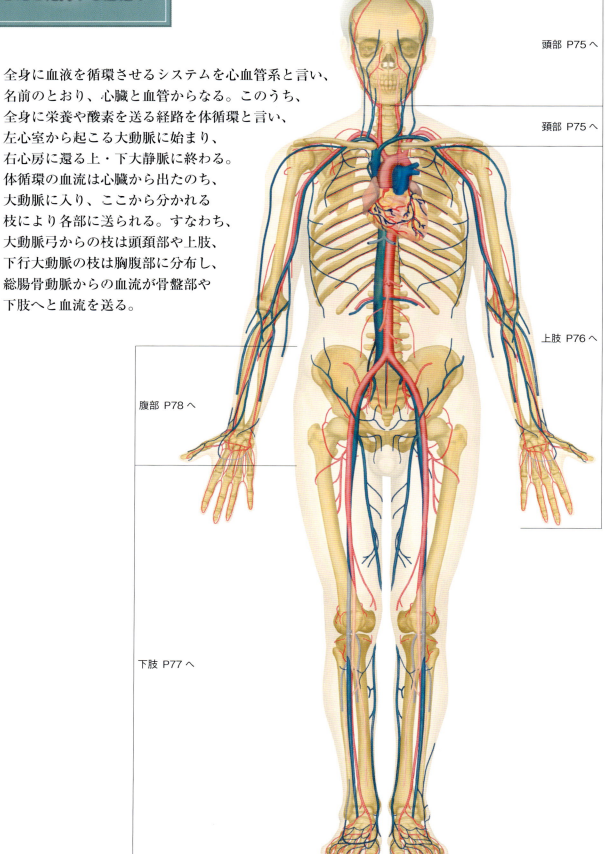

頭部 P75 へ

頚部 P75 へ

上肢 P76 へ

腹部 P78 へ

下肢 P77 へ

●頭部の血液循環

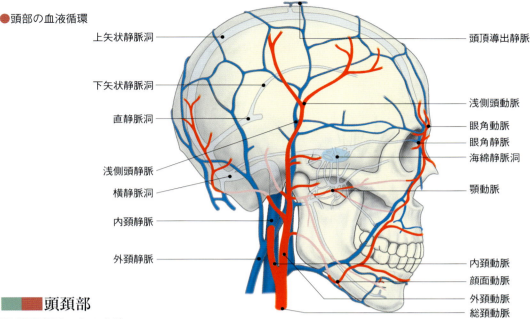

頭頸部

■総頸動脈からの血流

頭頸部の動脈の代表は総頸動脈である。総頸動脈は大動脈弓（右は腕頭動脈）から分枝し、甲状軟骨（のど仏）上縁の高さで、頭頸部表面に血流を送る外頸動脈と頭蓋内（脳）に分布する内頸動脈とに分かれる。総頸動脈は頸部で最も太いが、大半を胸鎖乳突筋で被われているため、脈拍は下顎角のすぐ下で触れるにすぎない。総頸動脈の脈拍を触れるこの領域は、胸鎖乳突筋・肩甲舌骨筋・顎二腹筋によって囲まれているため、頸動脈三角と呼ばれる。

● 外頸動脈

頭頸部表面には外頸動脈が分布する。外頸動脈は頸部で上甲状腺動脈や上行咽頭動脈を分枝した後、頭部で舌動脈・顔面動脈・後頭動脈・後耳介動脈・顎動脈を出し、最後はコメカミを上行して浅側頭動脈に終わる。その後、こ

れらの血流は頭部表面の静脈から内頸静脈に集められ、腕頭静脈・上大静脈を経て右心房へと還流する。

● 内頸動脈

内頸動脈は主として脳に血液を供給する。このため、内頸動脈は頸部では分枝せず、頸動脈管を通って頭蓋腔内に入ってから枝を出す。代表的な枝は前大脳動脈や中大脳動脈で、主に大脳半球（前頭葉・頭頂葉・側頭葉）やその深部（間脳・大脳基底核・内包など）に分布するが、眼球を栄養する眼動脈も内頸動脈の枝である。

脳からの静脈血は硬膜の静脈洞に集められる。硬膜静脈洞は、場所によって上矢状静脈洞・下矢状静脈洞・海綿静脈洞・S状静脈洞などの名称を持つが、最後は大部分が内頸静脈から腕頭静脈そして上大静脈を経て右心房に注ぐ。なお、海綿静脈洞は眼窩で顔面の静脈と連絡を持つため、顔面の炎症などが脳に波及することもある。

■椎骨動脈からの血流

内頸動脈に加え、頭蓋腔内（すなわち脳）には鎖骨下動脈の枝である椎骨動脈も血液供給している。椎骨動脈は鎖骨下動脈の最初の枝で、第6頸椎～第1頸椎（環椎）の横突孔を通って上行した後、大後頭孔から頭蓋腔内に入る。頭蓋腔内に入った椎骨動脈は左右が合して脳底動脈となり、ここから脳の後下部に分布する枝を出す。すなわち、椎骨動脈は、内頸動脈の血流が届きにくい脳幹（中脳・橋・延髄）や小脳および後頭葉などに血流を送っている。

なお、脳底動脈と左右の内頸動脈は大脳の下面で輪状の吻合を形成しており、ウィリスの大脳動脈輪と呼ばれる。ウィリス動脈輪には時に形成が不完全（狭窄や閉塞）な例があり、多くは近くに異常な血管網を伴う。これをモヤモヤ病と言い、脳虚血発作や片麻痺を起こすことがある。

また、椎骨動脈と内頸動脈がウィリス動脈輪で連絡していることにより、鎖骨下動脈の血流が脳に影響を及ぼすことがある。例えば、左鎖骨下動脈が椎骨動脈分枝部より近位（大動脈側）で狭窄ないし閉鎖すると、脳底動脈からの脳血流は右側の椎骨動脈から送られる。この状態で左の上肢を動かすと、上肢への血流増加が生じ、右椎骨動脈の血流は左椎骨動脈を逆流する形で左上肢へと流れ込むことになる。この結果、椎骨動脈から供給される脳への血流が不足し、脳底動脈領域に虚血症状（めまい・失神など）を生じる。これを鎖骨下動脈盗血症候群と言う。

●頸部の動脈

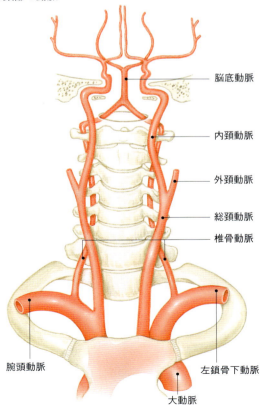

[3] からだを維持する仕組み 75

■■ 上肢

■ 動脈

上肢の動脈は鎖骨下動脈に始まり、腋窩動脈、次いで上腕動脈と名前を変えた後、肘窩で橈骨動脈と尺骨動脈に分かれる。橈骨動脈と尺骨動脈は前腕を下行し、手に至ると、それぞれ深掌および浅掌動脈弓を形成、互いに連絡するとともに指に向かう枝を出す。

● 鎖骨下動脈

大動脈弓（右は腕頭動脈）から分かれた所に始まり、第一肋骨外側縁で腋窩動脈となる。この間、鎖骨下動脈は椎骨動脈の他、内胸動脈（→前胸壁）・甲状頸動脈（→頸部）・肋頸動脈（→頸部・胸部）などの枝を出す。

● 腋窩動脈

第一肋骨外側縁〜大胸筋（大円筋）下縁までを言う。この間、肩〜胸壁に向かう最上胸動脈・胸肩峰動脈・外側胸動脈、腋窩や肩甲骨下部に分布する肩甲下動脈、そして肩付近に分布する前・後上腕回旋動脈を分枝する。

● 上腕動脈

腋窩動脈から続き、上腕二頭筋の内側縁に沿って下行する動脈で、肘窩で橈骨動脈と尺骨動脈に分岐して終わる。上腕深動脈や上・下尺側側副動脈を分枝するが、いずれも肘部において肘関節動脈網の形成にあずかる。

● 橈骨動脈と尺骨動脈

肘窩で上腕動脈から分かれて手に向かい、深掌および浅掌動脈弓を形成する。この間、肘関節動脈網の形成にあずかる橈側・尺側反回動脈を分枝する他、前腕の骨間に向かう前・後骨間動脈などを出す。なお、深掌・浅掌動脈弓からは背側中手動脈（→背側指動脈）や掌側中手動脈（→掌側指動脈）が分かれる。

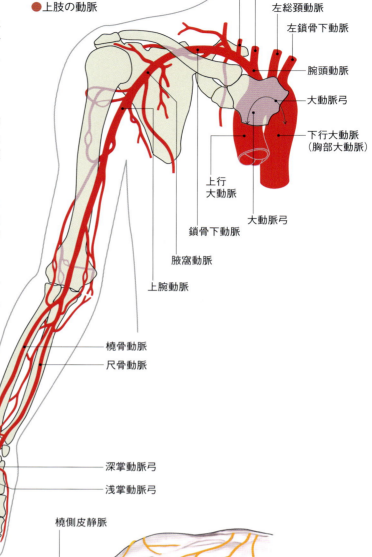

● 上肢の動脈

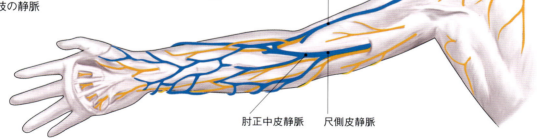

● 上肢の静脈

■ 静脈

上肢を巡った血液を心臓に還す静脈の経路は、皮下を通る浅在性静脈（いわゆる皮静脈）と動脈に沿って走る深在性静脈（伴行静脈）とに大別される。

● 伴行静脈

深部の動脈に沿って走る（流れは逆方向）静脈を伴行静脈と言い、動脈と同名で呼ばれる。一般に、動脈1本を挟むように2本の伴行静脈が見られるが、腋窩静脈より心臓側では1本の静脈となる。

● 皮静脈

末梢の静脈網に始まり、皮下を上行する浅在性静脈を皮静脈と言う。手の静脈網に始まる橈側皮静脈と尺側皮静脈は、前腕正中皮静脈や肘正中皮静脈などとともに肘窩で吻合を形成する。吻合の形は個人差が強く、M字形、N字形、H字形を示すものの他、橈側皮静脈と尺側皮静脈の間に吻合が見られないものもある。この部では、比較的浅い所を正中神経や上腕動脈、その他の皮神経が走るため、静脈注射や採血の際に注意が必要である。

上腕に入ると、橈側皮静脈は上腕二頭筋の外側縁（体表では外側二頭筋溝と呼ばれる）に沿って上行し、三角筋と大胸筋の境（三角筋胸筋溝）を通って鎖骨の下で腋窩静脈に合流する。一方、尺側皮静脈は上腕骨内側上顆の前を通って上腕に入り、上腕二頭筋の内側縁（体表では内側二頭筋溝）に沿って走った後、上腕の下1/3付近で筋膜を貫いて深部の上腕静脈に合流する。上腕静脈は同名動脈を挟んで2本が走るが、大胸筋下縁（腋窩の下端）の高さで1本に合して腋窩静脈となる。

下肢

■ 動脈

下肢に血流を送る動脈は大腿動脈（←外腸骨動脈）に由来する。大腿動脈は鼠径靭帯の高さで外腸骨から続き、膝窩で膝窩動脈となった後、前・後脛骨動脈および腓骨動脈に分かれて下腿を下行する。このうち、前脛骨動脈は主に足背に、後脛骨動脈は足底に分布する。

● 大腿動脈

鼠径靭帯の所で外腸骨動脈から続く動脈で、大内転筋や内側広筋で囲まれた隙間（内転筋管）を下行した後、内転筋腱裂孔（大内転筋の腱膜に見られる孔）を通って膝窩に出た所で膝窩動脈となる。この間、数本の枝を出すが、最大のものは大腿深動脈で、股関節や大腿の筋群を栄養する主要動脈である。

● 膝窩動脈

大腿動脈が内転筋腱裂孔を膝窩に出た所に始まり、前・後脛骨動脈に分かれる所までを言う。その間に膝関節の周辺に枝を送り、膝関節動脈網を形成する。なお、下腿〜足の血行は膝窩動脈に依存しているため、損傷されると下腿や足に重大な阻血を引き起こす。

● 前・後脛骨動脈と腓骨動脈

下腿〜足には膝窩動脈から分かれる前・後脛骨動脈が分布する。前脛骨動脈は下腿骨間膜の上端から下腿前面に出て下行し、足背動脈に続く。一方、後脛骨動脈はヒラメ筋の深側を下行し、内果の後方（足根管）を通って足底に出た後、内・外側足底動脈となって足底動脈弓を形成する。なお、腓骨動脈は後脛骨動脈から分かれ、外果や足底外側部に分布する。

■ 静脈

上肢における静脈と同様、下肢の静脈にも皮静脈（浅在性静脈）と伴行静脈（深在性静脈）がある。このうち、皮静脈としては大伏在静脈と小伏在静脈があり、皮下の静脈血を集める。一方、伴行静脈は同名の動脈に沿って走り、外腸骨静脈から総腸骨静脈を経て下大静脈に注ぐ。

大・小伏在静脈の血流は遅くうっ滞を生じやすいため、静脈弁に一致して下肢静脈瘤が出現することがある。なお、下肢の静脈に血栓が生じ、これが大腿静脈→下大静脈→右心房→右心室→肺へと流れて肺塞栓を起こすことがある。俗にエコノミークラス症候群（ロングフライト症候群）と呼ばれ、長時間の手術後などに生じることも多い。

● 大伏在静脈

足表層部の静脈血を大腿静脈へと還す、最も太い皮静脈である。下腿内側から大腿内側を上行し、伏在裂孔（大腿筋膜の上内側に見られる孔）を通って大腿静脈に入る。下腿では伏在神経（下腿内側〜足背内側に分布する皮神経）とともに走る。なお、大伏在静脈は心臓の冠状動脈バイパス手術に代用血管として用いられるが、使用にあたっては、弁が邪魔にならないよう逆向きにする。

● 小伏在静脈

足表層部の静脈血を膝窩静脈に送る皮静脈。下腿上部ではフクラハギの正中を腓腹神経（下腿後面などに分布する皮神経）とともに上行する。

● 下肢の動脈

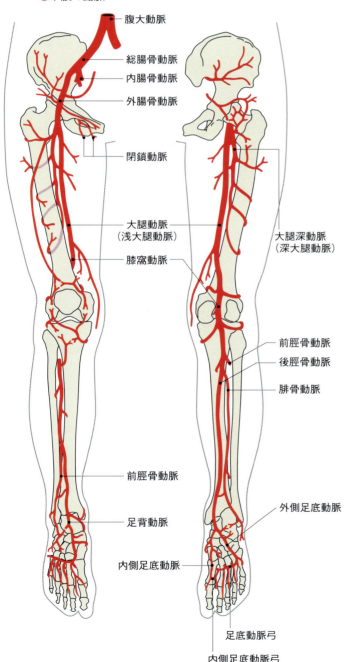

● 下肢の皮静脈

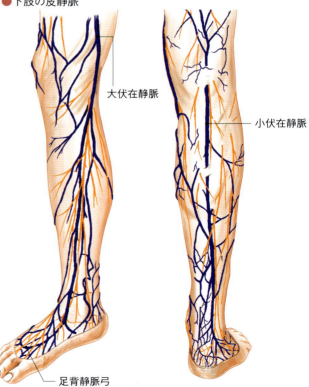

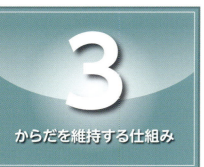

3 からだを維持する仕組み

1 循環器 —⑨
腹部の動脈

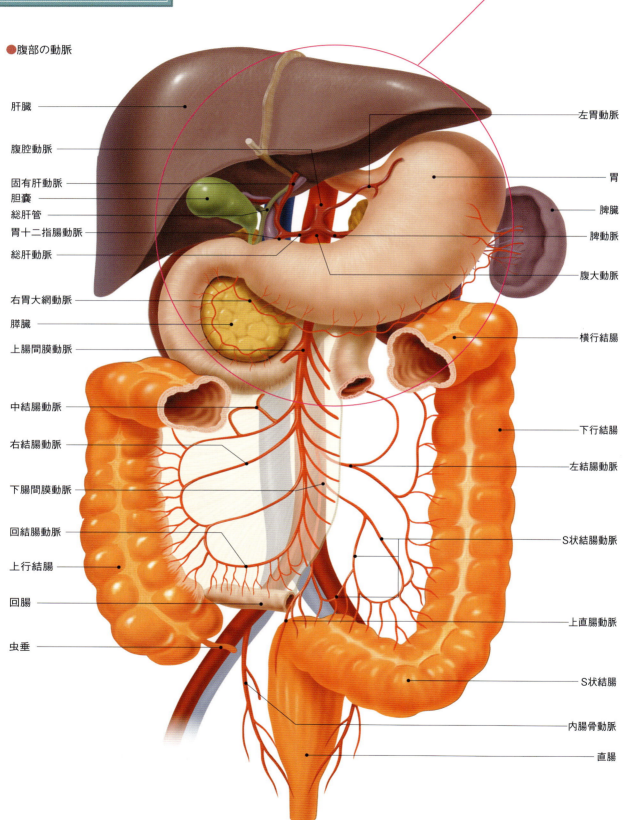

●腹部の動脈

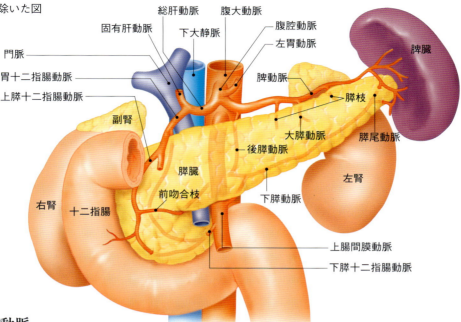
●胃・肝臓をとり除いた図

腹部の動脈

　腹壁や腹部臓器に分布する動脈は、そのほとんどが腹大動脈の枝である。腹大動脈は胸大動脈と合わせて下行大動脈と呼ばれ、心臓から出る大動脈の最後の部分をなす。腹大動脈は長さ15cmほどで、横隔膜の大動脈裂孔を貫いてすぐの所（第12胸椎レベル）から始まり、第4腰椎レベルで左右の総腸骨動脈に分かれて終わる。

　腹大動脈からは、横隔膜や腹壁に分布する壁側枝と腹部内臓を栄養する臓側枝が分かれる。壁側枝には下横隔動脈と腰動脈があり、いずれも左右両側に対をなして見られる。このうち下横隔動脈は腹大動脈の上端近くで分かれ、横隔膜や副腎に分布する。また、腰動脈は第1〜4腰椎の高さで分かれる4対の枝で、主に背部や腹壁に分布する。

　これに対し、腹部臓器に分布する動脈を腹大動脈の臓側枝と言い、腹腔動脈、上腸間膜動脈、下腸間膜動脈、腎動脈および性腺動脈（男性では精巣動脈、女性では卵巣動脈）などがこれに含まれる。このうち、腹部消化器に分布する動脈には腹腔動脈・上腸間膜動脈・下腸間膜動脈の3本があり、それぞれ胎生期の前腸動脈・中腸動脈・後腸動脈が発達したものである。

　なお、同じ臓側枝でも、腹腔動脈などと異なり、腎動脈や性腺動脈は対をなして腹大動脈から分枝する。

● 腹腔動脈

　胃とその周辺臓器（胃〜十二指腸・肝臓・膵臓・脾臓など）に分布する腹大動脈の枝で、第12胸椎レベルで分枝した後すぐに左胃動脈・脾動脈・総肝動脈の3本に分かれる。腹腔動脈は、胎生期の前腸（胚の原始腸管を3つに区分した中で最も口側の部分）に分布する前腸動脈が発達してできる動脈で、前腸から形成される胃〜十二指腸とその周辺臓器を栄養する。

　腹腔動脈から分かれる3本の枝のうち、左胃動脈は胃の小弯に沿って走り、胃の上半部から食道に血流を送る。脾動脈は、名前のとおり脾臓に分布する他、胃の大弯側に枝を出して胃・膵臓・大網（胃から垂れ下がる腹膜構造）などを栄養する。また、総肝動脈は肝臓や胆嚢に分布（固有肝動脈）する他、胃〜十二指腸や膵臓（頭部）にも枝を送る（胃十二指腸動脈）。

● 上腸間膜動脈

　主に小腸の大部分（十二指腸の下半部・空腸・回腸）と大腸の右半部（盲腸・上行結腸・横行結腸の一部）を栄養する腹大動脈の枝を指す。上腸間膜動脈は胎生期の中腸動脈から形成される動脈であり、その分布先も中腸由来の領域（小腸と大腸の右半部）に限られる。普通第1腰椎の高さで腹大動脈から分かれ、腸間膜内で分枝しながら各消化管に分布する。十二指腸や膵臓に分布する上膵十二指腸動脈をはじめ、空腸動脈、回腸動脈、回結腸動脈、右結腸動脈、中結腸動脈などの枝がある。

● 下腸間膜動脈

　第3腰椎レベルで分かれる枝で、大腸の左半分（横行結腸の一部・下行結腸・S状結腸・直腸上部）に分布する。通常、下腸間膜動脈の枝は後腹壁に沿って走り、左結腸動脈、S状結腸動脈および上直腸動脈などに分枝する。胎生期の後腸動脈から形成される動脈で、腹部消化器を栄養する3本のうちで最も細い。

膵臓周辺の動脈

　動脈の分布によって領域を区分すると、膵臓は腹腔動脈が分布する領域と上腸間膜動脈が支配する領域とに大別される。腹腔動脈の分布領域は、さらに脾動脈の枝によって栄養される部分と総肝動脈の枝から血流を受ける部分とに区別される。すなわち、膵臓は、①脾動脈系が分布する領域、②総肝動脈系が分布する領域、③上腸間膜動脈系が分布する領域の3領域に区分することができる。

　膵頭部（十二指腸に接する部分）は、総肝動脈から分枝する胃十二指腸動脈や上膵十二指腸動脈の枝と、下腸間膜動脈に由来する下膵十二指腸動脈の枝から血流を受ける。すなわち、膵頭部の上半部は主に総肝動脈（←腹腔動脈）、下半部は上腸間膜動脈によって栄養されている。これに対し、膵体部と膵尾部は主として脾動脈（←腹腔動脈）の枝によって栄養される領域である。すなわち、膵頭部の下半分（上腸間膜動脈の分布領域）を除き、膵体部・膵尾部を含む膵臓の上半部は腹腔動脈から血流を受けている。

　時として、膵臓後面を中心に後膵動脈や下膵動脈と呼ばれる動脈が発達している例がある。後膵動脈は、膵頭部と膵体部の境界付近を通って膵臓に分布する動脈であり、脾動脈から直接あるいは脾動脈と上腸間膜動脈との吻合枝から枝分かれする例が多い。一方、下膵動脈は膵体部の下縁に沿って膵尾部に向かって走る動脈であり、その多くは後膵動脈の枝として出現する。

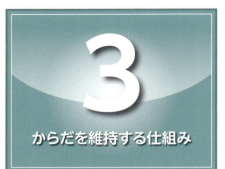

1 循環器 — ⑩
腹部の静脈

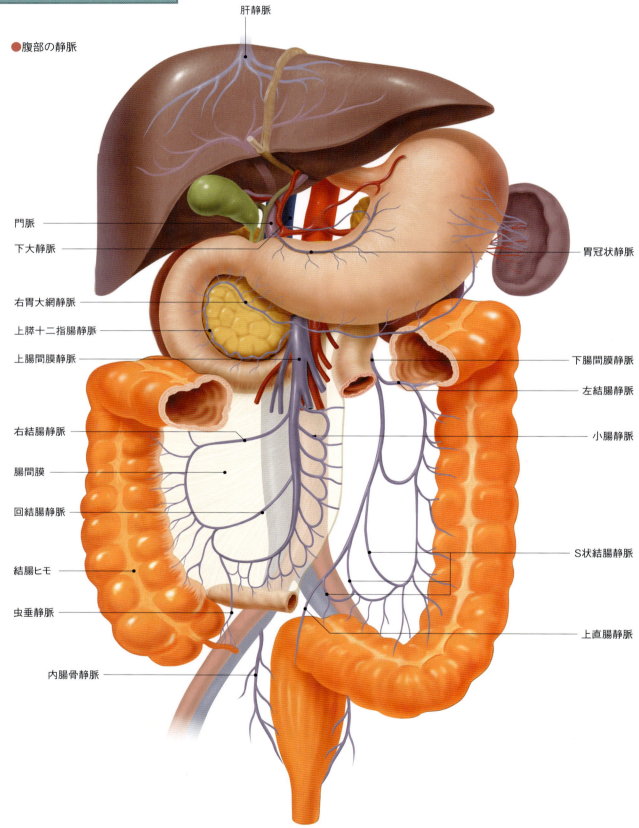

●腹部の静脈

腹部の静脈系

腹部を流れる静脈系には、肝臓を通らずに下大静脈に直接注ぐ経路と、肝臓を通ってから心臓へ送られる経路（門脈系）の2系統がある。下大静脈に直接注ぐのは、腹部では腎臓や腹壁からの静脈であるが、これに加えて骨盤臓器や下肢の静脈血も下大静脈に集められる。一方、大部分の腹部臓器、特に消化器系からの血液は、肝臓に集められ、ここで代謝処理を受けた後、下大静脈を経て心臓に還流する。

肝臓は、消化管で吸収された栄養物を利用可能な形に変化させる場であり、肝臓に血液を送り込むこの経路をまとめて門脈系（肝門脈）と言う。

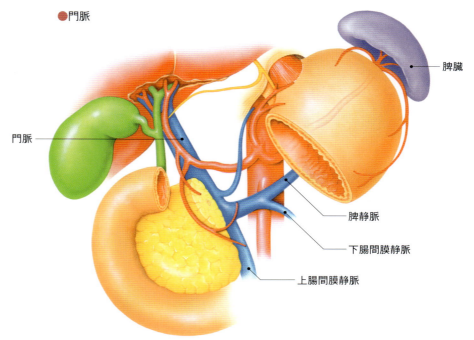

門脈系

腹部内臓からの血液は門脈を介して肝臓に送られる。門脈は脾静脈・上腸間膜静脈・下腸間膜静脈が膵臓の背側で合流してできる静脈を言うが、この他に胃や腹壁の静脈などとも連絡を持っている。

脾臓からの血流

脾臓からの血液は、脾静脈から門脈を通って肝臓に送られる。脾臓で老廃赤血球から取り出された血色素を肝臓に運び、ここで再利用するためである。

このように、脾静脈は脾臓からの血液を肝臓に送る主要な経路であるが、肝硬変などで門脈圧亢進が起こると逆流が起こすため、脾臓がうっ血腫大することも多い。なお、脾静脈は、膵体部上縁を横走して門脈に向かう間に、胃（短胃静脈、胃大網静脈）や膵臓（膵静脈）からも血液を受ける。

上腸間膜静脈からの血流

上腸間膜動脈と同様、上腸間膜静脈は小腸および大腸右半部に分布している。すなわち、上腸間膜静脈は腸間膜内で空腸静脈・回腸静脈・回結腸静脈・右結腸静脈・中結腸静脈などが集まって形成され、さらに膵十二指腸静脈や右胃大網静脈を受けた後、脾静脈と合して門脈を形成する。

腹部消化管から吸収された栄養分は主として上腸間膜静脈に吸収され、門脈から肝臓へと送られる。したがって、飲み薬も多くは小腸から吸収され、上腸間膜静脈によって肝臓に送られて処理される。

下腸間膜静脈からの血流

下腸間膜静脈は、大腸左半部～直腸上部の血液を集めて門脈に注ぐ。この領域は小腸に比べて栄養分などの吸収は少ないが、水分吸収は行われており、特に直腸は粘膜下の静脈叢によりアミノ酸などの吸収は起こる。経口による栄養摂取が不能な時に行われる滋養浣腸は、ここからの吸収を期待してのものである。なお、下腸間膜静脈は直腸上部に発生したがんの血行性転移経路でもあり、多くは門脈経由で肝転移を起こす。

下部食道～胃からの血流

下部食道～胃からの血流は、胃冠状静脈によって門脈へと注ぐ。他の静脈に比べて普段の血流は少ないが、食道静脈叢～上大静脈は後胸壁経由で連絡を持つため、門脈と上大静脈を結ぶバイパス経路としても重要である。肝硬変などがあると、門脈血は食道静脈叢に流れ込んで食道静脈瘤を生じ、時に食道から大出血を起こすこともある。

肝臓に注ぐ静脈系

門脈を介して肝臓に注ぐ血液は、肝臓に流入する血液量の70～80％を占め、その多くは上腸間膜静脈や下腸間膜静脈を介して送られてくる消化管からの血液である。これに加え、門脈には脾臓や膵臓からの血液を運ぶ脾静脈や、胃・食道などからの血液を送る胃冠状静脈なども合流する。

それぞれの静脈が合した後の門脈は、肝動脈や胆路（総胆管～肝管）とともに小網（肝十二指腸間膜）内を通って肝門に至り、ここで左右の枝に分かれて肝臓内へと入る。このため、肝臓手術などの際には必要に応じてこの部を圧迫し、肝臓に入る血流を一時的に遮断することができる（プリングル法と呼ばれる）。なお、肝門部における門脈・肝動脈・胆路を合わせて肝門3つ組と言う。

このように、肝臓には主として静脈血が注いでおり、肝動脈によって送られる動脈血は全体の20％ほどである。しかしながら、消化管における酸素の消費は他の臓器に比べて少なく、したがって門脈中の静脈血は比較的多くの酸素を含んでいる。実際に、肝臓における酸素必要量の半分は門脈血によって供給されていると言う。

門脈系のバイパス経路

門脈系を構成する各静脈において、通常の血流は肝臓に向かうが、肝硬変などで門脈血流が阻害されると静脈に逆流を起こすことがある。逆流は、肝臓を通れなくなった門脈血を他の経路（バイパス）で心臓に還そうとするものであり、次のような経路がある。

①胃冠状静脈→食道静脈叢→奇静脈→上大静脈
②下腸間膜静脈→直腸静脈叢→内腸骨静脈→下大静脈
③臍傍静脈→腹壁・胸壁の静脈→鎖骨下静脈→上大静脈

しかしながら、逆流が過度に及ぶと各静脈の分布領域にうっ血が生じ、下腸間膜静脈系では直腸静脈瘤（痔）、脾静脈系では脾腫、胃冠状静脈系では食道静脈瘤などが起こる。

3 からだを維持する仕組み

1 循環器—⑪ 胎児の血液循環

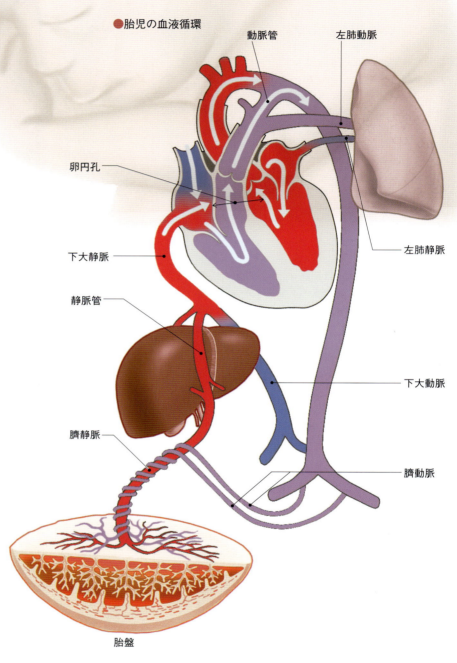

●胎児の血液循環

■ 胎児の血液循環

ヒトは肺で酸素を取り入れ、摂取した栄養を肝臓で代謝することで、からだが必要とする物質を生成している。これに対し、胎児は酸素や必要物質を母体から受けており、胎盤が生後の肺や肝臓を代行している。すなわち、胎児では胎盤を通る循環経路が特に重要であるため、生後の循環系とは異なる次のような構造を示す。

● 臍静脈から静脈管

胎盤で酸素や必要物質を取り込んだ血液は臍帯から胎児体内に入り、臍静脈（肝鎌状間膜の下縁を走る）を経由して肝臓に向かう。しかし、血液は肝臓に進入する門脈には入らず、静脈管（アランチウス管）を通って下大静脈に流入する。胎盤からの血液は栄養に富み、新たに肝臓でつくりだす必要がないためである。生後には臍静脈も静脈管もその役割を終え、それぞれ閉鎖してヒモ状の肝円索および静脈管索となる。

● 卵円孔

下大静脈の血液は右心房に注ぐ。生後であれば右心房から右心室・肺動脈を経て肺に送られ、ガス交換を受けるが、胎児ではその必要がない。このため、右心房の血液は心房中隔にある卵円孔から左心房に流入し、左心室・大動脈を経て全身へと送られる。出生後、卵円孔は閉鎖して卵円窩と呼ばれる凹みになるが、時に閉鎖せずに残ることがあり、卵円孔開存症と呼ばれる。

● 動脈管

右心房の血液すべてが卵円孔から左心房に入るわけではない。例えば頭頸部からの静脈血は上大静脈から右心房に注ぐが、そのまま右心室をへて肺動脈に向かう。しかし、肺動脈に入った血液の大部分は肺には達せず、動脈管（ボタロー管）から大動脈に戻される。呼吸していない胎児の肺は血管の抵抗が高く、肺動脈血は動脈管を通って大動脈へと流れ込むためである。動脈管は出生後すぐに閉塞して動脈管索となるが、時に閉鎖しないことがある（動脈管開存症）。なお、大動脈において、動脈管合流部より心臓側から出る動脈は主に頭頸部に血液を供給するため、胎児では上半身がよく発達する。これは早期に発達する脳などに酸素や栄養を送る仕組みともなっている。

● 臍動脈

胎児の血液を再び胎盤に戻す血管として臍動脈がある。臍動脈は左右内腸骨動脈の枝であり、臍から臍帯動脈となって胎盤に向かう。生後は膀胱より臍側の部分は閉塞し、臍動脈索（内側臍ヒダ）となって残る。

（胎生期）　（出生後）
動脈管　→　動脈管索
静脈管　→　静脈管索
卵円孔　→　卵円窩
臍動脈　→　臍動脈索
臍静脈　→　肝円索
血液中のヘモグロビン
「HbF」→「HbA」

●胎盤の断面　基底脱落膜　絨毛膜有毛部　臍動脈　臍静脈　漿膜（絨毛膜無毛部）

絨毛間腔　胎盤　臍帯　羊膜

胎盤の構造

胎盤は妊娠時に形成される「一時的な器官」である。胎盤の基本的な構造は妊娠4カ月頃に完成するが、その後も妊娠の進行とともに発達し、正期産で分娩された胎盤では直径20cm、厚さ2〜3cm、重さ約500gの円盤状を示す。

胎盤の構造と機能

胎盤は、母体組織に由来する基底脱落膜と胎児組織である絨毛（膜）との合体によって形成されており、大まかに言えば、基底脱落膜でできた容器に絨毛が収まった形の構造を示す。基底脱落膜がつくる容器において、絨毛と絨毛との間の空間を絨毛間腔と言い、ここには母体の血管が開いて内腔を新鮮な血液によって満たしている。この血液は、子宮動脈から脱落膜のラセン動脈を経て絨毛間腔に送られてきたものである。

一方、絨毛には胎児循環と連絡する毛細血管が含まれており、臍帯動・静脈によって胎児循環と連絡している。絨毛は母体血液で満たされた容器（絨毛間腔）の中に浸った状態にあり、絨毛内の毛細血管と絨毛間腔の母体血との間は薄壁によって隔てられている。この薄壁構造は胎盤関門と呼ばれ、水・酸素・二酸化炭素・低分子物質・ホルモン・IgG（免疫グロブリン）などは通過するが、多くの高分子物質や細菌などは通過できない仕組みとなっており、これによって、胎児血液と母体血とが互いに混ざり合うことなく物質交換を行うことができる。しかし、この胎盤関門にも限界はあり、アルコールなどの薬物やウイルスは簡単に通過できるため、妊娠母体の薬物摂取やウイルス感染が胎児に与える影響には注意が必要となる。なお、胎盤は妊娠維持に必要なホルモンの分泌にも係わっている。

臨床関連

ファロー四徴症

ファロー四徴症は、肺動脈狭窄・心室中隔欠損・大動脈騎乗・右室肥大を4大徴候とする先天性心奇形であるが、発生学的には「動脈幹の分割異常」によって起こる発生異常として理解される。すなわち、肺動脈と大動脈は、心臓発生の初期に1本の動脈幹から分割されるが、この際、両者を二分する動脈中隔が右心室側に偏って形成されるために本症が発症し、上記4つの徴候が現れることになる。

動脈幹の分割が右心室側に偏ることにより、肺動脈の基部には狭窄が生じ（①肺動脈狭窄）、動脈中隔と心室中隔とがずれるために中隔の融合不全（②心室中隔欠損）が起こる。また、大動脈も右に偏って形成されるため心室中隔をまたぐ格好（③大動脈騎乗）となり、さらに肺動脈狭窄と心室中隔欠損によって右心室に負荷がかかることで、④右室肥大を生じる。

ファロー四徴症では、肺血管抵抗が高いために右心系から左心系に血液が流れ込む。このため、静脈血が動脈血に混じることでチアノーゼ（青色症）が起こり、特に入浴や運動による体循環血流増加時に増悪する。チアノーゼは新生児期より見られ、生後3カ月頃から

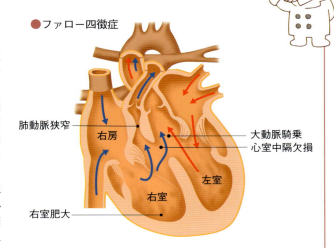

●ファロー四徴症

肺動脈狭窄　右房　大動脈騎乗　心室中隔欠損　左室　右室　右室肥大

は肺血流低下による動脈血酸素↓で無酸素発作（脳の酸素不足による頭痛・痙攣・失神発作）も起こる。さらに、本症では運動で苦しくなると腹と胸がつくようにしゃがみ込む姿勢（蹲踞）をとることが多いが、これは下半身の動脈を圧迫して体循環血流を低下させ、チアノーゼを軽減しようとするもので、患者は自然にこのような姿勢をとる。

3 からだを維持する仕組み

2 呼吸器―①
気道と肺の仕組み

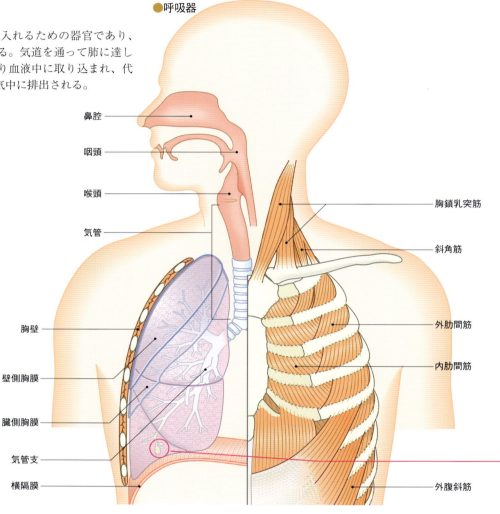
●呼吸器

気道と肺の構造
呼吸器はからだに酸素を取り入れるための器官であり、気道と肺（ガス交換部）からなる。気道を通って肺に達した吸気中の酸素はガス交換により血液中に取り込まれ、代わりに血液中の二酸化炭素が呼気中に排出される。

気道
呼吸の際に空気の通り道となる管を気道と言い、鼻腔・咽頭・喉頭・気管・気管支に大別される。気管支はさらに、主気管支・葉気管支・区域気管支・細気管支・終末細気管支・呼吸細気管支に枝分かれし、ガス交換部（肺胞管・肺胞嚢）へと連絡する。一般に、肺の外に位置する気管支は葉気管支の基部までであり、それより先は肺内気管支と呼ばれる。

●気管支区分

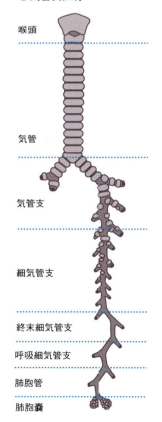

気管
喉頭から続く長さ約10cm、太さ約1.5cmの管を気管と言い、馬蹄形の軟骨約20個がその骨格を形成する。気管後面は軟骨を欠くため膜性部と言われ、後ろに接する食道の蠕動を邪魔しない仕組みとなっている。気管内面の粘膜は線毛上皮で構成され、粘膜下組織には粘液を分泌する気管腺が備わる。線毛は口側に向かって常に運動しており、侵入したほこりなどを粘液とともに排出する役割を担う。

気管支
気管が左右の（主）気管支に分かれる部を気管分岐と言う。分岐角度は右（水平面に対して25°）に比べて左（同45°）で急であり、（主）気管支は右（約3cm）に比べて左（4〜5cm）で長い。右気管支は上・中・下、左は上下の葉気管支に分かれたのち肺内に入る。肺内気管支は次々に枝分かれして細くなり、16回ほど分岐して終末細気管支となり、さらに数回分岐して肺胞に至る。最も細い気道である細気管支の太さは約0.5mmである。

気管支の壁は、粘膜上皮・平滑筋・軟骨・外膜の4層からなる。この構造は区域気管支まで保たれるが、軟骨は終末細気管支以降は消失する。なお、終末細気管支までの粘膜上皮は線毛円柱上皮で、杯細胞・気管支腺・クララ細胞などから粘液が分泌される。粘膜上皮の線毛は常に鼻腔側へと運動しており、進入した異物を粘液に包み、痰として排出する。この際、気道の平滑筋は収縮して咳を起こす。

肺

肺（ガス交換部）は、胸郭の正中部（縦隔）以外の大部分を占める大きな臓器で、成人では右500〜600g、左400〜500gとされる。肺は表面を薄い漿膜（肺胸膜）で包まれたスポンジのような臓器で、スポンジの孔に相当する肺胞とこれを包む毛細血管の網によって構成される。

肺胞

肺を構成する肺胞は直径0.2mmほどの袋状構造で、その数は左右両肺で約3億個に達する。肺胞の壁は扁平なⅠ型肺胞上皮細胞と立方形のⅡ型肺胞上皮細胞からできており、その周囲には毛細血管が網状に張り巡らされている。肺胞に至った吸気中の酸素は、肺胞壁を隔てて位置する毛細血管内の赤血球に渡され、逆に血液中の二酸化炭素は肺胞へと送り出される。この過程をガス交換と言い、肺胞に出された二酸化炭素は呼気として排出される。

肺血管

全身から心臓に戻された静脈血は、肺に送られて二酸化炭素を放出し、代わりに新鮮な酸素を受け取る。すなわち、肺は心臓から送られてくる静脈血のガス交換の場である。肺に血液を送るのは右心室に始まる肺動脈で、気管支分岐に沿って枝分かれし、最後は毛細血管網となって肺胞を取り囲む。ガス交換で酸素を供給された血液は肺静脈に集められ、心臓へ戻されて全身に拍出される。通常、肺に送られる静脈血は40mmHgのO_2と46mmHgのCO_2を含むが、ガス交換によりO_2は100mmHg、CO_2は40mmHgとなる。

肺には、肺動・静脈の他に気管支動・静脈が分布する。ガス交換という肺の働きに係わる肺動・静脈（機能血管）に対し、気管支動・静脈は肺を栄養することから栄養血管と呼ばれる。気管支動脈は主に大動脈から起こり、気管支に沿って肺内に入って気管支〜肺胞を栄養する。気管支静脈は細気管支周囲の血液を集め、動脈と逆の経路で肺を出た後、奇静脈から上大静脈を経て心臓へ還流する。

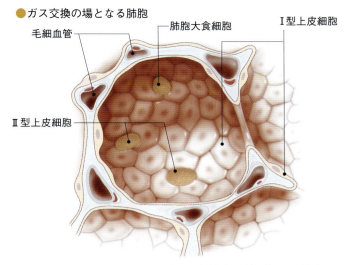

●ガス交換の場となる肺胞

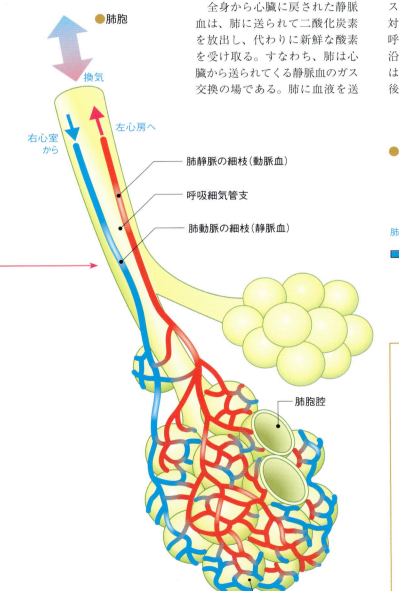

●肺胞

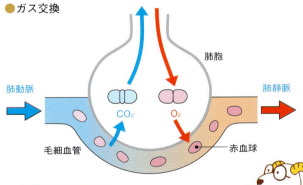

●ガス交換

臨床関連

気管支炎

気管支炎は風邪などに合併することが多い。気道粘膜が腫れて線毛の働きが低下し、粘液分泌が亢進するため、痰の排出が困難となって喘鳴（呼吸の際の雑音）や咳、呼吸困難を起こす。特に、小児や体力の低下した高齢者などでは細気管支炎に進展することがあり、注意が必要となる。この場合、上気道の炎症が細気管支に波及し、呼吸困難の症状（多呼吸・鼻翼呼吸など）が現れるとともに、小児ではガス交換効率の低下によるチアノーゼを生じる。また、末梢の呼吸細気管支などで粘膜に浮腫が起こると気道が狭窄し、気管支喘息に似た呼気困難や肺の過膨張状態をきたすこともある。

3 からだを維持する仕組み

2 呼吸器—②
呼吸の仕組み

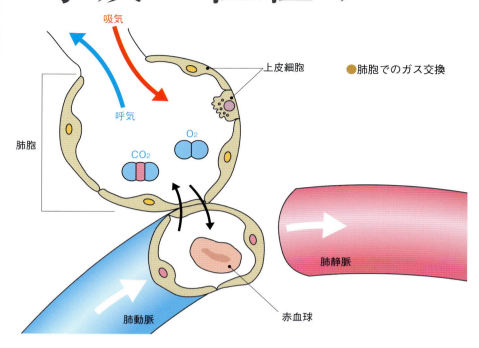

●肺胞でのガス交換

■ 呼吸

ヒトは1日に平均2,400kcalのエネルギーが必要とされ、栄養素（糖質・脂肪・タンパク質）を体内で燃焼することで得られる。燃焼とは酸素を使って代謝することであり、その結果として体内には二酸化炭素ができる。このため、ヒトは外気から酸素を取り入れて二酸化炭素を排出する必要があり、この過程を呼吸と言う。ただし、吸い込んだ酸素はそのまま代謝に使われるわけではなく、血液循環によって肺から全身の組織に運ばれて利用される。すなわち呼吸は、外気と血液の間の「外呼吸」と、血液と全身の組織の間の「内呼吸」があり、肺は外呼吸の場として働いている。

■ 呼吸運動

肺に新鮮な空気を取り入れることを呼吸（換気）と言い、胸郭の運動（呼吸運動）により吸息と呼息とが交互に繰り返されて起こる。すなわち、吸息は胸郭を広げて肺に空気を取り込む動作、呼息は胸郭を縮めて肺の空気を送り出す動作である。このような呼吸運動は横隔膜や肋間筋の働きで起こる胸郭の運動であり、これらの筋は呼吸筋とも呼ばれる。

●胸郭と呼吸

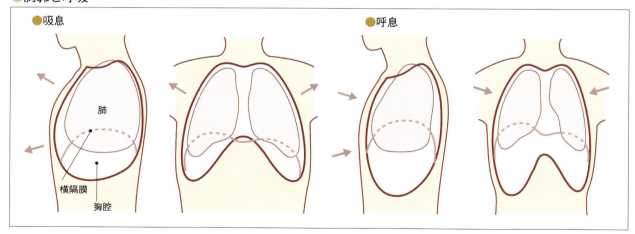

●吸息　　●呼息

■ 吸息（吸気）

吸息（吸気）は横隔膜や外肋間筋の作用で起こる。胸郭下口をふさぐ横隔膜は、普段はドーム状であるが収縮すると平らになるため胸腔は下方に広がる。また、外肋間筋が収縮すると肋骨や胸骨が外に持ち上がるため、胸腔は前後・左右に広がる。これによって胸腔が拡大して内圧が下がり、肺が拡張する（肺胞内が陰圧化する）ことで空気の流入が起こる。なお、妊娠すると肩で息をするようになるが、これは子宮が大きくなって横隔膜が下がりにくくなり、首の筋で胸郭を持ち上げる胸式呼吸となるためである。

一般に、横隔膜は安静時呼吸で1〜2cm、深呼吸で約10cm上下に移動する。横隔膜の面積を300cm^{2}とすると、安静時は約0.45L、深呼吸では3Lとなる。

■ 呼息（呼気）

呼息（呼気）は基本的には受動的運動であり、横隔膜や外肋間筋の弛緩と肺の復元力によって起こる。すなわち肺が復元する力で空気が押し出される仕組みである。なお、内肋間筋は自然な呼息からさらに息を吐く際に働き、腹壁の筋とともに胸郭の容積を縮小する筋である。

ガス交換

外呼吸

心臓から肺に送られてきた血液に酸素を供給し、同時に二酸化炭素を排出する仕組みを外呼吸（肺呼吸）と言う。外呼吸はさらに、外気と肺胞との空気の入れ換え（換気）と、肺胞と血液の間のガス交換に区別される。外呼吸では大半の酸素は赤血球のヘモグロビンに結合して運ばれ、1100mLの血液が運ぶ酸素量は約20mLとされる。

肺胞・血液間におけるガスの移動は、分圧（ガス濃度）の高い方から低い方への拡散で起こる。肺胞のO_2分圧は100mmHg、CO_2分圧は40mmHgであるが、血液中ではO_2は40mmHg、CO_2は46mmHgであり、この分圧差によってO_2とCO_2の拡散が起こる。なお、吸気量が十分であれば、拡散は「血液ガス分圧＝肺胞気圧」の状態まで進む。

●外呼吸

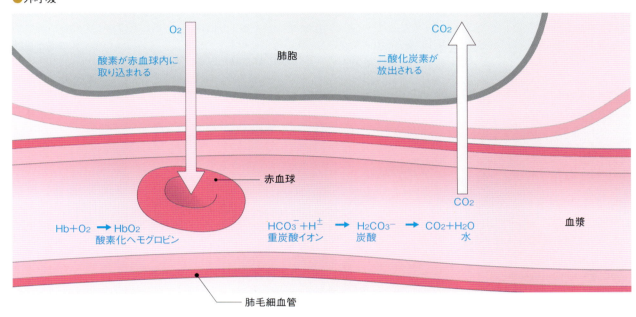

内呼吸

肺で血液に取り込まれた酸素は、全身組織に送られ、ガス交換によって、酸素は血液から組織へ、二酸化炭素は組織から血液へと移動する。このガス交換を内呼吸（組織呼吸）と言う。組織のガス分圧はその活動によって異なり、一般に酸素消費の多い心筋・骨格筋・分泌腺などではO_2分圧は低く（20mmHg以下）、CO_2分圧は高い（約60mmHg）。

●内呼吸

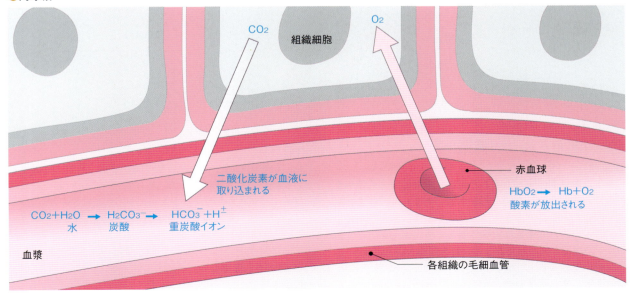

2 呼吸器—③ 咽頭

咽頭

　咽頭は口腔と食道の間に位置する管状の空間で、鼻腔・口腔・喉頭の背側に位置することから、鼻部・口部・喉頭部に分けられる。上は頭蓋底下面（咽頭円蓋）に始まり、頚椎の前面に沿って下行した後、第6頚椎（C_6）の高さ（切歯列から約15cmの所）で食道に続く。

　咽頭鼻部（鼻咽頭）は鼻腔後方にあり、鼻呼吸における空気の通路をなす。天井は蝶形骨体からなり、外側壁には耳管が開口する（耳管咽頭口）。嚥下の際には軟口蓋が挙上してこれを閉鎖し、飲食物が鼻腔に逆流するのを防ぐ。

　咽頭口部は口腔の後方（C_2～C_3レベル）にあり、両側に口蓋扁桃を備えた口峡により口腔と連絡する。嚥下時には、軟口蓋が鼻咽頭を閉鎖すると同時に、口蓋や舌の筋が口峡を狭め、飲食物が口腔に逆流するのを防ぐ。

　咽頭の最下部を咽頭喉頭部と言う。喉頭の背側（C_4～C_5レベル）にあり、C_6の高さで食道に続く。嚥下時には咽頭筋などによって挙上され、舌根と喉頭蓋が喉頭口を閉鎖するため、食塊は喉頭蓋の上を食道へと送られる。

● 咽頭の矢状断面

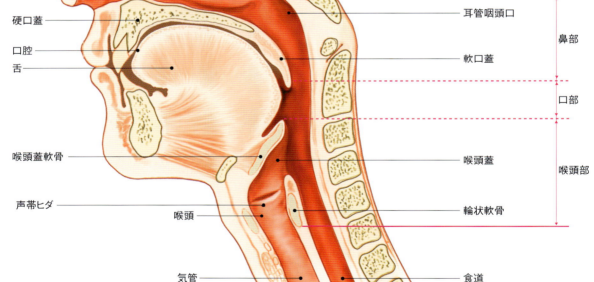

咽頭と周りの構造

扁桃

　咽頭は消化管の一部であると同時に呼吸器系とも連絡を持ち、外界から続く空間を形成する。すなわち、咽頭は摂食や呼吸とともに外来異物が入り込む危険にさらされている。このため、咽頭には病原体などの体内侵入を防ぐためのリンパ組織が備わっており、これを扁桃という。

　扁桃は咽頭を囲んで位置する粘膜下リンパ組織であり、咽頭円蓋にある咽頭扁桃、耳管咽頭口を囲む耳管扁桃、口峡（口腔と咽頭との境）両側の口蓋扁桃、舌根に位置する舌扁桃からなる。これらの扁桃は咽頭鼻部～口部を輪状に囲んで位置するため、ワルダイエルの咽頭輪と呼ばれる。

　口蓋扁桃は最も観察しやすく、いわゆる扁桃腺に相当する。ウイルスや連鎖球菌感染による炎症で口蓋扁桃が腫れるとアンギーナと呼ばれ、口峡が狭められるために絞扼感（息苦しさ）を感じる。また、小児では、しばしば咽頭扁桃の肥大増殖が見られ、アデノイドと呼ばれる。

●咽頭腔を後ろから見る
（咽頭の後壁は切り開いてある）

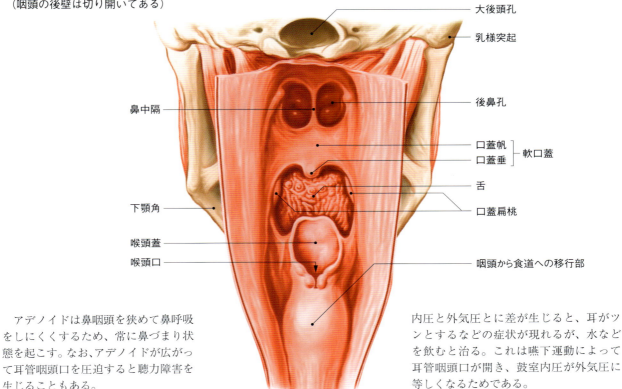

アデノイドは鼻咽頭を狭めて鼻呼吸をしにくくするため、常に鼻づまり状態を起こす。なお、アデノイドが広がって耳管咽頭口を圧迫すると聴力障害を生じることもある。

■ 耳管

咽頭は周りに鼻腔・口腔・喉頭・食道が位置する他、耳管によって鼓室（中耳）とも連絡し、鼻咽頭の外側壁にその開口（耳管咽頭口）を持つ。鼓室は耳管によって外界と通じるため、鼓室内は外気圧と同じに保たれ、鼓膜が振動しやすい状態を維持する。高所で鼓室内圧と外気圧とに差が生じると、耳がツンとするなどの症状が現れるが、水などを飲むと治る。これは嚥下運動によって耳管咽頭口が開き、鼓室内圧が外気圧に等しくなるためである。

なお、乳幼児は成人に比べて顔面が未発達なため、耳管は短くその走向も水平に近い。このため、咽頭の炎症が耳管をから鼓室に波及して中耳炎を起こすことが多い。乳幼児の風邪で症状観察に注意が必要なのはこのためである。

● 正常な嚥下

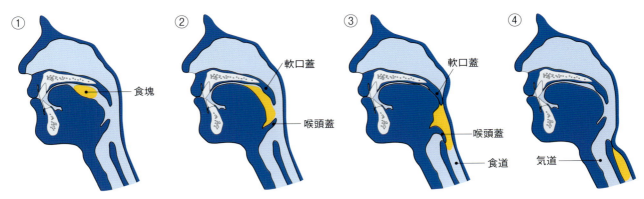

■ 嚥下運動

口腔に入れた食塊が咽頭および食道を通って胃に送られる過程を嚥下と言い、次のような順序で行われる。

● 第1相（口腔相）

舌を後上方へ引き、口腔の食塊を咽頭へと送る。舌筋の作用による随意運動である。

● 第2相（咽頭相）

口峡粘膜への接触刺激により、舌・口蓋・咽頭が食塊を咽頭に送る。次のような運動が反射的に起こる。
①口蓋筋が口峡を狭め、食塊が口腔に逆流するのを防ぐ。
②軟口蓋が挙上され、食塊が鼻腔に逆流するのを防ぐ。
③口腔底や咽頭および喉頭が挙上され、喉頭口を閉鎖する。
④咽頭収縮筋により食塊を食道へと送り込む。

● 第3相（食道相）

食道の蠕動運動により食塊を噴門へと送る。食道の蠕動は毎秒4cmほどの速度で進む。

■ 誤嚥

食道に送られるべき食塊や液体を気管内に吸い込んでしまうことを誤嚥と言う。意識障害や嚥下障害が原因の場合と、誤って同時に吸気と嚥下をすることで起こす場合とがある。動物の喉頭は口腔より高い所にあるが、ヒトの喉頭は舌根の下方に位置するため、誤嚥を起こしやすい。

3 からだを維持する仕組み

2 呼吸器 — ④
喉頭と声の仕組み

● 喉頭の構造

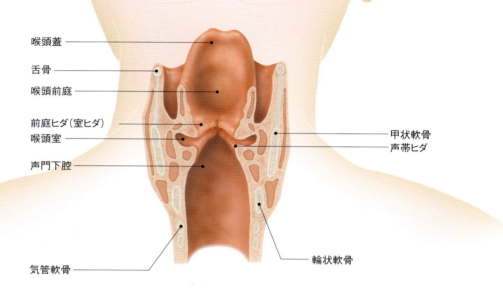

喉頭の構造

喉頭は舌根の下（喉頭蓋）に始まり、第6頸椎の高さで気管に移行するまでの約5cmほどの空間で、上気道の一部をなすと同時に発声器官としても働く。

喉頭の骨組み

喉頭は内部には軟骨でできた骨組みがあり、まとめて喉頭軟骨と言う。喉頭軟骨には、喉頭蓋を形づくる喉頭蓋軟骨、男性では前頸部にノドボトケ（喉頭隆起）として触れる甲状軟骨、喉頭と気管との移行部をなす輪状軟骨、声帯と連結してその運動に関与する披裂軟骨などがある。思春期には特に男性で甲状軟骨が発育し、喉頭隆起が明瞭になるとともに内部の声帯が延長するため、「声変わり」が起こる。なお、体表からの確認の目安として、舌骨はおよそC_3の高さ、喉頭隆起（甲状軟骨）はC_4の高さにあるため、体表からの目安となる。

声門の構造

喉頭には発声器官である声門が備わっている。声門は、両側壁から起こる前庭ヒダと声帯ヒダによって狭くなっているところで、特に左右の声帯ヒダに挟まれた隙き間を声門裂という。声門裂は呼吸の時には開いているが発声の際には閉鎖され、その隙き間に空気を通すことで声帯ヒダを振動させて音声を発する。発声も含め、喉頭の運動には喉頭筋と呼ばれる筋群が働くが、そのほとんどは反回神経（← 迷走神経）に由来する下喉頭神経に支配される。

● 喉頭軟骨

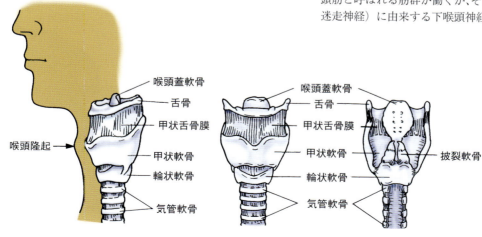

●声帯と軟骨の動き

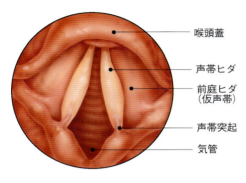
呼気（息）時

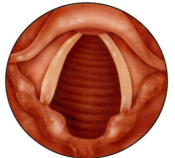
深吸気（息）時

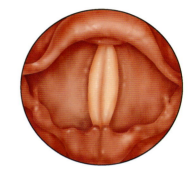
発声時

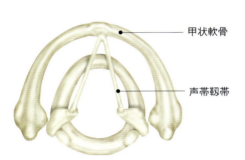

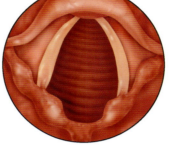

声の仕組み

声門裂が閉じた状態で空気を通すと、声帯が振動して発声が起こる。呼吸の際には声門が開いているので発声は起こらないが、しゃっくりなどでは反射的に声門が閉じるために発声が起こることがある。母音や子音といった発音は舌や口の形で変わるが、声の高さは声帯の緊張（←喉頭筋の作用）によって変化する。すなわち、声を出すもとになるのは喉頭筋であり、それぞれ次のような働きを示す。

① 輪状甲状筋
　声帯を緊張する（高音を出す）。

② 甲状披裂筋／声帯筋
　声帯を弛緩する（低音を出す）。

③ 後輪状披裂筋
　声門を広くする。

④ 外側輪状披裂筋／横・斜披裂筋
　声門を狭くする。

なお、喉頭筋は、輪状甲状筋（上喉頭神経支配）を除いて下喉頭神経（←反回神経）に支配される。

臨床関連

咳反射（咳嗽反射）

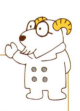

　咳とは、もともとは気道に進入した異物を排除するための反射であり、多くは気道粘膜に対する刺激（炎症・化学物質・冷気など）によって引き起こされる。刺激は迷走神経の求心性線維によって延髄の咳中枢に送られ、ここから出る遠心性線維が咽頭筋や呼吸筋（横隔膜・肋間筋・腹壁筋など）を収縮させることで咳が起こる。

　咳反射（咳嗽反射）は必ずしも気道粘膜刺激だけが原因となるわけではなく、求心性経路をなす迷走神経のどこが刺激されても起こりうる。特に心膜・縦隔・外耳道などは咳反射を起こしやすい領域であり、人によっては耳掃除で咳が出ることもある。したがって「咳＝呼吸器の病気」とはならないので注意が必要である。また、咳中枢は延髄にあるため、昏睡状態の患者や脳死判定に際し、咳反射が起こるかどうかが検査されることがある。これは、脳幹機能が働いているかどうかを確認するためのものである。

3 消化器 — ①
口・歯・唾液腺

口腔

口腔は顔面の下1/3を占める消化管の入口部で、前方は口によって外界に開き、後方は咽頭（口部）へと続いている。口腔は上下の歯列により、歯茎の外がわ（歯列と口唇・頬の間）にある口腔前庭と、歯列の内がわの固有口腔に区分される。固有口腔は狭い意味での口腔を指し、天井部は硬口蓋と軟口蓋、床は舌によって形成され、外側面は頬によって仕切られている。なお、口腔と咽頭とは軟口蓋によってカーテン状に境されており（口峡と言う）、その両側に口蓋扁桃（いわゆる扁桃腺）が位置する。

口に入った食物は咀嚼を受けるが、咀嚼は単に歯で砕くだけの単純運動ではなく、口腔全体が協同して起こす複雑な仕組みとなっている。すなわち、口腔は、食物が入ると口唇・頬・口蓋によって閉鎖空間となる。次いで唾液腺から唾液が分泌され、舌の運動によって食物と混合される。また、様々な形の歯が食物の種類に応じた咀嚼を起こす。このように、咀嚼は閉鎖空間の中で食物を砕き、唾液と混ぜ合わせる働きと言える。なお、口腔が閉鎖空間になることは、乳児にとっても重要である。乳児が乳を吸う際には口腔内を陰圧にする必要があり、口腔が閉鎖していないと吸った乳が漏れてしまうからである。

●口腔

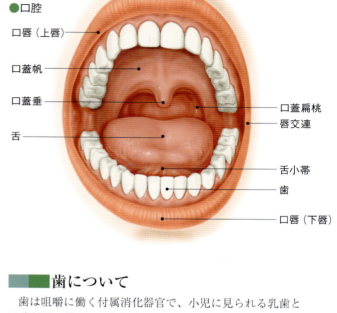

●歯の種類

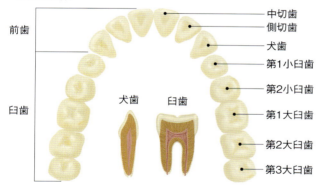

歯について

歯は咀嚼に働く付属消化器官で、小児に見られる乳歯と12歳以降に見られる永久歯がある。乳歯は生後6カ月頃より生え始め、2～3年の間に上下20本が生えそろうが、11歳頃までに永久歯で置き変わる。一方、永久歯は6歳頃より萌出し、前歯群（中切歯／側切歯／犬歯）12本と臼歯群（第1・第2小臼歯／第1・第2大臼歯）16本、これに親不知（第3大臼歯）を加えて32本を数える。しかし、現代人の歯は退化傾向にあり、親不知（4人に1人）や上顎の側切歯が欠ける例もある。なお、第3大臼歯の萌出は20～40歳頃とされるが、歯肉に覆われた埋伏歯も多い。

歯の構造

歯の基本的構造は共通しており、歯冠（歯肉より上に露出する部分）と歯根（歯槽内に埋もれている部分）、そして両者の境界部分をなす歯頚に区分される。

歯の本体は象牙質と呼ばれる石灰化結合組織であり、成分の約70％がカルシウム塩からなる。象牙質の深部には歯髄腔と呼ばれる空洞があり、象牙質に枝を送る血管・神経・リンパ管などを含む。一方、象牙質の表面はエナメル質やセメント質で覆われる。歯冠を覆うエナメル質は90％がリン酸カルシウムであり、からだの中で最も硬い構造として、咀嚼による損傷や摩耗から歯を保護するが、神経や血管が分布していないため、いわゆる感覚はない。なお、歯根表面はセメント質という薄い骨質によって覆われ、顎骨の歯槽との間は歯根膜によって連結されている。

●歯の構造

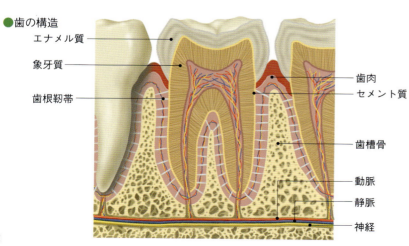

●唾液腺

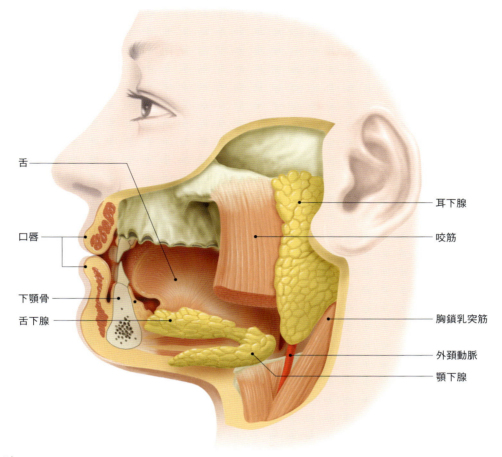

唾液腺

　唾液腺は口腔内に唾液を分泌する腺の総称であるが、普通、唾液腺と言えば耳下腺・顎下腺・舌下腺などを指し、この3つを大唾液腺（三大口腔腺）と言う。ヒトの唾液は1日に1.0～1.5L分泌されるが、その95％は大唾液腺から分泌される。なお、唾液腺には、この他に肉眼では見えない口唇腺や舌腺などがあり、まとめて小唾液腺と呼ばれる。

●耳下腺

　耳介の前下方の皮下に位置する大唾液腺で、導管（耳下腺管）は頬筋を貫き、上顎第二大臼歯に相対する口腔前庭に開口する。耳下腺から分泌される唾液は唾液アミラーゼを含む水溶性の漿液で、唾液全体の約20％に相当する。

●顎下腺

　顎下三角（下顎骨と顎二腹筋で囲まれる三角領域）に位置する。顎下腺管は長さ5cmほどで、大舌下腺管とともに舌下小丘に開く。顎下腺は粘液腺と漿液腺を含む混合腺であるが、ヒトでは大半が漿液腺で占められる。顎下腺から分泌される唾液は全体の65％を占め、漿液成分にはペルオキシダーゼやリゾチームなどの殺菌物質も含まれる。

●舌下腺

　複数の腺体が合した形の唾液腺で、導管も複数見られる。最大の導管は大舌下腺管と言い、顎下腺管とともに舌下小丘に開くが、他の短いものは小舌下腺管と呼ばれ、舌下ヒダに沿って開口する。舌下腺は粘液腺優位の混合腺で、分泌量は全体の7～8％とされる。導管の損傷などで偽嚢胞を形成することがあり、ガマ腫と呼ばれる。

唾液の組成と働き

　唾液はその99％以上が水であるが、溶質成分としてナトリウム・カリウム・リン酸・重炭酸といったイオンの他、ムチンやアミラーゼを含んでいる。ムチンは粘性のある糖タンパクで、唾液に粘りを与えるとともに口腔内の湿潤化に働き、咀嚼の円滑化と粘膜表面の保護に働く。一方、アミラーゼはデンプンなどの糖質を麦芽糖に分解する消化酵素で、主に耳下腺から分泌される唾液に含まれる。咀嚼を十分に行えば、唾液に含まれるアミラーゼの作用でデンプンの70％ほどが麦芽糖に加水分解されると言う。なお、唾液はほぼ中性であるが、これが酸性に傾くと歯の脱灰が起こりやすくなり、歯周病やむし歯（齲歯）などを引き起こす原因となる。

唾液分泌の仕組み

　唾液の分泌は自律神経系に支配される。一般には副交感神経刺激で分泌され、交感神経刺激で抑制されると言うが、実際にはいずれが優位かで唾液量や組成が変化する仕組みである。すなわち、副交感神経刺激では血管拡張により大量の漿液分泌が起こるのに対し、交感神経刺激では血管収縮により少量の粘性唾液分泌が起こる。なお、唾液は安静時でも副交感神経によって少量が分泌されており、粘膜を湿潤化することで口唇や舌の運動を滑らかにしている。

　口に食塊が入って舌や口腔粘膜に触れると、その刺激は脳幹の唾液分泌中枢（上・下唾液核）に伝わり、唾液分泌反射が起こる。唾液分泌指令は主に顔面神経や舌咽神経に含まれる副交感ニューロンによって送られ、唾液腺の分泌が促される。なお、食物を連想する匂い・音などの刺激によっても唾液が分泌されるが、これは大脳皮質に残された記憶が関与する条件反射であり、大脳からの刺激が脳幹の唾液中枢を刺激することで起こる。

3 消化器 — ②

胃

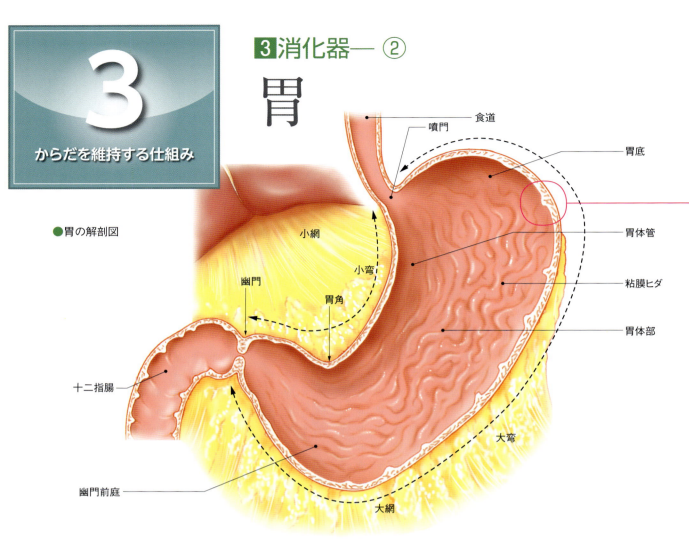

●胃の解剖図

■■ 胃の位置と形

　胃は食道と十二指腸をつなぐ袋状の器官で、左下肋部から上腹部（心窩部・臍部）にかけて位置する。腹腔内では正中よりやや左、肝臓の後下方で横隔膜直下にあり、前壁と後壁および右縁（小弯・胃角）と左縁（大弯）が区別される。

　胃の大弯からは大網と呼ばれる腹膜構造が垂れ下がり、横行結腸の前を通ってエプロン状に腹腔前面を覆う。大網はリンパ組織に富み、炎症が生じると、これを包んで腹腔内への波及を防ぐ。小児の虫垂炎などが腹膜炎に移行しやすいのは、大網が未発達なためと言われている。

　胃の上口（食道との連絡部）は噴門と呼ばれ、横隔膜食道裂孔の2cmほど下（第11胸椎の高さ）にある。噴門の左側は胃底と呼ばれる拡張部をなし、胃体・幽門部を経て下口（幽門；第1腰椎の高さ）に至り、十二指腸に連絡する。普通、噴門と胃底の間は鋭角的な噴門切痕で仕切られ、胃内容の逆流防止装置として働くが、乳児ではこれが未発達なため、授乳後のゲップでミルクを戻しやすい。このように、胃の各部はそれぞれ名称を持つが、臨床では上部・中部・下部に3等分して表記される。

■■ 胃壁の構造

　胃壁は内腔側から粘膜・筋層・外膜の3層構造を示す。

● 胃粘膜

　表面は単層の円柱上皮からなり、その深部（粘膜固有層）には胃腺が開口する。

● 筋層

　外縦層・中輪層・内斜層からなる。外縦層は食道の外層から続き、十二指腸の外縦層へと連なる。中輪層は食道の内層から十二指腸の内輪層へと続き、特に幽門で発達して幽門括約筋を形成する。内斜層は食道の内輪層の一部が分化したもので、噴門をえりまきのように囲む筋線維からなる。これにより、胃内面には縦に走るヒダが形成され、その小弯側に胃体管と呼ばれる陥凹ができる。

● 外膜

　胃は漿膜（腹膜）を含む外膜で包まれており、胃に分布する血管や神経は漿膜の下層を走る。

■■ 胃の血管と神経

　胃に分布する左・右胃動脈や左・右胃大網動脈はすべて腹腔動脈（←腹大動脈）から起こる。一方、胃からの静脈血は、他の腹部消化管と同様、門脈から肝臓に送られる。なお、胃には迷走神経（副交感神経）と交感神経が分布し、このうち迷走神経が胃の蠕動や胃酸分泌の促進に働く。

■■ 胃の働き

　胃は容量約1.4Lの袋状器官で、食物を貯蔵し、溶かして粥状にし、十二指腸に送り出す働きを持つ。つまり、胃は「食いだめ」に働くとともに、小腸における消化の前処理を行う部分でもある。

　胃に入った食物は主に胃体部に貯蔵される。液体はすぐ十二指腸に送られるが、多くの食塊は胃に留まり、蠕動によって胃液と混じって殺菌されるとともに粥状化される。このため、胃の緊張低下（胃アトニー）や胃酸分泌の低下があると、食塊は粥状化や殺菌が不十分なまま十二指腸に送られることになる。

●胃壁の構造

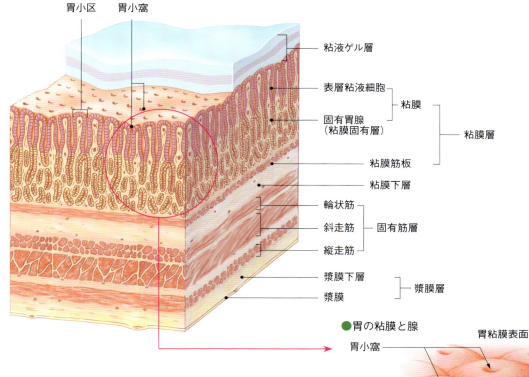

●胃の粘膜と腺

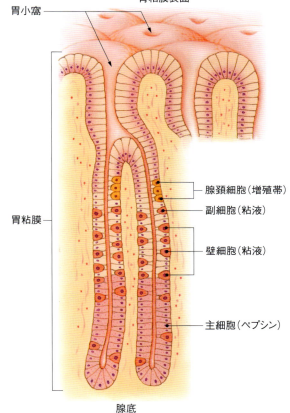

■ 蠕動と移送

　蠕動は胃体部から幽門に向かう。この時、幽門は閉じ、食塊は胃液と混ざって粥状化される。食塊が粥状になると蠕動はさらに強まり、胃内圧が上昇する。胃内圧が十二指腸の圧を超えると幽門は押し開けられ、食塊は十二指腸へと移送される。

　十二指腸への移送は食後10分頃から始まり、栄養素によっても異なるが、普通3～6時間かかる。一般に糖質（炭水化物）で速く（2～3時間）、次いでタンパク質（4～5時間）、脂肪で最も時間がかかると言う（7～8時間）。すなわち、脂肪やタンパク質に富む食物の方が胃にとどまる時間が長く、腹もちがよいと言える。

■ 分泌機能

　胃は胃底腺から塩酸やペプシン（ペプシノーゲン）を含む胃液を分泌し食塊の腐敗防止や消化に働く。胃液はpH1.0～1.5の酸性液で、食物摂取などの刺激で分泌が促進されるが、脂肪や酸が十二指腸に入ると分泌は抑制される。

胃の粘膜と腺

　胃粘膜の表面は単層円柱上皮で覆われ、浅い溝によって胃小区に分けられる。胃小区には多数の深い凹み（胃小窩）があり、その底には胃腺の開口が見られる。胃腺は粘膜固有層に広がる管状腺で、その深部は粘膜筋板によって粘膜下層と境される。

　胃腺は噴門腺・胃底腺・幽門腺から構成され、胃底腺（固有胃腺）は胃液分泌の主体をなす。胃底腺は深部の主細胞（ペプシノーゲンを分泌）、腺頚～腺底に見られる壁細胞（塩酸を分泌）、開口部付近にあって粘液を分泌する副細胞（頚部粘液細胞）を含み、胃底～胃体に広く分布する。腺底には、その他、ホルモンを分泌する細胞も存在する。なお、噴門腺や幽門腺は粘液分泌にあずかる。

■ 胃液の成分

　塩酸（胃酸）は胃液の主成分で、食物摂取やヒスタミンおよび迷走神経刺激などによって壁細胞（傍細胞）から分泌される。塩酸は胃内容物の殺菌には働く他、主細胞から分泌されるペプシノーゲンを活性化してペプシン（タンパク分解酵素）を生成する。なお、副細胞から分泌される粘液は一種のタンパク質で、酸の緩衝に働く他、ペプシンによる胃粘膜の消化を防ぐ役目を持つ。

臨床関連

消化性潰瘍／胸やけ／悪心・嘔吐

■ 消化性潰瘍

　消化性潰瘍は、胃・十二指腸が塩酸やペプシンを含む胃液にさらされて起こる。胃液は強い消化液であるため、消化管粘膜にはこれに対する防御機構（粘液や重炭酸イオン・細胞回転による粘膜維持・粘膜修復のための豊富な血流など）が備わっている。しかしながら、粘膜への攻撃因子が防御因子を上回ると胃・十二指腸の粘膜がただれ、潰瘍を生じる。

　潰瘍の攻撃因子としては、胃液の他、粘膜障害因子（アルコール・活性酸素・非ステロイド系抗炎剤）およびヘリコバクター・ピロリなどがあるが、ストレスによる潰瘍も多い。ストレスによって自律神経系や内分泌系に失調をきたし、それが防御因子と攻撃因子のバランスに波及して起こるものである。

　消化性潰瘍には急性潰瘍と慢性潰瘍とがある。両者を区別する明確な定義はないが、急性潰瘍には誘因（ストレスやアルコールなど）の明らかなものが多く、一般に浅い潰瘍が多発する。一方、慢性潰瘍はいわゆる消化性潰瘍で、単発性の深い潰瘍が見られ、再発も多いなど治療にも抵抗性を示す。

　粘膜欠損の深さによる分類（UL分類）では、粘膜筋板に達しないものをびらん（UL-Ⅰ）、それより深いものを潰瘍と言い、粘膜下層に及ぶ潰瘍（UL-Ⅱ）、固有筋層に達する潰瘍（UL-Ⅲ）、筋層全体を貫く潰瘍（UL-Ⅳ）に分類される。なお、潰瘍が漿膜に達して孔が開いたものを穿孔、他の臓器に癒着して孔がふさがれた状態を穿通と言う。

消化性潰瘍の症状

　一般には心窩部（みずおち：みぞおち）の痛みが多い。胃潰瘍では食後に痛みが出るのに対し、十二指腸潰瘍では空腹時に痛みが現れ、食事をとると胃酸が薄まるために痛みの軽減が見られる。また、悪心・嘔吐・げっぷなどの症状に加え、潰瘍からの出血による吐血や下血もしばしば見られる。

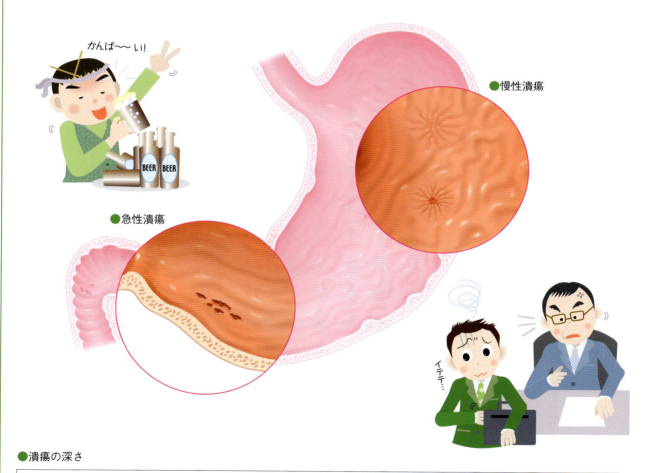

●潰瘍の深さ

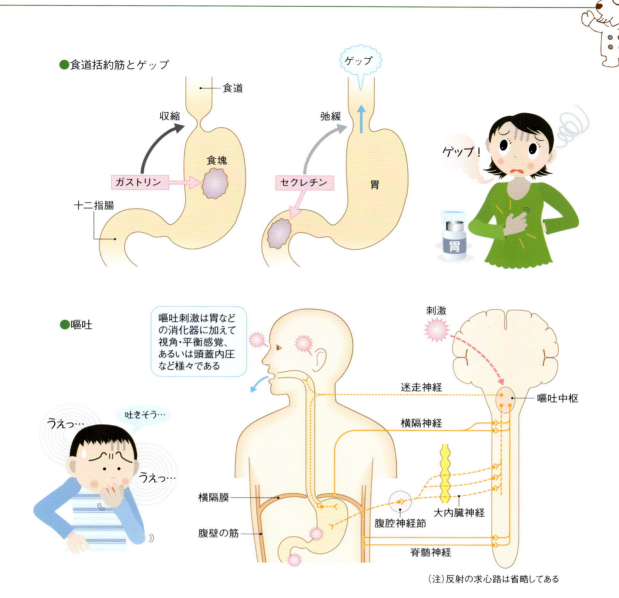

●食道括約筋とゲップ

●嘔吐

嘔吐刺激は胃などの消化器に加えて視角・平衡感覚、あるいは頭蓋内圧など様々である

（注）反射の求心路は省略してある

■ 胸やけ

　飲食後に心窩部から胸骨後面に感じられる灼熱感ないし痛みを胸やけと言う。胃内容物の食道への逆流によって起こることが多く、胃酸による食道粘膜の炎症が原因となる。

　正常では、嚥下された食塊が食道から胃に至ると、消化管ホルモンであるガストリンが胃の幽門前庭などから分泌され、食道と胃の間の噴門を閉じて逆流を防ぐ。その後、食塊が十二指腸に達すると、今度はセクレチンと呼ばれる消化管ホルモンが十二指腸上部から分泌され、噴門を開く仕組みである。

　しかし、脂肪などの摂取や過食は分解に手間どり、胃における食塊の停滞が起こる。この際、食塊の一部が十二指腸に入ると噴門が弛緩するため、胃酸などが逆流して胸やけを生じることになる。また、胸やけを生じる要因としては、この他に噴門の筋力低下や食道の器質的疾患（アカラシアなど）によっても起こる。高齢者が「歳をとると胸やけしやすくなる」と訴えるのは、このような噴門の筋力低下が原因として考えられている。なお、セクレチンが働いて噴門が開いた際に胃内の空気が逆流するものがいわゆる「げっぷ」である。

■ 悪心・嘔吐

　悪心・嘔吐は必ずしも連続するものではないが、通常は一連の症状として扱われる。悪心とは咽頭～心窩部にかけて感じられる「嘔吐しそうな不快感」を指す。各種感覚刺激が嘔吐中枢を刺激して生じる反応で、通常、唾液分泌亢進・冷汗・脈拍の増減・低血圧などの自律神経症状が認められる。

　一方、嘔吐とは胃内容物が食道を通って逆流し、口から吐き出される現象を言う。嘔吐は本来「胃に入った有害物を小腸に送らないための防御反応」であるが、必ずしも胃内容のみが原因ではなく、乗り物酔いなども原因となる。この場合、悪心と同様の感覚神経を求心路とし、迷走神経や大内臓神経（自律神経）および脊髄神経（→横隔膜／腹壁の筋）を遠心路とする反射（嘔吐反射）によって起こる。嘔吐の反射中枢は延髄にあり、刺激を受けると次のように指令を送って嘔吐運動を引き起こす。①胃の幽門閉鎖と逆蠕動（←大内臓神経）②噴門の弛緩と声門の閉鎖（←迷走神経）③横隔膜や腹壁筋による腹圧上昇（←脊髄神経）④咽頭や喉頭蓋閉鎖（←迷走神経）

3 消化器—③
十二指腸・胆嚢・膵臓

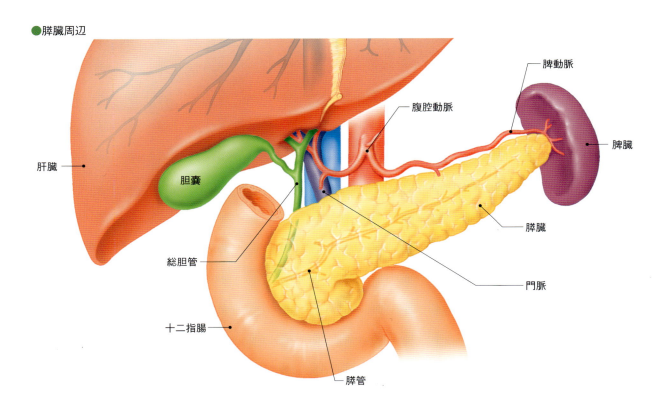
●膵臓周辺

十二指腸

　胃の出口（幽門）から続く小腸の最初の部分を十二指腸と言い、後腹壁に接する腹膜後器官に含まれる。十二指腸は膵頭部を囲むように位置するC字形の消化管で、長さは十二横指（約25cm）あり、幽門側から上部（球部）・下行部・水平部・上行部の4部に区分される。

　十二指腸下行部の中央付近には大十二指腸（ファーター）乳頭と小十二指腸乳頭があり、それぞれ膵液の分泌管である主膵管および副膵管の開口をなす。特に大十二指腸乳頭には主膵管と総胆管（胆汁の分泌管）が一緒に開口し、合流部はオッディ括約筋によって囲まれる。

　十二指腸壁は、小腸の他の部分（空腸・回腸）と同様に粘膜・筋層・外膜からなり、その前面は腹膜によって覆われる。内面の粘膜表面には発達した輪状ヒダと腸絨毛があり、種々の消化管ホルモンを分泌する細胞が備わっている。

胆嚢

　肝臓で生成された胆汁は、胆嚢に送られて濃縮されたのち十二指腸へと分泌される。この胆汁輸送経路を胆管と言い、肝内胆管（胆細管・小葉間胆管）と肝外胆管（肝管・胆嚢管・総胆管）に区分されるが、胆嚢を含めて胆道あるいは胆路と呼ばれることもある。

　胆嚢は長さ約8cm、容量約50mLのナス形の器官で、肝右葉の下面に位置する。肝臓でつくられた胆汁は胆嚢で水分吸収を受けて濃縮される。胆嚢は迷走神経やコレシストキニンの作用で収縮し、胆汁は胆管から十二指腸内へ放出される。コレシストキニンは脂肪摂取時に十二指腸粘膜から分泌されるホルモンで、パンクレオザイミン（CCK-PZと表記）とも呼ばれ、胆嚢収縮に働く因子である。

　一方、胆嚢と胆管は胆嚢管で連絡している。胆嚢管は長さ3cm、内径3mmほどの管で、内部にはラセンヒダ（ハイステル弁）と呼ばれる弁構造を備える。胆嚢管は胆嚢からの胆汁分泌だけでなく、肝臓で生成された胆汁を胆嚢に送る経路でもあり、ラセンヒダはその調節にあずかる。

　なお、総胆管は膵頭部を貫いて大十二指腸乳頭に開口する。大十二指腸乳頭にはオッディ括約筋があり、食事開始とともに弛緩して胆汁の放出を起こす。オッディ括約筋は普段は収縮しており、肝臓から出た胆汁は胆嚢へと送られる。

膵臓

　膵臓は、胃の後ろで後腹壁（第1～2腰椎前面）に接する長さ約15cm、重さ約100gの腺で、後方には脊柱・下大静脈・腹大動脈などが位置する。膵臓は十二指腸に囲まれる膵頭部、脾臓に接する膵尾部、両者をつなぐ膵体部からなり、腹腔動脈および上腸間膜動脈によって栄養される。

　膵臓は、膵液をつくる外分泌部とホルモン分泌する内分泌部（ランゲルハンス島）からなる。大部分は外分泌部で、その導管（膵管）は大十二指腸乳頭に開く。一方、ランゲ

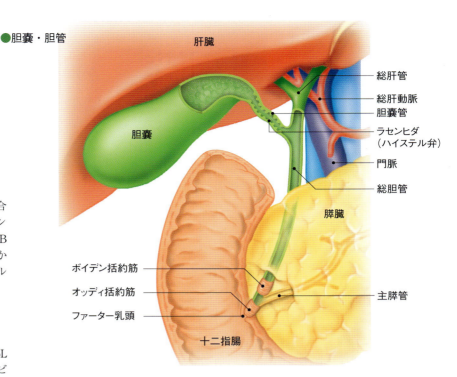

ルハンス島は内分泌細胞の集合で、約100万個が散在する。ランゲルハンス島はA（α）細胞、B（β）細胞、D（δ）細胞などから構成され、糖代謝に係わるホルモンを分泌する。

胆汁と膵液

■ 胆汁

胆汁は肝細胞から1日約0.5L生成される分泌液で、胆汁酸・ビリルビン（胆汁色素）などを含む。胆汁酸は脂肪を乳化して小腸における脂質吸収に働く。一方、ビリルビンはヘモグロビンから生成される色素で、消化には関与しないが活性酸素に対する防御作用を持ち、自身が酸化されることで細胞の酸化傷害を防ぐと言う。特に新生児は酸素に対する抵抗性が低いため、ビリルビンを増やすことで防御している（新生児黄疸）。

なお、胆汁色素は腸内細菌の働きでウロビリノーゲンに変化し、これが便や尿の色となる。普通、胆汁が血液中に漏れることはなく、血液中のビリルビン濃度も0.2～0.8mg/dL（血清の淡黄色はビリルビンによる）であるが、肝硬変などでビリルビンが血液に多量に入り込むと全身の組織に沈着し、黄疸を引き起こす。

■ 膵液

膵液は重炭酸塩によってアルカリ性を示す無色透明の消化液で、1日に約1Lが分泌される。膵液にはタンパク質分解酵素（トリプシンなど）・糖質分解酵素（アミラーゼ、マルターゼなど）・脂質分解酵素（リパーゼなど）がすべて含まれるが、これらの酵素は酸性環境では効果がないため、同時に重炭酸塩を分泌することで胃酸を含む食塊を中和して酵素が働きやすい環境をつくる。

膵液の分泌は、迷走神経反射とホルモンによって分泌調節されている。例えば、味覚が刺激されると膵液の分泌は速やかに増加し、1～2時間にわたって持続する。一方、ホルモンによる調節は、胆汁・酸・アルコール・脂肪などが十二指腸粘膜に触れることで刺激され、十二指腸粘膜からセクレチンやパンクレオザイミン（CCK-PZ）が分泌されて起こる。セクレチンは酸の刺激で分泌され、重炭酸塩を含む膵液の分泌を促す。また、CCK-PZはタンパク質の分解産物が刺激となり、消化酵素に富む膵液分泌を促進する。

臨床関連

胆石症

胆汁に含まれるビリルビンやコレステロールが結晶化し、胆道内で結石を生じたものを胆石症と言う。半数以上は無症状で経過するが、疝痛発作や胆道感染を起こす例もある。胆石が形成される場所としては胆嚢が最も多いが、肝内胆管・胆嚢管・総胆管に形成される例も見られる。70%はコレステロールを主成分とするコレステロール胆石、30%がビリルビンを主成分とする色素胆石に含まれるが、実際には半数が両者の混合石であると言う。

■ コレステロール胆石

胆汁に排泄されたコレステロールが溶けきれずに結晶化してできる。胆汁コレステロール量に対し、その溶解に必要な胆汁酸やレシチン（リン脂質）の不足が胆石発症の原因とされる。すなわち、①胆汁コレステロール量増加（高脂血症・肥満・糖尿病など）、②胆汁酸・レシチンの不足（腸肝循環障害）、③胆嚢収縮低下（中心静脈栄養におけるCCK-PZ分泌減少など）によって発症することが多い。

■ 色素胆石

中でもビリルビンカルシウム石は、胆道の細菌感染が原因となる。ビリルビンは赤血球のヘモグロビンに由来する物質で、水に不溶の間接ビリルビンとして肝臓に送られ、ここで直接ビリルビン（水溶性）に変化して胆汁に排泄される。ところが胆道に細菌感染があると、胆汁内の直接ビリルビンが細菌のβグルクロニダーゼの作用で間接ビリルビンに戻されてしまい、胆道に停滞する。ビリルビンカルシウム石は、これにカルシウムが結合して形成される。

3 消化器 — ④
肝臓

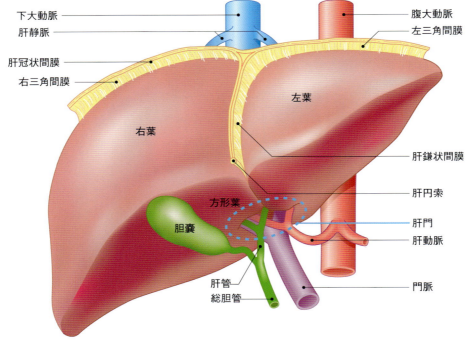

● 肝臓

肝臓の位置と形

　肝臓は、腹腔の右上部、横隔膜直下に位置する人体最大の実質臓器である。正常ではその大半が右肋骨弓の裏に隠れているため、体表からはほとんど触れない。全体に丸みを帯びた三角錐が横になった形を示し、外表面は上面から前面にかけて横隔膜に接する横隔面と、後面から下面にかけての臓側面とに大別される。臓側面は胃・十二指腸・横行結腸・右腎臓などの腹部内臓に隣接し、横隔面は横隔膜に接しているため、呼吸運動（横隔膜の収縮）に伴って上下に移動する（呼吸性移動）。肝臓の重量は新生児で体重の約1/20、成人では体重の1/50（1.2～1.5kg）を占め、40歳頃に最大に達する。

　肝臓実質は肝細胞と血管の集合体からなる構造を示し、豊富な血流（毎分約1L）を受けるため「人体で最も熱い臓器」とも言われる。また、肝細胞はすぐれた予備能力や再生能力を備えており、80%近くが障害されても症状が現れないため「沈黙の臓器」と呼ばれることもある。

　肝臓は、肝鎌状間膜によって大きな右葉（全体の約4/5）と小さな左葉とに区分される。また、下面にはH字形の溝が見られ、この溝によって前方の方形葉と後方の尾状葉とが区別される。H字の横線にあたる中央部には、門脈・肝動脈・肝管（胆汁の輸送路）が出入りする肝門があり、その右前下面に接して胆嚢が位置する。また、肝後部（尾状葉の右側部）にはこれに埋まるようにして下大静脈が走り、肝臓からの血液を集める肝静脈がこれに注ぐ。

　肝臓は、横隔膜に接する部分（無漿膜野）を除く大部分を腹膜に覆われ、腹壁や横隔膜および胃・十二指腸とは腹膜のヒダ（肝鎌状間膜・肝三角間膜・肝冠状間膜・小網）によって連結する。

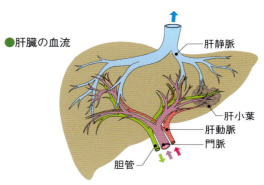

● 肝臓の血流

● 肝鎌状間膜

　肝臓の前上面と、前腹壁～横隔膜との間を結ぶ腹膜のヒダ。下縁には肝円索（胎生期に胎盤からの血液を送っていた臍静脈がヒモ状に閉塞したもの）が通る。

● 肝冠状間膜と肝三角間膜

　肝臓の無漿膜野を取り囲み、横隔膜と連結する腹膜構造（肝冠状間膜）。左右両端部は鋭角な折り返しを示すので三角間膜と呼ばれる。

● 小網

　肝門と胃～十二指腸を結ぶ腹膜ヒダ。肝胃間膜と肝十二指腸間膜とに区分され、肝十二指腸間膜の内部には門脈・肝動脈・肝管（胆管）が通る。なお、小網により腹膜腔前部と隔てられた胃後方の空間を網嚢と呼び、両者の連絡口にあたる部分をウィンスロー孔と呼ぶ。

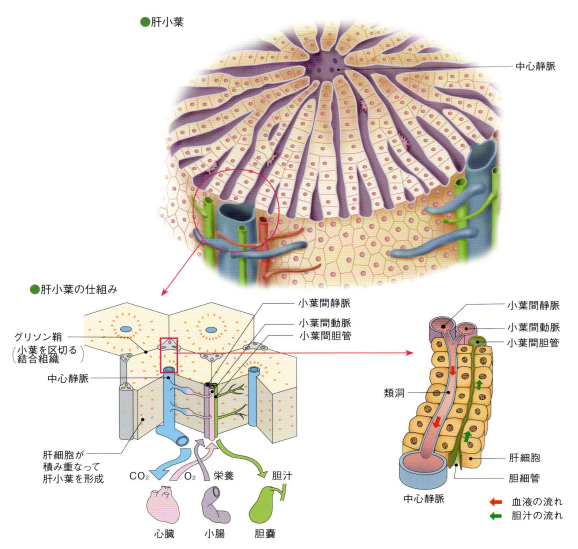

●肝小葉

中心静脈

●肝小葉の仕組み

グリソン鞘
（小葉を区切る
結合組織）

小葉間静脈
小葉間動脈
小葉間胆管

中心静脈

肝細胞が
積み重なって
肝小葉を形成

CO_2　O_2　栄養　　胆汁

心臓　小腸　胆嚢

小葉間静脈
小葉間動脈
小葉間胆管

類洞

肝細胞
胆細管

中心静脈

🟥 血液の流れ
🟩 胆汁の流れ

肝臓の血管系

　消化管をはじめとする各種腹部臓器からの血液は、それぞれの静脈を通って門脈に注ぎ、ここから肝臓へと送られる。すなわち、胃や腸で吸収された栄養素や薬物は門脈から肝臓に送られ、ここで代謝されてから血流に戻り、心臓から全身へと分配される。このように、門脈は肝臓の働きに係わる物質を送るための血管であるゆえ、「肝臓の機能血管」と呼ばれる。一方、肝動脈は腹腔動脈（←腹大動脈）の枝で、酸素に富む動脈血を供給する役割を果たすことから「肝臓の栄養血管」と呼ばれる。しかしながら、実際の門脈血には酸素も豊富に含まれているため、肝臓が必要とする酸素量の約半分は門脈血によって供給されると言う。

　肝臓へ流入する血液の80％は門脈血、20％が肝動脈血である。これらの血管は肝臓内で細かく分枝し、互いに合流した後、肝細胞索の間を走る洞様毛細血管（類洞）に連絡する。肝臓に注がれた血液は類洞を通過する間に肝細胞との間で物質交換され、その後は中心静脈から肝静脈に注ぎ、肝後面を走る下大静脈から心臓へと送られる。

　肝臓は、肝臓内における門脈・肝動脈系の分枝により、いくつかの区域に分けられる。この区域を肝表面から明確に区別することはできないが、胆嚢と下大静脈を結ぶ線（カントリー線）によって機能的右葉と機能的左葉に大別される。さらに、機能的右葉は前区と後区に、機能的左葉は内側区と外側区に分けられるが、尾状葉はこれらの区域とは独立した領域として扱われる。

　肝臓の実質は約2,500億個の肝細胞からなり、肝細胞の配列で形成される肝細胞索と、その間を走る洞様毛細血管（類洞）によって構成される。肝細胞索は、類洞が注ぐ中心静脈を中心として肝小葉と呼ばれる集合体を形成する。肝小葉は小葉間結合組織（グリソン鞘）によって包まれる多角柱様の肝実質組織で、それぞれ約50万個の肝細胞を含む。

　肝小葉周囲のグリソン鞘には、門脈の枝である小葉間静脈、肝動脈から続く小葉間動脈、そして肝細胞が分泌する胆汁を肝管に送り出す小葉間胆管が並んでおり、肝3つ組と呼ばれる。小葉間動・静脈は肝小葉に入る直前で合流して類洞に入り、ここで肝細胞の処理を受けた後、中心静脈を経て肝静脈へ注ぐ。一方、肝臓で生成された胆汁は肝細胞同士の間隙にある胆細管に分泌され、ここから小葉間胆管を通って肝管に至り、肝門から肝外へと出る。

　肝細胞には数多くの機能が備わっており、栄養物質の代謝、薬物の分解・解毒、胆汁の生成、血液凝固物質の生成、造血および赤血球処理などに働く。肝臓で処理された後の物質は、血液循環を介して全身に送られたり、胆汁とともに腸管内へと排出される。しかし、肝臓の処理能力を超えて摂取された物質は、血液循環を介して何度も肝臓を巡ることになる。例えば、飲酒によって吸収されたアルコールも、肝臓でアセトアルデヒド・酢酸からCO_2・水などに分解されるが、肝臓の処理能力を超えて飲酒すると、分解されなかったアセトアルデヒドが全身に送られ、頭痛や悪心などの二日酔い症状が起こる。

臨床関連

肝炎、肝硬変、肝がん

■ 急性肝炎

　ウイルス感染・薬物・アルコールなどによる急性炎症性肝障害で、一般にはA～E型肝炎ウイルスによって起こる。障害された肝組織には、肝細胞の腫大と壊死・リンパ球浸潤・結合組織の線維化と小葉構造の乱れなどが見られる。

　肝炎ウイルスのうち、A型ウイルスは糞便中に排泄されるため、生水や魚貝の生食で感染し、E型ウイルスも豚の肝臓などから経口感染する。いずれの肝炎も慢性肝炎には進展しないが、妊婦のE型では劇症肝炎を起こす例もある。

　一方、B型ウイルス（HBV）は血液や唾液・精液に含まれ、傷や注射・性行為を介して感染する他、母子垂直感染も見られる。劇症肝炎は稀であるが、約10％が慢性肝炎に進展する。C型も同様の感染様式をとり、症状も類似する。慢性肝炎に進展すると、多くが肝硬変から肝がん発症の危険性を持つ。なお、D型肝炎はHBVの存在下でのみ感染するが、60％以上が肝硬変を起こすと言う。

■ 慢性肝炎

　自己免疫や代謝異常など、種々の原因による炎症性肝機能障害が6カ月以上続くものを慢性肝炎と言い、炎症を伴う肝細胞壊死と線維化を特徴とする。炎症は門脈域とその辺縁および肝小葉に起こるリンパ球浸潤が主体で、強い炎症反応の場合は肝細胞壊死も見られる。一方、線維化は門脈域周囲に始まり、門脈域を結ぶ架橋線維化を形成したのち肝硬変へと進展する。

　ウイルス性慢性肝炎としてはB型およびC型の慢性肝炎が多いが、一般に自覚症状に乏しく、黄疸を示すことも稀である。B型慢性肝炎では、肝細胞内に抗原（HBsAg）が蓄積するため、すりガラス様の組織像や肝細胞壊死を呈し、肝小葉や門脈域にはリンパ球浸潤が見られる。一方、C型肝炎ではリンパ濾胞形成が特徴的とされ、肝細胞の脂肪化や胆管の傷害も見られる。なお、C型慢性肝炎はB型のものよりも肝硬変に移行しやすいと言う。

●肝炎の原因

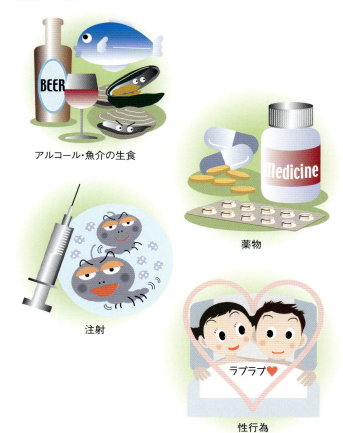

アルコール・魚介の生食

薬物

注射

性行為

●慢性肝炎

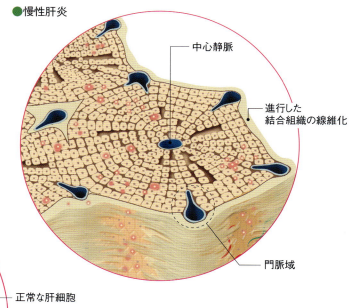

中心静脈／進行した結合組織の線維化／門脈域

●急性肝炎

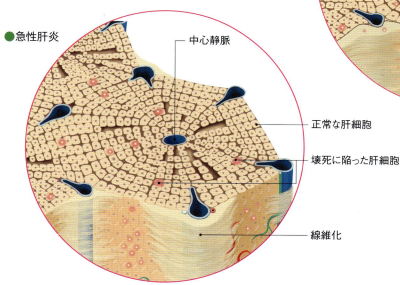

中心静脈／正常な肝細胞／壊死に陥った肝細胞／線維化

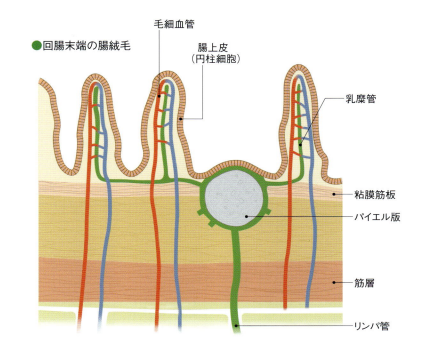

小腸のミクロ構造

他の消化管と同様、小腸壁も粘膜・筋層・漿膜の3層からなるが、その粘膜には輪状ヒダ・腸絨毛といった独特の構造が備わっており、効率的な消化・吸収にあずかる。

小腸の粘膜

● 輪状ヒダ

小腸の粘膜には、内腔に向かう輪状ヒダ（ケルクリングのヒダ）が見られる。輪状ヒダは小腸の長軸に対して直角方向に走るヒダで、その長さは腸壁全周の1/2〜2/3のものが多い。輪状ヒダは十二指腸の始部や回腸末端では見られないが、その間、特に空腸の上部で最も発達する。空腸と回腸で見ても、回腸に比べて空腸の輪状ヒダは数も多く、背も高い。輪状ヒダの存在により、小腸の吸収面積は約3倍広くなると言われる。

輪状ヒダは、粘膜下組織を含めた粘膜全層がヒダ状に突出してできている。断面で見ると、個々の輪状ヒダは筋層の上に並んで位置し、ヒダの表面には粘膜固有層の隆起によって形成される腸絨毛が密在する。一方、輪状ヒダの深部は粘膜下組織でできており、内部には神経・血管・リンパ管などが含まれる。一般に十二指腸の輪状ヒダは厚みがあり、粘膜下組織に十二指腸腺を備えるが、空腸の輪状ヒダは粘膜下組織が薄く、腺も認められない。

● 腸絨毛

輪状ヒダの表面には、粘膜上皮と粘膜固有層によって形成される（腸）絨毛が密生している。腸絨毛は高さ1mmほどの指状突起で、1mm²あたり20〜40本見られ、これによって吸収面積は約30倍増加すると言われる。また、空腸の腸絨毛は指状であるが、十二指腸では幅の広い葉状の絨毛が多く、回腸では細く短いものが多い。

腸絨毛には粘膜固有層からなる芯部があり、細動脈・細静脈・毛細血管網・毛細リンパ管（乳糜管）などが含まれている。絨毛を覆っている上皮細胞に取り込まれた栄養は、毛細血管や乳糜管から血液あるいはリンパ中へと入る。なお、腸絨毛の基部の間には上皮が管状に陥凹した陰窩が見られる。陰窩は腸腺とも呼ばれ、消化酵素を分泌すると考えられていたが、現在では否定的である。

● 粘膜上皮

小腸の粘膜上皮は単層の円柱上皮で腸上皮細胞とも呼ばれ、その間に杯細胞（粘液を分泌）が混在する。腸上皮細胞は高さ25μmほどの円柱形を示し、内腔側表面には多数の微絨毛を備えている。微絨毛は、長さ1μmほどの細胞膜の突起で、一個の細胞に1000個を数えるため、光学顕微鏡レベルでは線条を示す帯（線条縁と言う）として見えるにすぎない。この微絨毛により、小腸の吸収面積は600倍にも増大すると言う。

● リンパ小節

粘膜上皮の下層には、腸絨毛の芯を形成する粘膜固有層が見られ、ここにはリンパ小節も認められる。リンパ小節は直径2mmほどのものが多く、小腸全域に観察されるが、特に回腸で多い。一般に小さなリンパ小節は固有層深部に位置するが、大きなものは粘膜全層に広がり、粘膜表面を隆起させることもある。時に複数のリンパ小節が集合をなすことがあり、集合リンパ小節（パイエル板）と言う。パイエル板は直径数cmの楕円形で、粘膜下組織に達するものもあり、主として回腸に20〜30個ほど見られる。

小腸における消化・吸収

摂取された食物は、消化液に含まれる消化酵素によって化学的に処理（管内消化）され、糖質は主に二糖類、タンパク質はオリゴペプチド（2〜3個のアミノ酸からなるペプチド）まで分解される。しかし、腸管から吸収されるためにはさらに分解が必要であり、その過程は微絨毛に含まれる種々の酵素によって行われる（膜消化と言う）。これにより、糖質はグルコースに、タンパク質は小さなペプチドやアミノ酸に分解され、腸上皮に取り込まれる。その後、腸上皮細胞に取り込まれたこれらの栄養は、腸絨毛の芯部にある毛細血管内へと吸収される。

一方、食物脂肪は少し異なる過程で消化・吸収される。脂肪は胆汁の働きで乳化された後、膵液のリパーゼによって脂肪酸とグリセリドに分解されて腸管から取り込まれる。取り込まれた脂肪酸とグリセリドは細胞内で再合成されて乳糜球となり、腸絨毛の細胞間隙に放出される。乳糜球は巨大な粒子であるため、毛細血管には吸収されないので腸絨毛内にあるリンパ管（乳糜管）に取り込まれ、その後に静脈系を経由して血液循環系に入る。

このように、食物栄養は大部分が小腸から循環系へと吸収されるが、その過程において、小腸粘膜の腸絨毛や腸上皮細胞の微絨毛は重要な役割を担っているのである。

3 消化器 ― ⑥
大腸

■ 結腸

　一般に、小腸に続く長さ約1.5mの消化管を大腸と言うが、その大部分は結腸と呼ばれる。すなわち、大腸は盲腸（約5cm）・結腸（約1.3m）・直腸（約15cm）からなり、結腸はさらに上行結腸・横行結腸・下行結腸・S状結腸に区分される。なお、直腸末端の5cmほどの部を肛門管と言う。

　結腸は右腸骨窩（骨盤の右上部）の盲腸に始まり、右側の後腹壁を上行（上行結腸）した後、肝臓下面に接する所（右結腸曲）で左に曲がって横行結腸となる。横行結腸は胃の大弯の前下方を左に走り、脾臓の下（左結腸曲）で曲がって下行結腸となった後、さらに左腸骨窩でS状結腸と名前を変え、第3仙椎の高さで直腸に移行する。

■ 結腸の特徴的構造
　結腸には、他の消化管とは異なる特徴的構造が見られる。

● 結腸ヒモ
　結腸の表面に縦走する3本のヒモ状構造で、結腸壁の縦走筋層が3カ所に集まってできる。横行結腸で区別しやすく、結腸間膜が付着する間膜ヒモ、大網が付着する大網ヒモ、表面から見える自由ヒモに分けられる。

● 結腸膨起（ハウストラ）
　結腸ヒモは普通、緊張しているため、結腸は部分的に収縮してシワ状の凹凸を示す。そのうち結腸表面の膨らみを結腸膨起、結腸膨起の間の溝を結腸切痕と言う。また、内腔面には結腸切痕に対応して結腸半月ヒダが見られるが、これは縦走筋が収縮した時に粘膜が寄るためにできるヒダで、縦走筋が伸びると消失する。

● 腹膜垂
　自由ヒモや大網ヒモの表面見られる小突起を腹膜垂と言い、下層の脂肪組織が局所に集まって形成される。

■ 盲腸

■ 盲腸の構造
　回腸が大腸に連絡する部位を回盲部と言い、その連絡口である回盲口より下方の袋状部分を盲腸と言う。回盲口では回腸が大腸内腔に突出するため、腸壁によってクチビル

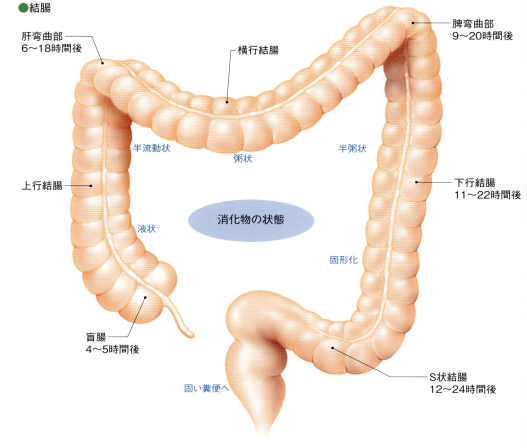

● 結腸

肝弯曲部 6～18時間後
横行結腸
脾弯曲部 9～20時間後
半流動状
粥状
半粥状
上行結腸
下行結腸 11～22時間後
液状
消化物の状態
固形化
盲腸 4～5時間後
S状結腸 12～24時間後
固い糞便へ

排便は24～72時間後

様の回盲弁（バウヒン弁）が形成される。回盲口では回腸の輪層筋が括約筋のように囲み、大腸内容の逆流を防いでいるが、乳幼児では回腸の突出が著しいため、大腸の内腔に大きく入り込んで腸重積症を引き起こすこともある。

　盲腸はそのほぼ全体を腹膜によって包まれている。したがって、盲腸にはいわゆる腸間膜は見られないが、回腸との間には腹膜のヒダ（回盲ヒダ）を有している。このため、盲腸は腸間膜がないにもかかわらず大きな移動性を示し、時に過度の移動（移動盲腸）やねじれ（捻転）を起こすことがある。

　なお、盲腸の後下部には長さ5～6cm、太さ0.5ほどの指状突起が見られる。この突起は虫垂と呼ばれ、内部は盲管で粘膜下には多量のリンパ組織が含まれる。

　虫垂に起こる化膿性炎症を虫垂炎と言い、俗にいう盲腸炎がこれにあたる。虫垂内腔の狭窄などによって内圧の上昇が起こり、腸内細菌による二次感染や腸管壁の血行障害が引き起こされて生じると考えられている。穿孔すると腹膜炎に移行しやすく、特に大網（局所を包んで炎症の波及を防ぐ）の未発達な乳幼児では危険である。

大腸壁

大腸壁の構造

　結腸は、基本的には他の腹部消化管と同様の3層構造（粘膜・筋層・漿膜）を示すが、他では見られないいくつかの特徴的構造も備えている。

　結腸の粘膜には、小腸に見られる輪状ヒダや腸絨毛は見られない。このため、粘膜表面は平滑であるが、これらの構造の代わりに、結腸半月ヒダや密在する深い陰窩などが認められる。結腸の陰窩は長さ約0.5mmで、口側部では主に吸収上皮細胞から構成されるが、肛門に近づくにつれ、大多数が粘液を分泌する杯細胞で占められるようになる。すなわち、陰窩は消化液を分泌する腸腺ではないが、粘液（pH約8.4）を分泌する役割を持っており、分泌液は粘膜の保護と腸内容移送の円滑化に働く。なお、陰窩や粘膜を構成する上皮細胞は1週間ほどの周期で交代する。

　結腸の粘膜固有層・粘膜筋板・粘膜下組織は、基本的には小腸と同様である。粘膜固有層にはリンパ球・形質細胞・好酸球などを含む孤立性リンパ小節が見られ、発達したものは粘膜下組織にまで達する。

　一方、筋層は消化管の一般構造とは異なり、外縦筋層が3本の結腸ヒモと呼ばれる筋束にまとまる。このため、結腸は部位によって内輪層のみからなる筋層を持つ。両筋層の間には、**筋間神経叢**（アウエルバッハ神経叢）と呼ばれる自律神経叢が発達し、筋の緊張・収縮に関与する。

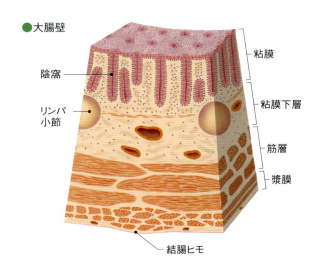
● 大腸壁

大腸の働き

　大腸には消化作用はほとんどなく、主な役割は水分吸収と糞便形成にある。がんなどで大腸を広範切除されると強い下痢を生じるのはこのためである。

　普通、食後4～5時間すると、腸内容は回盲部を通って上行結腸に送られる。特に新たな食物が胃に入ると、これが刺激となり、回盲弁が開いて小腸の内容物が大腸に移行する（胃回腸反射）。この際、横行結腸より肛門側で大きな蠕動運動（大蠕動）が起こり、糞便が直腸に押し出されるため便意を生じる。これを胃結腸反射と言い、成人では1日に1～2回（特に朝食後に）見られると言う。

　上行結腸に入った内容物は1～2時間停滞する。これは上行結腸で起こる蠕動と逆蠕動のためで、これによって腸内容の水分が吸収されて半流動体になり（食後約7時間）、さらに1時間ほどして横行結腸に至る頃には粥状となる。腸内容は下行結腸に至るとさらに水分吸収されて固形化が進み、半固形状の糞便が形成される（食後約12時間）。形成された糞便はS状結腸に数時間留まるが、胃結腸反射などによって直腸に入ると内圧が亢進され、便意を生じるとともに反射的に排泄を促す（排便反射）。

　このように、大腸における内容物の移送は18時間余りをかけて行われ、この間に水分吸収や腸内細菌による発酵などが起こる。何らかの原因で大腸内容の水分吸収が阻害されたり、反対に腸からの水分分泌が過剰になると、水分量が増大した泥状～液状の便が排出されることになる。これを下痢といい、この際には腸管運動も異常な亢進を示す。

　反対に、腸管運動の低下や過剰な水分吸収により糞便の固形化が亢進すると便秘を生じる。便秘とは「糞便の大腸内通過が遅延したもの」を言い、大腸の機能障害によるもの（痙攣性便秘・弛緩性便秘など）や、直腸の排便機能低下によるもの（習慣性便秘）などがある。

臨床関連

大腸ポリープ

　大腸の粘膜から隆起した限局性の腫瘤を大腸ポリープと言い、その大部分は上皮性のものである。病理組織学的にはがん化する可能性のある腫瘍性ポリープ（腺腫性）と、がん化しない非腫瘍性（良性）ポリープとに大別され、非腫瘍性ポリープはさらに過形成性ポリープや炎症性ポリープに分けられる。一般に、大腸ポリープの80%がS状結腸～直腸に形成される腺腫性ポリープであり、そのうちの10%ががん化すると言われる。

　大腸ポリープの多くはS状結腸～直腸に発生する。肉眼的には有茎性のものと無茎性のものがあり、単発のものや数個が同時に発生するものがある。大部分は明らかな症状を示さないが、表面にびらんが生じると出血が起こり、下血や血便を見る。ポリープからがん化する例は一部であるが、予見はできないため、発見されたポリープは内視鏡下で摘出（ポリペクトミー）・検査される。

　なお、大腸粘膜にポリープが多発し、玉石を敷きつめたように見える例もある（ポリポージス）。組織学的には腺種性ポリープで、遺伝性が認められることから家族性大腸腺腫症（家族性大腸ポリポージス）と呼ばれる。一般に10歳頃から大腸全域にポリープが多発し、成人では1,000個以上に達する。40歳頃までに50%、60歳頃までにほぼ全例でがん化すると言われ、全結腸摘除手術の適応となる。

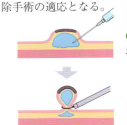

● 内視鏡的治療

平坦ながんは生理食塩水を注入して浮き上がらせる。

スネアを締め、高周波電流を流し切除する。

臨床関連

大腸と病気

結腸を含む大腸疾患は、炎症性疾患、腫瘍、機能異常などに大別される。炎症性疾患としては急性虫垂炎、潰瘍性大腸炎、クローン病などがあり、中でも虫垂炎は外科的治療の対象となる炎症として小児や若年者に多い。クローン病は原因不明の慢性炎症性疾患で、回腸末端～大腸における縦長の潰瘍形成が特徴とされる。

一方、腫瘍としては大腸粘膜に生じる腺腫性ポリープや大腸腺がんがあり、腺腫性ポリープは前がん病変としても注目されている。また、前がん病変としては潰瘍性大腸炎も重要で、寛解と再燃を繰り返すうちに大腸がんを発症する例もある。なお、大腸の機能異常としては、アウエルバッハ筋間神経叢の変性・消失による先天性巨大結腸症（ヒルシュスプルング病）や、筋層の運動異常と内圧亢進による大腸憩室症などがある。

■ 虫垂炎

糞石などで虫垂の内腔が閉塞され、内圧亢進による循環障害や、細菌感染による化膿性炎症を生じたものを虫垂炎と言い、一般に急性に発症する例（急性虫垂炎）が多い。

初期の段階では虫垂は全体に腫脹し、細菌感染によって内腔に膿の貯留が起こる（カタル性虫垂炎）。病態が進行するにつれて血管拡張や充血は強まり、虫垂内に膿瘍が形成されるようになる（化膿性虫垂炎）。さらに悪化すると著しい腫脹が起こり（壊疽性虫垂炎）、最後は虫垂壁が破れて腹腔内に膿汁が排出される（穿孔性虫垂炎）。

発病初期にはみずおち（上腹部）から臍部に腹痛を訴えるが、次第に右下腹部痛へと移行し、その部位を押すと明らかな痛みを自覚するに至る（圧痛）。圧痛は急性虫垂炎の診断に重要で、虫垂の位置に相当するマクバニー点（臍と右上前腸骨棘を結ぶ線の外側1/3の点）やランツ点（左右上前腸骨棘間の右1/3の点）は虫垂炎の圧痛点として知られる。

なお、虫垂炎には典型的な症状を示さないものがあり、特に小児や高齢者では痛みの部位が確定できない例も多い。また、妊婦の場合も子宮による圧迫などで症状が一定せず、診断が遅れやすいために注意を要する。

■ 大腸がん

大腸に生じる悪性腫瘍をまとめて大腸がんと言い、腸管に原発するがんの大部分を占める。大腸がんは直腸やS状結腸が好発部位（できやすい場所）とされ、大腸がんの約50％が直腸がん、約20％がS状結腸がんであると言う。もともと、大腸がんは欧米に多いとされるが、最近では日本においても増加傾向にあり、食生活の変化（動物性脂肪摂取増大）が影響しているとも言われている。

大腸がん、特に下行結腸～直腸に生じたがんの初発症状は下血（血便）である。がんが増大して腸管の狭窄が起こると排便異常や腸閉塞による痛みを生じることもあるが、周囲の腹膜などに浸潤するまでは痛みがないことが多い。一方、上行結腸のがんは無症状のまま進行する例が多く、進行がんとなってから右下腹部の腫瘤や下痢、そして黒色便などが出現して異常に気付くこともある。

大腸がんは、腸管壁におけるがんの浸潤（広がり）が粘膜内あるいは粘膜下層に留まる早期がんと、筋層に及ぶ進行がんに大別されるが、臨床領域では、肉眼形態・浸潤の深さ（下図）・リンパ節転移などにより細かく分類されている。国際的に広く用いられているデュークス分類では、がんが筋層内に限局するもの（A型）、がん浸潤が筋層を貫いて浸潤するがリンパ節転移のないもの（B型）、リンパ節転移を示すもの（C型）の3種に区分されている。

● 大腸がんの分類

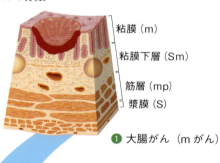
❶ 大腸がん（m がん）

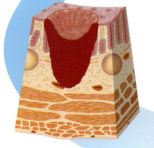
❷ 大腸がん（Sm がん）

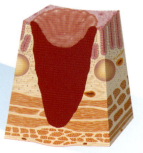
❸ 大腸がん（mp がん）

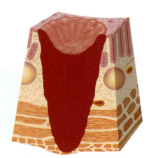
❹ 大腸がん（SS がん）

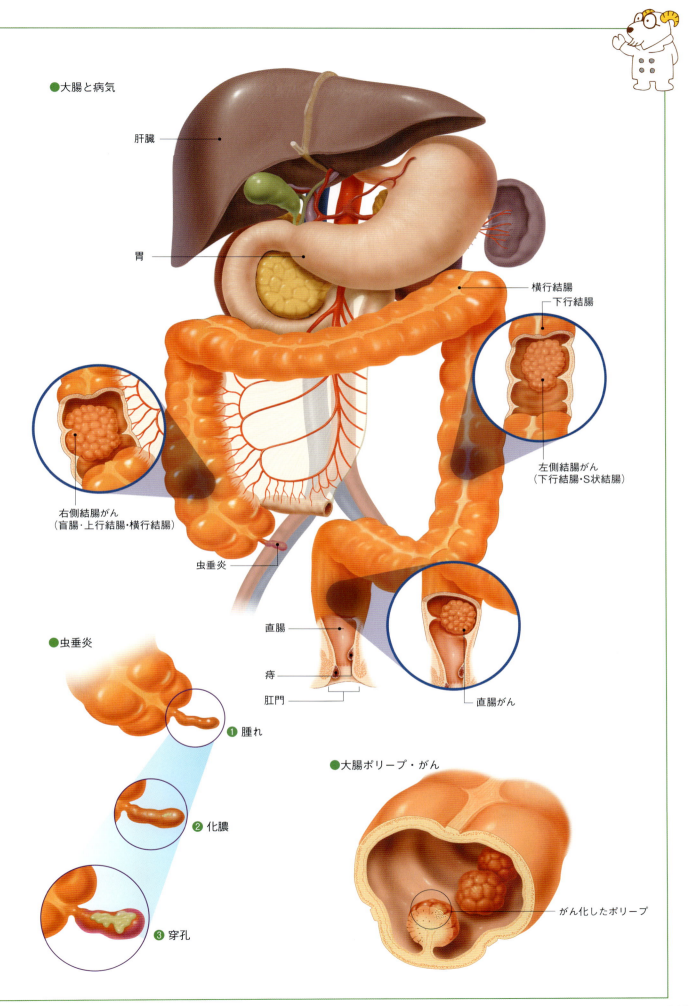

3 消化器—⑦
直腸と肛門

●直腸の位置

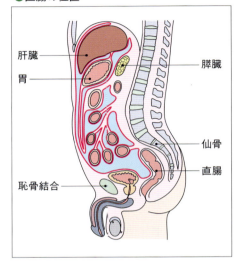

●直腸と肛門

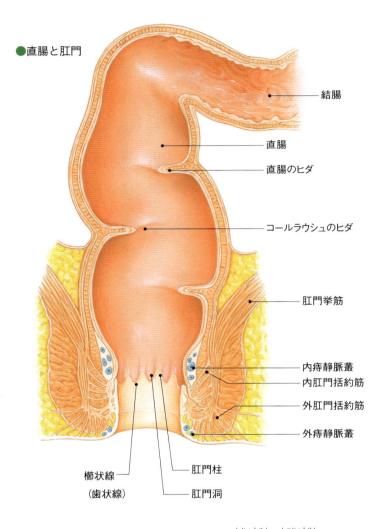

■ 直腸と肛門

　第3仙椎の高さでS状結腸から続く消化管の終末部を直腸と言い、およそ20cmの長さを持つ。直腸は膀胱と前立腺（女性では子宮）の後方を仙骨の前面に沿って下行し、骨盤隔膜（骨盤底の筋）を貫いた所で肛門管に移行する。骨盤隔膜を貫く直前の直腸は拡張して直腸膨大部をなす。

　直腸が骨盤隔膜を貫いてから肛門に開くまでの3cmほどの部分を肛門管と言う。直腸膨大部と肛門管との境界は骨盤隔膜、特にループ状の恥骨直腸筋によって囲まれる。この筋によって直腸は前方に引っ張られるため、直腸〜肛門管移行部は前方に凸の屈曲（会陰曲）を示す。

■ 直腸〜肛門管の断面

　直腸下部の拡張部分を直腸膨大部と言い、骨盤隔膜を貫通する直上に位置する。膨大部の上部内面には数本の横走するヒダがあり、中でも最も明瞭なものはコールラウシュのヒダ、あるいはヒューストン弁と呼ばれる。このヒダは腹膜腔下端の高さ（肛門から約6cm）に位置するため、漿膜（腹膜）に包まれた直腸の下縁を探る目安となる。

■ 痔帯

　一方、肛門管内面には肛門柱と呼ばれる縦ヒダが見られる。肛門柱下縁を結ぶ線を歯状線（櫛状線；肛門から約2cm）と言い、直腸粘膜はこの線を境に円柱上皮から重層扁平上皮に変わる。また、歯状線付近には内肛門括約筋の高さに一致した帯状領域があり、粘膜下に発達した静脈叢（内痔静脈叢；直腸静脈叢）を持つため青白色を示し、痔帯（痔輪）と呼ばれる。この領域は内痔静脈叢によって、排便前の肛門閉鎖に働くクッションとなる。

■ 歯状線

　歯状線は、直腸〜肛門管に分布する血管の境界でもあり、歯状線より上には上直腸動・静脈、下には下直腸動・静脈が分布する。2つの領域の違いは静脈系で顕著で、歯状線より上からの静脈血が上直腸静脈から下腸間膜静脈を通って門脈（→肝臓）へ向かうのに対し、歯状線より下からの血流は内腸骨静脈から下大静脈へと直接注ぐ。この違いは直腸がんが血行性に転移する際の転移先にも関連しており、上部直腸のがんが肝転移を起こしやすいのに対し、下部直腸のがんが肺転移を生じやすい理由ともなっている。

> 臨床関連

痔

■ 痔核

　肛門管の粘膜下には、歯状線を挟んで直腸静脈叢（内痔静脈叢）と肛門静脈叢（外痔静脈叢）とが見られる。これらの静脈叢にうっ血が起こり、静脈叢が瘤状に拡張したものを痔核と言う。肛門管の静脈には弁がなく、心臓よりも低い位置にあることがうっ血の要因であるが、これに便秘や過度のいきみなどが加わると静脈瘤を生じやすい。

■ 内痔核と外痔核

　痔核には、直腸静脈叢にできる内痔核と肛門静脈叢にできる外痔核とがある。内痔核は歯状線より上（内痔静脈叢）に生じる痔核であるが、この領域は自律神経に支配されるため、粘膜に裂傷を生じてもいわゆる痛み（体性痛）は伴わない。これに対し、櫛状線より下（外痔静脈叢）に生じるものを外痔核と言う。この部の肛門粘膜には体性感覚神経（陰部神経）が分布するため、裂傷などがあると強い痛み（体性痛）を感じることが多い。ただし、内痔核も粘膜内に内出血を起こすと、肛門括約筋に圧迫され、いきみなどで痛みを感じることもある。

■ 痔瘻と裂肛

　肛門管の歯状線付近には多数の肛門腺の開口が見られ、ここから細菌感染が起こって化膿性炎症を生じることがある。一般に、肛門腺の急性化膿性炎症を肛門周囲膿瘍、慢性化膿性炎症を痔瘻という。肛門周囲膿瘍では肛門腺に沿って膿瘍（うみの腫瘤）が生じ、疼痛・発熱・悪寒などの症状も発現する。これがさらに深部に至り、直腸下部や肛門周囲の皮膚に貫通したものを痔瘻と言い、難治性の膿排出を起こす。痔瘻では膿によって肛門周囲に皮膚炎などが生じ、激しいかゆみや痛みを伴うことが多い。

　一方、硬い糞便の排泄などにより、肛門管下部の皮膚に小裂傷を生じたものを裂肛（切れ痔）という。排便時に激しい痛みや出血を見るため、排便を我慢することで便秘が悪化し、反復して裂傷を起こしやすい。特に弾力性に乏しい肛門後面に起こることが多く、慢性化すると糞便内の細菌によって感染を起こしやすい。裂肛が慢性化すると、周囲にいぼ（皮膚突起）やポリープ（肥大乳頭）を生じる。

● 内痔核と外痔核

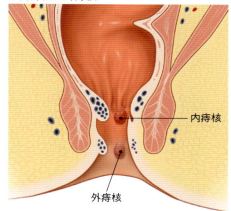

● 肛門周囲膿瘍

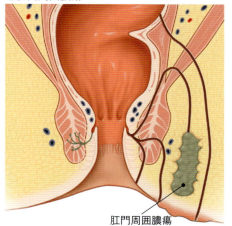

● 裂肛

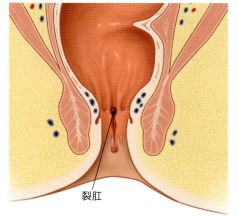

[3] からだを維持する仕組み

4 泌尿器 ― ①
腎臓

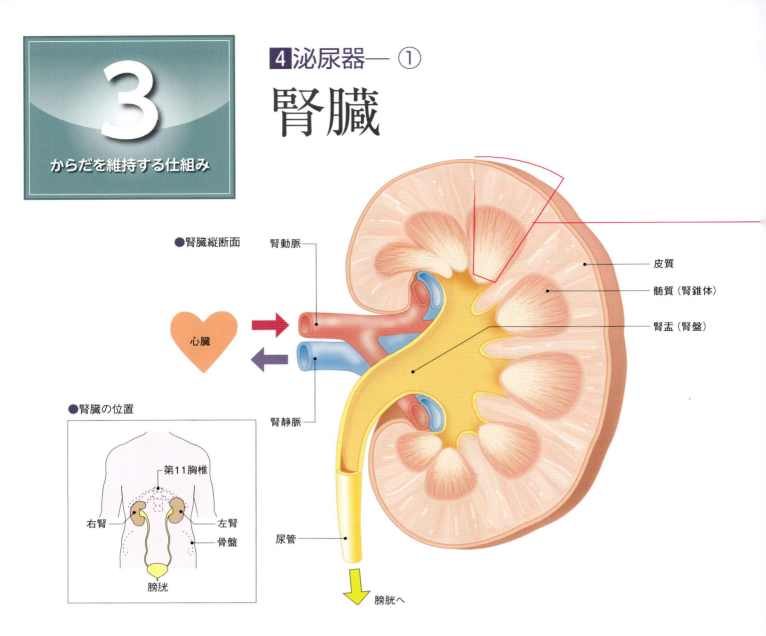

■■腎臓の位置と形

腎臓は脊柱を挟んだ背部の両側にあり、体表における目安としては肘の高さに一致する。腎臓は長さ約10cm、幅約5cm、重さ100～120gのそら豆のような形の器官で、左腎は第12胸椎～第3腰椎の高さにあるが、右腎はその上方に肝臓が場所をとるために左腎よりやや低く位置する。また、腎臓は後腹壁に接し、前面を腹膜で覆われる腹膜後器官であるが、周囲を厚い脂肪組織によって包まれるために、後腹壁との連結はゆるく、呼吸時の横隔膜運動により2～3cm上下動する（呼吸性移動）。

腎臓の内側中央には腎門と呼ばれる凹みがあり、大動脈から腎臓に注ぐ腎動脈、腎臓を通った血液を下大静脈に戻す腎静脈、そして尿の排出路である尿管が出入りする他、腎神経叢からの自律神経線維もここから出入りする。なお、尿管は腎門の深部（腎洞と言う）では腎盤（腎盂とも言う）に続き、さらに腎杯と連絡する。生成された尿は腎杯から腎盤、尿管を経て膀胱へと送られる。

■ 腎臓の中の構造

腎臓は皮質（表層）と髄質（深層）に区別される。皮質は豊富な血流を受けるために赤く、髄質は主に尿を送り出す管構造からなるため、淡い色調を示す。髄質を構成するのは10～20個の腎錐体と呼ばれる構造で、尿の輸送である尿細管や集合管が集まってできている。錐体は頂点を腎門側に向けた三角錐状をなし、先端は腎乳頭となって腎洞内に突出、ここに錐体内の集合管（乳頭管）が開口する。

一方、皮質は被膜下の領域で、腎錐体を包むように位置するとともに、隣合う腎錐体に挟まれた部分（腎柱）を埋める。腎皮質には血液濾過により原尿をつくる腎小体が含まれており、ここに血液を送る豊富な血管も見られる。

腎臓は腎動脈（←腹大動脈）から血液を受ける。腎動脈は数本に分かれた後、葉間動脈となって腎柱内を進み、弓状動脈に分かれて腎錐体の表層を走る。弓状動脈からは多数の小動脈が分かれ、腎小体に向かう輸入細動脈を出す。腎臓に送られる血液量は毎分1L（心拍出量の約20％）に達する。

■ 腎小体

腎皮質に見られる直径0.2mmほどの構造で、1個の腎臓に約100万個が備わっている。腎小体は血液を濾過して原尿（尿のもと）をつくる部分で、毛細血管が糸玉状に集まってできた糸球体と、これを包む袋（ボウマン嚢）からなる。糸球体は輸入細動脈から分枝した毛細血管によって形成される構造で、再び合流して輸出細動脈となった後、腎小体を離れる（細動脈の出入口を血管極という）。糸球体の役割は、毛細血管を流れる血液を濾過して原尿をつくり、

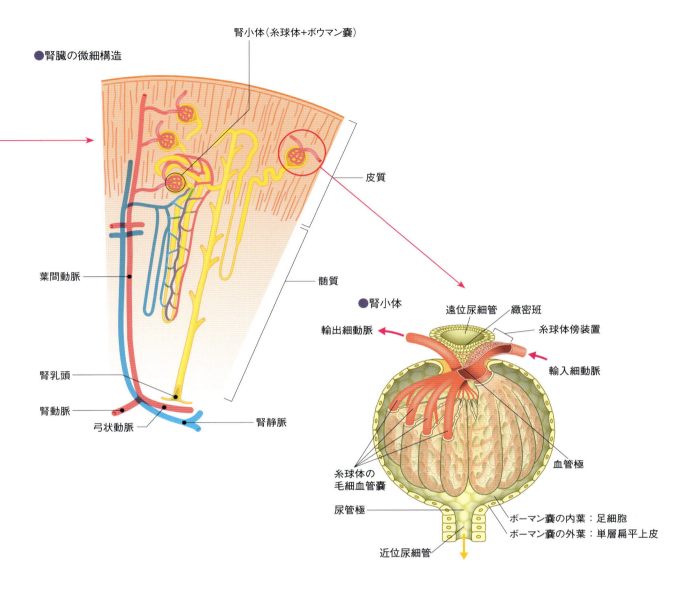

●腎臓の微細構造

●腎小体

ボウマン嚢（糸球体嚢）から尿細管へ送り出すことである。糸球体濾過によって生成された原尿はボウマン嚢に集められ、ここから尿細管へと送り出される。

■ ネフロン

腎臓には、尿生成にあずかる構造がぎっしりと備わっている。すなわち、尿生成の機能単位とされるネフロン（腎単位）と、生成された尿を腎臓から送り出す集合管である。このうち、腎小体と曲尿細管は主として皮質に分布しており、直尿細管および集合管は髄質にある。

■ 尿細管

腎小体のボウマン嚢から出る長さ15cmほどの管。1個の腎小体から1本の尿細管が出るので、これをまとめてネフロン（腎単位）と言う。尿細管は腎小体に始まり、いったん腎髄質まで下降した後、Uターン（ヘンレのループと言う）して皮質に戻り、腎小体の近くで輸入細動脈に接してから集合管に注ぐ。その間、尿細管は部位と形によって名称を変え、近位曲尿細管・近位直尿細管・ヘンレのループ・遠位直尿細管などと呼ばれる。尿細管の壁は一層の上皮細胞からなるが、細胞の種類は部位によって異なり、特に近位尿細管の細胞では活発な再吸収を反映して多数の微絨毛が見られる。

尿細管は全長に渡って毛細血管（←輸出細動脈）に囲まれ、ここで原尿に含まれる電解質や水の再吸収が行われる。すなわち、腎臓では、腎動脈→輸入細動脈→糸球体毛細血管→輸出細動脈→尿細管周囲毛細血管→腎静脈の順に血液が流れ、毛細血管を挟んで動脈が並ぶ独特の循環様式（怪網という）を示す。

■ 集合管

数本の尿細管が合流してできる管。集合管は腎髄質を下行しながら互いに集まり、最後は乳頭管（直径約0.2mm）となって腎乳頭先端で開く。普通、1個の乳頭に20〜30の乳頭管が開口する。

■ 腎小体の微細構造

腎小体は、糸球体（毛細血管の集合）と、ここで濾過された原尿を受けるボウマン嚢から構成される。糸球体の毛細血管はその周りを基底膜と上皮細胞で包まれ、血液中の物質のうち排出してはならないものを止める役割を持つ。何らかの原因でこの機構が破壊されると、尿中に血球やタンパク質が漏れ出して血尿やタンパク尿が出現する。

なお、腎小体の血管極には傍糸球体装置と呼ばれる内分泌細胞群があり、血圧調節に関与するレニンという物質を分泌する。

［3］からだを維持する仕組み

3 からだを維持する仕組み

4 泌尿器 — ②
尿ができる仕組み

■ 尿ができる仕組み

尿を生成するために腎臓に流入する血液は、毎分1L、1日に1500Lに達する（腎血流量と言う）。腎臓に入った血液は腎動脈の枝を通って皮質に送られ、輸入細動脈から糸球体（毛細血管）に注いだ後、濾過を受ける（糸球体濾過）。

糸球体濾過は、糸球体毛細血管の血圧と糸球体嚢（ボウマン嚢）の水圧の差（濾過圧）によって起こる。輸出細動脈は出口である輸入細動脈よりも細いため、糸球体毛細血管では血管内から外に向かう血圧（約55mmHg）が生じる。これに対し、血漿浸透圧（30mmHg）や糸球体嚢の水圧（15mmHg）は外から血管内に働く。糸球体濾過はこの圧差によって起こり、毎分100mL、1日150Lの原尿（尿のもと）がつくられる。

糸球体濾過を受けた血液は輸出細動脈を通って糸球体を離れるが、すぐに静脈に向かうわけではない。輸出細動脈は尿細管周囲で再び毛細血管網を形成し、ここで尿細管内の原尿から必要物質の再吸収を行い、尿成分の調節を行う。

■ 糸球体濾過と再吸収

腎臓に入った血液は糸球体に送られ、ここで濾過されて原尿となる。この過程を糸球体濾過と言い、水や低分子（ブドウ糖など）は原尿中に出るが、タンパク質などは血中に残る。このような選択的濾過を行うため、糸球体壁は毛細血管・基底膜・足細胞からなる3層構造を示す。

① 毛細血管
径80nmほどの小孔の空いた内皮細胞を持ち、低分子物質はここを通過するが血球などはブロックされる。

② 基底膜
糸球体濾過の中心的役割を果たす構造で、高分子やマイナス荷電粒子が通れない「ふるい」の役目を持つ。

③ 足細胞
小足と呼ばれる突起で糸球体毛細血管を包む。小足と足の隙間を濾過隙と言い、原尿はここから出る。

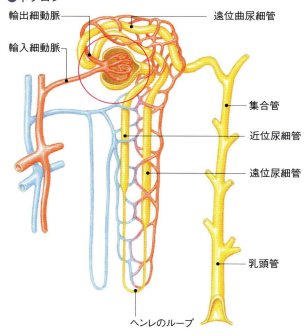
●ネフロン

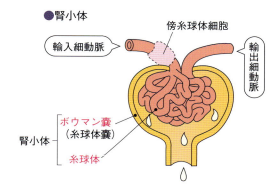
●腎小体

■ 原尿から尿になるまで

糸球体濾過で生成された原尿は、次のように尿細管を通る過程で成分を調整された後に尿となる。

● 近位尿細管
原尿成分の多くがここで再吸収される。特にNa^+は80％が能動輸送によって再吸収され、同時にブドウ糖・アミノ酸・Cl^-・HCO_3^-・水などが血液に戻される。

● ヘンレのループ
ここでは尿が下行脚を通る際に水が、上行脚を通る際にNa^+やCl^-が再吸収される。

● 遠位尿細管
主にNa^+・HCO_3^-・水が再吸収される。反対にK^+・H^+・NH_3などが分泌され、尿の電解質量を調節する。なお、ここでの水の再吸収はバソプレシン（下垂体後葉ホルモン）、Na^+の再吸収やK^+・H^+の分泌はアルドステロン（副腎髄質ホルモン）によって促進される。

● 集合管
浸透圧の高い髄質を走る集合管では主に水の再吸収が起こり、尿量は原尿の1％まで減少する。

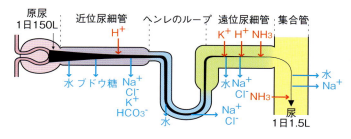
●尿のできるしくみ

臨床関連

尿路結石症

　尿路〔腎杯・腎盂・尿管・膀胱・尿道〕のいずれかに結石を生じたものを尿路結石症と言う。普通、各部の名称を付けて呼ばれる（例：尿管結石）が、腎杯・腎盤に生じたものは、まとめて腎結石と言う。

　尿路結石の大部分は腎杯に生じた小さな結石に由来する。すなわち、腎杯に生じた結石が成長して腎盂に移動したものが腎盂結石であり、腎盂結石の一部が尿管や膀胱に下降したものが尿管結石および膀胱結石である。

■ 結石の誘発因子と成分

　尿路結石の原因は不明であるが、誘発因子として、代謝異常や水分摂取不足に伴う結石成分（シュウ酸・カルシウム・尿酸など）の尿中濃度増加、尿 pH の変化、感染などがあげられる。また、形成された結石が成分濃度の高い尿中に存在する時間も重要な因子であり、尿停滞などで利尿低下した状態では、結石形成は助長される。なお、クエン酸やピロリン酸などは結石形成の抑制に作用する因子である。

　尿路結石の 80％はシュウ酸カルシウム、あるいはリン酸カルシウム石を成分とする。これらの結石症では、半数に尿中カルシウム増加がみられるが、その原因は不明である。また、高シュウ酸尿症で結石を生じるものもあるが、この場合には炎症性疾患を合併している例が多いとされる。

　また、リン酸マグネシウム・アンモニウム結石も 10％に見られる。下部尿路感染で微生物が尿素を分解し、尿がアルカリ性に傾くことで生じるとされる。リン酸は酸性環境では溶けるが、アルカリ性では不溶となるためである。

　この他、尿酸結石も 5％ほどに見られるが、必ずしも高尿酸血症が合併しているわけではなく、尿が酸性に傾くことで生じると考えられている。尿酸はアルカリ性で溶けやすいため、アンモニア産生減少による尿 pH 低下があると尿酸結石が形成されやすくなる。また、尿酸結石はX線透過性であるため、小さなものは単純X線で発見しにくい。

■ 尿路結石の症状

　尿路結石で見られる主症状は、腰背部を中心とした疼痛・血尿・残尿感・頻尿などである。

疼痛

　結石が腎盂尿管移行部や尿管に引っかかると、悪心・冷汗・腹壁緊張・血圧上昇などの自律神経症状を伴った疝痛発作が起こる。腎臓〜尿管の感覚神経は内臓神経を通って第 9 胸髄〜第 3 腰髄に入るため、悪心などの自律神経症状を伴う疼痛を腰背部以下の広い範囲で感じる。

●尿路結石

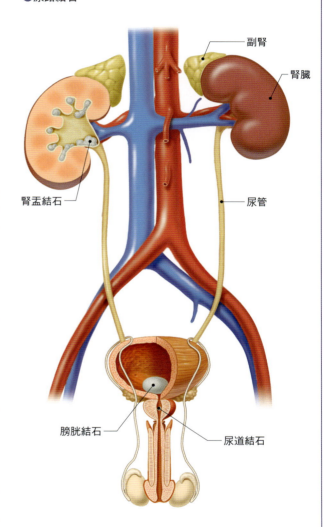

　典型的な疝痛は側腹部から尿管に沿う放散痛である。なお、通過障害のない例では軽度の背部痛を感じる程度であるが、背部叩打により痛みが増強することが多い。

血尿

　肉眼的血尿あるいは顕微鏡的血尿（約 98％）が認められる。また、尿路結石症の 1/3 は再発性であるため、結石の既往は診断上も大切である。

残尿感など

　下部尿管〜膀胱付近での尿路結石では、残尿感や頻尿などの膀胱刺激症状が認められる。また、疼痛も陰部〜大腿方向に放散する特徴が見られる。

4 泌尿器 — ③
膀胱

●泌尿器系

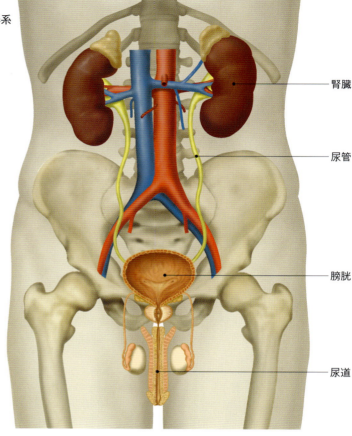

- 腎臓
- 尿管
- 膀胱
- 尿道

●腹腔から見た膀胱

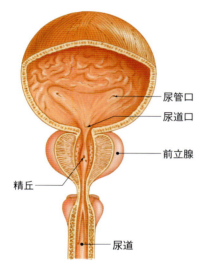

- 尿管口
- 尿道口
- 前立腺
- 精丘
- 尿道

膀胱の仕組みと働き

■ 膀胱の仕組み

　膀胱は腎臓で生成された尿を一時的に貯める筋性の袋状器官であり、直腸や子宮とともに骨盤腔内に位置する（骨盤臓器）。膀胱は、骨盤腔においては恥骨結合のすぐ後ろに位置し、上面〜後面は腹膜によって覆われる。全体的な形は丸みを帯びた三角錐状で、頂上部の先端にあたる部を膀胱尖、後下面にあたる領域を膀胱底と言う。

　膀胱には腎臓から続く左右1対の尿管が開口し、尿はここから膀胱へと集められる。この際、尿管は膀胱の壁を斜めに貫いており、一種の弁構造をなす。すなわち、尿管の壁内部分は膀胱に尿が貯留すると圧閉され、膀胱内の尿が逆流するのを防ぐ仕組みとなっている。なお、膀胱内面における尿管の開口部は尿管口と呼ばれ、尿道への出口である内尿道口とともに三角形の領域（膀胱三角）を形成する。膀胱三角は膀胱外面の膀胱底に相当する。

　膀胱の容量は350〜450mLと言われるが、実際には牛乳ビン1本分（約200mL）の尿が貯まると「尿意」を感じる。ただし、何らかの異常で排尿不能（尿閉）に陥ると、最大で2000mLもの尿が貯留することがある。膀胱内面は移行上皮と呼ばれる粘膜で覆われており、空の状態で多数のシワが見られるが、尿が充満すると膀胱壁が伸びてシワも消失する。なお、膀胱は空の状態では恥骨結合の背側に隠れているが、尿が貯まるにつれて球状に拡大し、前腹壁に沿って上方に持ち上がってくる。

■ 膀胱の働き

● 排尿反射

　膀胱に尿が貯まると膀胱の内圧が上昇する。尿が200mLほど貯まり、膀胱内圧が15〜20cmH$_2$Oに達すると、その情報は膀胱に分布している骨盤内臓神経の求心性ニューロンにより、仙髄の排尿中枢へと伝えられる。

　排尿中枢からの指令は骨盤内臓神経の遠心性ニューロンによって膀胱に送られ、膀胱平滑筋を収縮して排尿圧をかけるとともに内尿道口を開く。また、指令は尿道括約筋などにも送られ、膀胱の収縮と同時にこれらの筋を弛緩して排尿を起こす（排尿反射）。排尿中の膀胱は持続的に収縮して排尿圧を50cmH$_2$Oに保つ。排尿が終わると膀胱は弛緩し、尿道括約筋も収縮して尿道は閉じる。

　膀胱内圧が尿道の圧を超えると尿失禁が起こる。特に咳やくしゃみの時に起こりやすく、出産などで尿道の筋力が低下している女性に多い。これは、咳などによる腹圧上昇

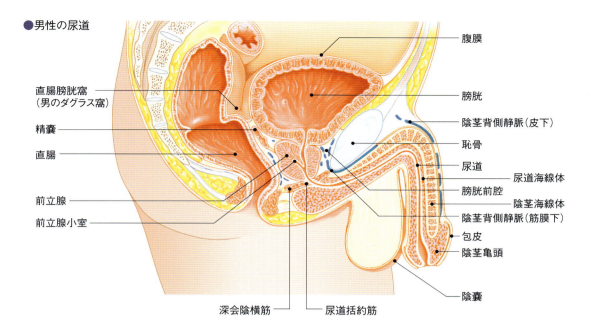

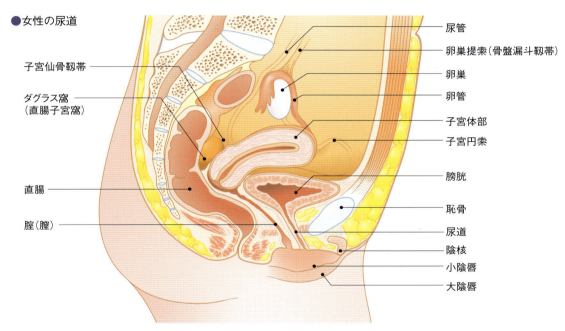

に対して反射的に起こる尿道圧上昇が不十分なためである。また、膀胱炎などで感覚過敏となった膀胱が不随意収縮を起こすために尿失禁を生じることもある。

● 尿意

膀胱に尿が貯まったという情報は、排尿中枢だけでなく大脳へも伝えられて「尿意」を感じる。尿意を感じても準備が整っていない段階では、大脳から排尿中枢に抑制指令が送られ、排尿は我慢される。このような排尿調節機構が完成するのは2～3歳頃であり、幼児では睡眠中に抑制が働かなくなることもある（夜尿症）。

男女の膀胱の違い

男性では膀胱の背側に直腸が位置しており、両者の間には腹膜腔底部がなす陥凹（直腸膀胱窩）が認められる。女性では膀胱と直腸との間に子宮（腟）が位置するため、膀胱・子宮・直腸を隔てるように腹膜陥凹が形成される。これを膀胱子宮窩および直腸子宮窩（ダグラス窩）と言い、特に直腸子宮窩は立位における腹膜腔の最下部であり、体表では会陰のすぐ深層に位置する。

膀胱に貯められた尿を排泄するための管状部分を尿道と言う。男性の尿道は長さ約20cmあり、前立腺部・隔膜部・海綿体部（陰茎部）の3部に区別される。このうち、前立腺部は前立腺を貫く長さ3cmほどの部分で、途中に1対の射精管と前立腺の開口が約20個見られる。前立腺部に続く隔膜部は尿生殖隔膜を貫く1cmほどの部分で、尿道括約筋がその周囲を囲む。また、海綿体部は陰茎を構成する尿道海綿体の中にある長さ10～15cmの部分で、恥骨結合の下（恥骨下曲）とその前方（恥骨前曲）で屈曲し、全体にZ字状を示す。なお、尿道は亀頭の先端でやや広がって舟状窩を形成した後、外尿道口となって開く。

これに対し、女性の尿道は内尿道口に始まってすぐに尿生殖隔膜を貫き、腟の前を下行して陰核の後ろで腟前庭に開口する。男性と同様に尿生殖隔膜を貫通する部位に尿道括約筋を備えるが、女性の尿道はほぼ直線的で長さも約4cmと短いため、外尿道口からの細菌感染によって膀胱炎などに罹患しやすいと言われる（逆行性尿路感染）。

コラム ❷
ロースはどこの部位？

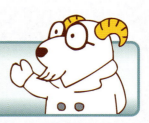

　焼肉店のメニューには、実に様々な品名が掲げられており、タン（舌）、ハツ（心臓）、レバ（肝臓）などは別にしても、普段聞いたことがないものも多い。実際には正式な名称だけでなく、通称や単なるあだ名のようなものもあるが、なぜか日本中で通用しているようだ。これをすべて憶えても何の役にも立たないかもしれないが、ちょっとしたヒマ潰しか話の種にはなるであろう。

　肉でも部位によって名前が違うことはよく知られている。しかし、それがどこの肉かと聞かれるとなかなか難しい。例えば、ロースは英語ではロインと言われ、解剖学で言えば固有背筋（背骨を動かす筋）に相当する。その中の高級品とされるのがサーロイン（最長筋）である。また、ヒレは英語でテンダーロインと言い、大腰筋を指す。その他、ハングルの肋骨に由来するカルビ（肋間筋）は英語で言うスペアリブ、バラ肉（三枚肉；腹壁筋）はベーコンにあたる。なお、ハムはもともと太股（特に後側）の肉の意味であり、これを塩漬けにしたのがハム、骨を抜いたのがボンレスハムという訳である。となると「ロースハム」という名前はおかしい（外国では通じない）。

　肉ではないが、内臓にも色々な名前がついている。ミノ（牛の第1胃）やハチノス（第2胃）は見た目から名付けられたものであるが、センマイ（第3胃）にハングルの千葉（チョニョプ）を訳したもので、フランス語でいえばミルフィーユ（千枚の葉）と同じ意味。この他ギャラ（第4胃）、テッチャン（ハングルの大腸）、リードヴォー（仔牛の胸腺）、シロ（肺・腸など見た目が白いものすべて）など、あげればキリがない。なお、焼き肉の人気メニューであるハラミやサガリは横隔膜のことである。

　もっと詳しく知りたければ、『簡明食辞林（樹村房）』などの辞典をお調べになってはいかがだろうか。

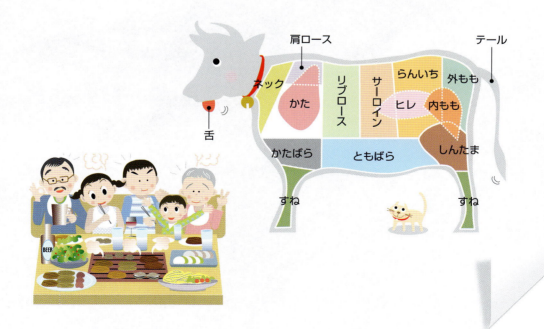

4 からだの調節機能

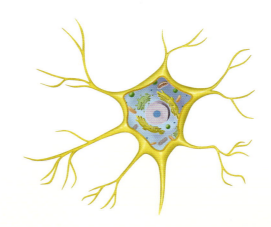

1 脳と神経
① 神経系の構造
② ニューロンの活動
③ 脳の構造・中枢
④ 脳を保護する仕組み
⑤ 脳神経
⑥ 脊髄
⑦ 脊髄神経
⑧ 交感神経と副交感神経
⑨ 神経路の構造
⑩ 大脳辺縁系
⑪ 睡眠
⑫ 脳の情報処理

2 感覚器
① 皮膚・毛・爪
② 皮膚の働き
③ 目の構造と視覚
④ 眼球の運動・視覚の伝導路
⑤ 味覚
⑥ 嗅覚と鼻
⑦ 耳の構造
⑧ 聴覚・平衡覚

3 ホルモン
ホルモン産生器官

4 リンパ・免疫
① リンパ系とリンパ節の構造
② 頸部・腋窩・鼠径リンパ
③ 免疫と病原体

コラム 3
ライオンの眼とシマウマの眼

4 からだの調整機能

1 脳と神経—①
神経系の構造

●全身の神経

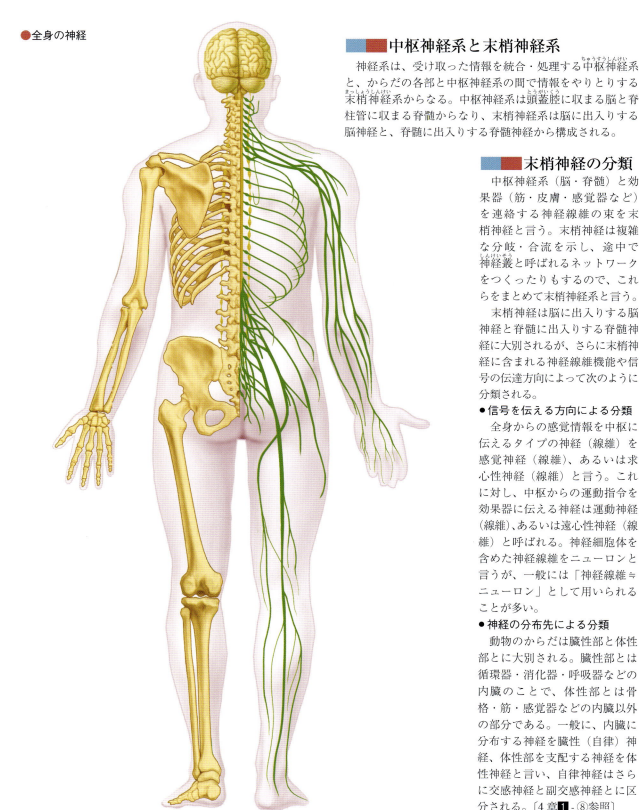

中枢神経系と末梢神経系

神経系は、受け取った情報を統合・処理する中枢神経系と、からだの各部と中枢神経系の間で情報をやりとりする末梢神経系からなる。中枢神経系は頭蓋腔に収まる脳と脊柱管に収まる脊髄からなり、末梢神経系は脳に出入りする脳神経と、脊髄に出入りする脊髄神経から構成される。

末梢神経の分類

中枢神経系（脳・脊髄）と効果器（筋・皮膚・感覚器など）を連絡する神経線維の束を末梢神経と言う。末梢神経は複雑な分岐・合流を示し、途中で神経叢と呼ばれるネットワークをつくったりもするので、これらをまとめて末梢神経系と言う。

末梢神経は脳に出入りする脳神経と脊髄に出入りする脊髄神経に大別されるが、さらに末梢神経に含まれる神経線維機能や信号の伝達方向によって次のように分類される。

● 信号を伝える方向による分類

全身からの感覚情報を中枢に伝えるタイプの神経（線維）を感覚神経（線維）、あるいは求心性神経（線維）と言う。これに対し、中枢からの運動指令を効果器に伝える神経は運動神経（線維）、あるいは遠心性神経（線維）と呼ばれる。神経細胞体を含めた神経線維をニューロンと言うが、一般には「神経線維≒ニューロン」として用いられることが多い。

● 神経の分布先による分類

動物のからだは臓性部と体性部とに大別される。臓性部とは循環器・消化器・呼吸器などの内臓のことで、体性部とは骨格・筋・感覚器などの内臓以外の部分である。一般に、内臓に分布する神経を臓性（自律）神経、体性部を支配する神経を体性神経と言い、自律神経はさらに交感神経と副交感神経とに区分される。〔4章 1-⑧参照〕

● 末梢神経の働き

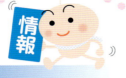

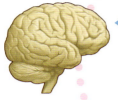

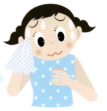

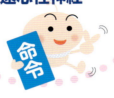

神経の構造

　神経系は神経組織と髄膜・血管によってできており、その主体をなす神経組織は神経細胞や神経膠細胞（グリア細胞）を中心に構成される。神経細胞は感覚情報や運動指令を伝える細胞で、細長い突起を持ち、ニューロンとも呼ばれる。一方、神経膠細胞は神経細胞の支持や栄養に働き、中枢神経系の星状膠細胞・希突起膠細胞・小膠細胞・上衣細胞や、末梢神経系のシュワン細胞などがある。

ニューロン

　神経細胞体とその突起を合わせてニューロン（神経元）と言う。神経系はニューロンの連絡網でできており、情報や指令は連絡網を介して中枢の神経細胞や末梢の効果器へと送られる。

　神経細胞体は核を含む部分を指し、中枢神経系では集まって灰白質（終脳皮質・神経核・脊髄前角など）を、末梢神経系では神経節を形成する。一方、神経の突起は信号を伝える役割を持ち、電気的信号の形で感覚情報や運動指令を送る。突起は中枢神経系では白質を、末梢神経系ではヒモ状の束（末梢神経）をつくる。なお、信号を細胞体に伝える突起を樹状突起、細胞体から信号を送り出す突起を軸索と言う。ニューロンは、これらの突起の伸び方によって双極性ニューロン（網膜の神経細胞など）・偽単極性ニューロン（脊髄神経節細胞など）・多極性ニューロン（脊髄前角細胞など）に大別される。〔4章 1 -②参照〕

シナプス

　ニューロン同士の連絡部をシナプスと言い、軸索の終末部が他のニューロンに連絡することで形成される。シナプスでは、軸索を伝わってきた電気的信号によって化学物質が放出され、これを次のニューロンが受けとることで電気的信号を生じる仕組みとなっている。これらの物質を神経伝達物質と言い、アセチルコリンやアドレナリン、ドパミンなどがある。また、シナプスにおける信号の伝達は一方向性であり、逆方向に伝わることはない。

● ニューロンと情報伝達

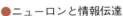
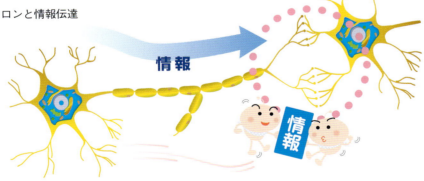
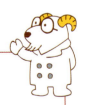

臨床関連

神経痛

　末梢神経の走向に沿って生じる発作性の痛みを神経痛と言う。原因不明の特発性神経痛と、圧迫や感染などの基礎病変による症候性神経痛とに分類されるが、三叉神経痛のように神経根の圧迫や阻血を原因として生じるものが多いと考えられている。また、交感神経線維を多く含む神経（正中神経・坐骨神経など）では、損傷の後遺症として神経痛を見ることが多い。外傷によって交感神経線維と感覚神経線維の短絡が起こり、常に活動している交感神経が感覚神経を刺激することで起こると考えられている。

　なお、帯状疱疹における肋間神経痛のように感染を原因とするものもある。

[4] からだの調節機能

4 からだの調整機能

1 脳と神経—②

ニューロンの活動

■ニューロンの活動

■ニューロン（神経細胞）

　神経細胞は互いに連絡する突起を持っており、神経細胞体とその突起（神経突起）を合わせてニューロン（神経元）と言う。神経系はこのニューロンの連絡網が集まったもので、情報や指令はこの連絡網を通って中枢の神経細胞や末梢の効果器に送られる。

　ニューロンの本体をなす神経細胞体は、細胞核とこれを囲む細胞質からなる。細胞質は発達した粗面小胞体を含み、顕微鏡ではニッスル小体（虎斑物質）として認められる。神経細胞体は集合体をつくることが多く、中枢神経系においては灰白質（終脳皮質・神経核・脊髄前角など）を、末梢神経系では神経節を形成する。

　一方、細胞体から伸びる神経突起は、信号を伝える電話線にあたり、感覚情報や運動指令は電気的興奮の形でこの突起を伝わる。突起も集まって走ることが多く、中枢神経系では白質として、末梢神経系ではヒモ状の末梢神経として認められる。突起のうち、信号を細胞体へ伝える突起を樹状突起、信号を細胞体から送り出す突起を軸索（突起）と言う。これらの突起の伸び方により、ニューロンは多極性ニューロン（例：脊髄前角細胞）・双極性ニューロン（例：網膜の神経細胞）・偽単極性ニューロン（例：脊髄後根神経節細胞）などに分類される。

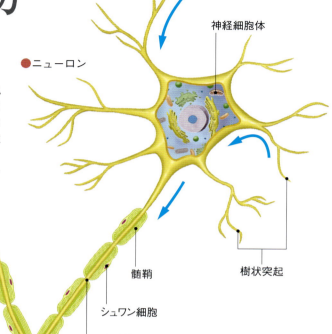

●ニューロン

神経細胞体
樹状突起
髄鞘
シュワン細胞
ランビエ絞輪
神経終末（軸索）

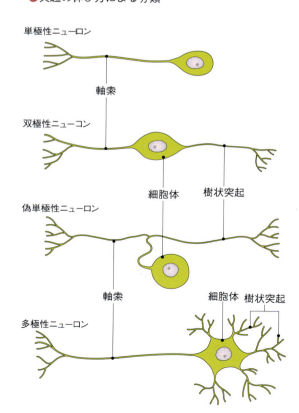

●突起の伸び方による分類

単極性ニューロン
軸索

双極性ニューコン
細胞体　樹状突起

偽単極性ニューロン
軸索　細胞体　樹状突起

多極性ニューロン

■ニューロンが働く仕組み

　感覚情報や運動指令はニューロンの電気的興奮として発生し、長い突起に沿って伝えられる（これを興奮の伝導と言う）。これらの突起は神経線維と呼ばれ、感覚ニューロンでは長い樹状突起、運動ニューロンでは軸索がこれにあたる。神経線維は太さによってA線維（径2.5〜20μm）・B線維（径1〜3μm）・C線維（径0.5〜1.5μm）に大別され、一般に太い線維ほど興奮伝導速度が速い。ただ、伝導速度は後に述べる髄鞘の有無によっても大きく変わるので注意が必要である。

● 興奮伝導

無髄線維

伝道速度 1m／秒

跳躍伝導

有髄線維

伝道速度 100m／秒

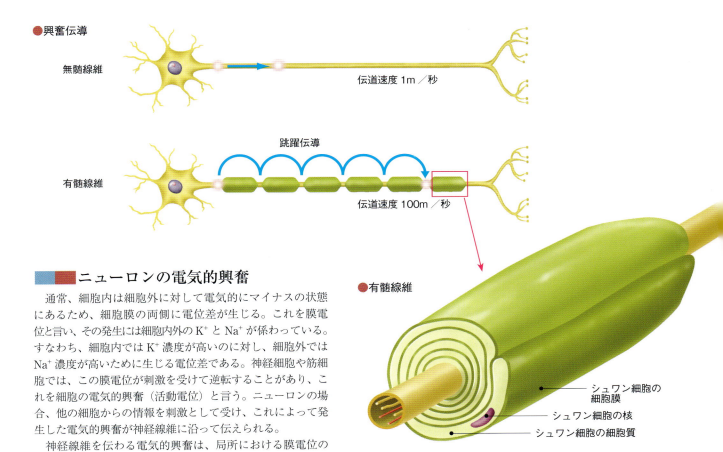

● 有髄線維

・シュワン細胞の細胞膜
・シュワン細胞の核
・シュワン細胞の細胞質

■■ニューロンの電気的興奮

通常、細胞内は細胞外に対して電気的にマイナスの状態にあるため、細胞膜の両側に電位差が生じる。これを膜電位と言い、その発生には細胞内外の K^+ と Na^+ が係わっている。すなわち、細胞内では K^+ 濃度が高いのに対し、細胞外では Na^+ 濃度が高いために生じる電位差である。神経細胞や筋細胞では、この膜電位が刺激を受けて逆転することがあり、これを細胞の電気的興奮（活動電位）と言う。ニューロンの場合、他の細胞からの情報を刺激として受け、これによって発生した電気的興奮が神経線維に沿って伝えられる。

神経線維を伝わる電気的興奮は、局所における膜電位の逆転である。膜電位が逆転した部位には隣接する非興奮部位からの局所電流が生じ、これによって隣接部に新たな膜電位の逆転が起こる。このようにして膜電位の逆転は隣接部へと移動し、興奮部位が次々に移っていくことで電気的興奮が神経線維を伝わることになる。

■■跳躍伝導

軸索の中には髄鞘（ミエリン鞘）と呼ばれる構造で包まれている神経線維があり、有髄線維と呼ばれる。髄鞘はミエリン脂質と呼ばれる電気的絶縁物質からなり、一定間隔のくびれ（ランビエの絞輪）をつくりながら軸索を包む。このため、電気的興奮は絞輪から絞輪へとジャンプするように伝わる。このような興奮の伝わり方を跳躍伝導と言い、無髄線維における局所電流による興奮伝導（数 m／秒）よりも格段に速い伝導速度（100m／秒）を示す。髄鞘は、中枢神経系では希突起膠細胞、末梢神経系ではシュワン細胞によってつくられる構造で、脂質に富むため有髄線維の集まる場所は白く見える（白質と呼ばれる）。

■■情報の伝達

ニューロンからニューロンに情報を伝える連絡部をシナプスと言い、軸索終末が次のニューロンの樹状突起や細胞体に接することで形成される。シナプスには 30nm ほどの隙間（シナプス間隙）があるため、電気的興奮がそのまま伝わることはできないが、軸索の終末部にはシナプス小胞という袋が含まれており、電気的興奮が到達すると中の化学物質がシナプス間隙に放出される。放出された化学物質は次のニューロンの受容体に結合し、新たな電気的興奮を起こすことで信号を伝達する仕組みである。

このように、化学物質によって情報を伝えるシナプスを化学シナプスと言い、信号を伝達する化学物質を神経伝達物質と言う。神経伝達物質はニューロンによって決まっており、アセチルコリンやドパミン、アドレナリンなどがこれに属する。なお、シナプスにおける信号の伝達は一方通行であり、逆向きに伝達されることはない。

● シナプス

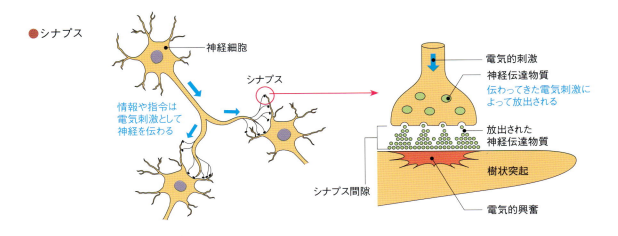

神経細胞
シナプス
情報や指令は電気刺激として神経を伝わる
電気的刺激
神経伝達物質
伝わってきた電気刺激によって放出される
放出された神経伝達物質
樹状突起
シナプス間隙
電気的興奮

［4］からだの調節機能

4 からだの調整機能

1 脳と神経 — ③
脳の構造・中枢

■■ 脳について
　脳は脊髄とともに中枢神経系に含まれ、大脳・小脳・脳幹から構成される。大脳はさらに終脳（大脳半球）と間脳に、脳幹は中脳・橋・延髄に分けられる。

■ 大脳半球
　感覚や運動の最高中枢が位置する。動物に基本的に備わっている本能・情動機能を司る部分は辺縁系と呼ばれ、ヒトでは記憶などとも密接に係わっている。

■ 間脳
　視床・視床下部などからなる。視床は感覚の中継核として、視床下部は自律神経系や内分泌の中枢として働く他、食欲中枢などもここにある。

■ 小脳
　運動の調節やその記憶（熟練）に係わる。小脳に障害が生じると、目標物に手を伸ばせなかったり、直立できなくなったりする。

■ 脳幹
　呼吸・循環などの生命維持中枢や大脳を覚醒させる機能（網様体賦活系）を備えており、回復不能な障害（脳幹死）が起こると全脳死を引き起こす。また、脳幹には頭部の感覚や運動に働く脳神経の大部分（視覚・嗅覚を除く）が出入りするため、一部の障害でも眼球運動や嚥下などの機能異常を生じる。

● 脳の構造

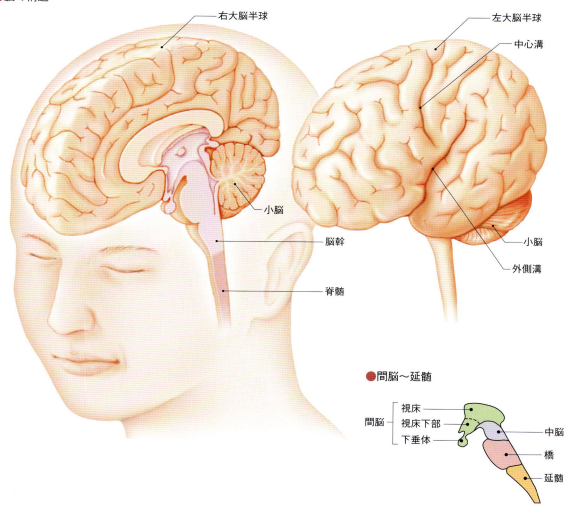

● 間脳～延髄

脳の表面

外から見える脳の大部分は大脳半球（終脳）の表層で、大脳皮質と呼ばれる部分である。大脳半球は6つの領域に区別される。このうち、前頭葉・頭頂葉・後頭葉・側頭葉は外表から認められるが、島葉や辺縁葉は内側に隠れているため、外表からは見えない。

前頭葉
反対側の身体各部を動かす運動中枢がある。また、前頭葉の外側下部（ほとんどは左半球）には、言葉を話したり書いたりする中枢である運動性言語中枢（ブローカ領域）が位置する。このような言語中枢が位置する側の大脳半球を優位半球と言う。

側頭葉
聴覚や嗅覚と関連する領域で、上側頭回（ほとんどは左）には言葉の認識に働く感覚性言語中枢（ウェルニッケ領域）がある。また、側頭葉には視覚路の一部が通っているため、障害によって四分盲を生じる。

頭頂葉
反対側の身体各部からの感覚〔温痛覚・触圧覚・深部感覚など〕を感知する中枢（体性感覚野）があるため、障害されると様々な感覚異常を引き起こす。

後頭葉
主に視覚情報の感知と認識に係わる領域である。なお、側頭葉〜頭頂葉〜後頭葉にかけては種々の感覚情報を統合

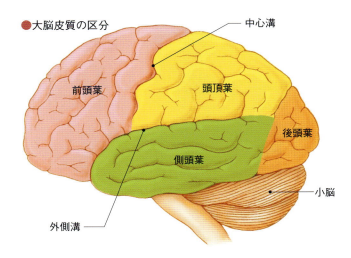

●大脳皮質の区分

する連合野が広がっており、見えている物の名称や位置の理解に働く。

辺縁葉
大脳半球の内側面に位置する領域。情動・記憶などと関連する。

島葉
外側溝の深部に隠れている部分。明らかな機能は不明である。

脳の内部構造

中枢神経系において、神経細胞体が集まっている部分は淡い灰褐色に見えることから灰白質と言い、神経線維が集まっている部分は白く見えるので白質と言う。大脳では、その表面に灰白質が集まって皮質を形成するが、内部にも灰白質のかたまりが位置する。大脳半球の深部に位置する灰白質はまとめて大脳基底核（大脳核）と呼ばれ、間脳には視床や視床下部の神経核が見られる。

大脳皮質の機能中枢

脳において見られる各種機能の中枢は、それぞれ決まった灰白質に位置する。例えば、身体運動の中枢は前頭葉の運動野、体性感覚の中枢は頭頂葉の体性感覚野、視覚は後頭葉、聴覚は側頭葉にある。このため、各中枢に相当する領域が障害されると、その機能が欠落することになる。

一方、これらの機能は独立して働くわけではなく、連絡によって統合されて機能する。すなわち、統合する領域が障害されると、本来作用するはずの高度な統合機能が機能しなくなる。〔例：見えている物が何かを判断できない〕

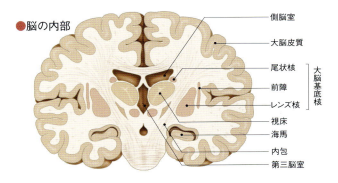

●脳の内部

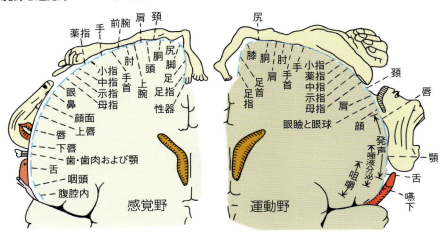

●感覚野と運動野における担当領域

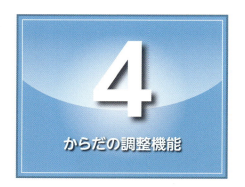

1 脳と神経 — ④
脳を保護する仕組み ［脳の血液循環・脳脊髄液・髄膜］

●脳の動脈

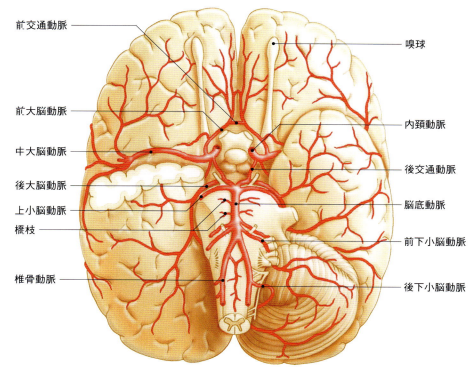

●横方向から見た図

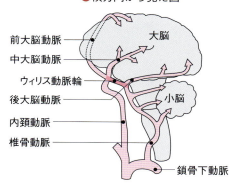

■■ 脳を流れる血液

　脳は内頸動脈系および、椎骨動脈・脳底動脈系から血流を受ける。内頸動脈は甲状軟骨の上縁付近（第3～4頸椎レベル）で左右の総頸動脈から分かれ、頸動脈管を通って頭蓋腔に入る。椎骨動脈は左右の鎖骨下動脈から分かれ、頸椎の横突孔～大後頭孔を通って頭蓋腔に入り、中で合流して1本の脳底動脈となる。左右内頸動脈と脳底動脈は大脳下面でウィリス動脈輪を形成し、大脳に分布する前・中・後大脳動脈を出す他、脳底動脈および椎骨動脈からは上・前下・後下小脳動脈や橋枝などが出て脳幹や小脳に分布する。

■ ウィリス動脈輪（大脳動脈輪）

　左右の内頸動脈と脳底動脈（←椎骨動脈）は、脳底部において輪状の連絡路を形成する。これをウィリス動脈輪と言い、前交通動脈・（左右）前大脳動脈・（左右）内頸動脈・（左右）後交通動脈・（左右）後大脳動脈から構成される。動脈輪はトルコ鞍、視交叉、乳頭体そして脚間窩（中脳）などを取り囲んで位置し、ここから前大脳動脈（→前頭葉～頭頂葉）・中大脳動脈（→前頭葉～側頭葉）・後大脳動脈（→後頭葉～小脳）を分枝する。これらの脳動脈は吻合に乏しい終動脈であるため、ウィリス動脈輪は動脈閉塞時の側副血行路として重要な意味を持つ。

　ウィリス動脈輪の主幹動脈に強い狭窄や閉塞が生じると、その近くに異常な血管網が出現することがある。これをウィリス動脈輪閉塞症（モヤモヤ病）と言い、しばしば両側性に発現する。特に内頸動脈終末部～前・中大脳動脈起始部に狭窄（閉塞）を生じることが多い。本症が異常血管網の破綻に至れば脳出血を生じ、動脈輪の側副路機能が損なわれれば脳虚血を引き起こすことになる。

■■ 血液脳関門

　脳の活動を維持するには大量の酸素やブドウ糖が必要とされるため、脳には心拍出量の15％にあたる血液（750mL/分）が送られている。しかしながら、血液には脳にとって有害な物質が含まれていることもあり、これが脳組織内に入り込むことは防がなければならない。このため、脳の毛細血管周囲には有害物質を堰き止めるバリアー構造があり、

●脳を包む膜構造

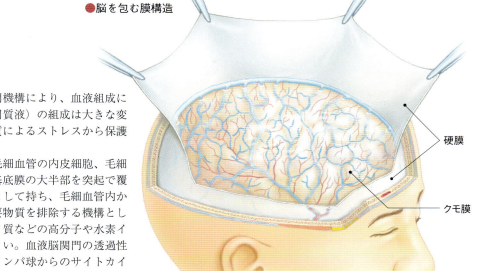

血液脳関門と呼ばれる。この関門機構により、血液組成に変動が起こっても脳の組織液（間質液）の組成は大きな変化を示さず、神経細胞は化学物質によるストレスから保護される。

血液脳関門は、密着して並ぶ毛細血管の内皮細胞、毛細血管外周を包む基底膜、そして基底膜の大半部を突起で覆う星状膠細胞の3つを基本構造として持ち、毛細血管内から必要物質のみを取り入れ、不要物質を排除する機構として働いている。一般に、タンパク質などの高分子や水素イオンなどの荷電粒子は通過しにくい。血液脳関門の透過性は、血管内皮細胞の接着因子やリンパ球からのサイトカインなどによっても変化すると言われる。

脳脊髄液

脳室系とクモ膜下腔とを満たす無色透明の液を脳脊髄液（髄液）と言い、脳・脊髄を浮かせて外力から保護している。髄液は脳室の脈絡叢で1日約500mL産生され、第四脳室正中口あるいは外側口からクモ膜下腔に出て循環したのち、クモ膜顆粒から上矢状静脈洞などに排出される（否定的な意見も提出されている）。クモ膜下腔と脳室とを合わせた容積は約150mLであることから、髄液は1日数回入れ替えられている計算になる。

正常の髄液は水様透明で、免疫グロブリン（IgG・IgA・IgM）や糖（50〜80mg/dL）の他、少数のリンパ球（0〜5個/mm³）を含む。このような髄液の組成は血液脳関門によってほぼ一定に保たれており、脳は化学的ストレスから保護されている。したがって、髄液の混濁や着色は異常事態であり、出血・黄疸・髄液タンパク質の増加などでは髄液が黄色調（キサントクロミー）となる独特の所見を示す。また、髄液圧は70〜180mmHg（側臥位）が正常であるが、髄膜炎や頭蓋腔内の占拠性病変（腫瘍・血腫など）では200mmHg以上に増加する。脳に占拠性病変がある場合、不用意に腰椎穿刺を行うと脳ヘルニアを生じる危険が高い。

髄膜

中枢神経系（脳・脊髄）を包んでいる膜構造を髄膜と言い、外表から硬膜・クモ膜・軟膜の三葉からなる。最も外側の硬膜は厚く、中に静脈洞を含む。クモ膜はオブラートのような膜でその下には脳脊髄液で満たされるクモ膜下腔がある。最も内側の軟膜は脳表面に密着する。このように脳は脳脊髄液の入った袋の中に浮かんだ状態にある。

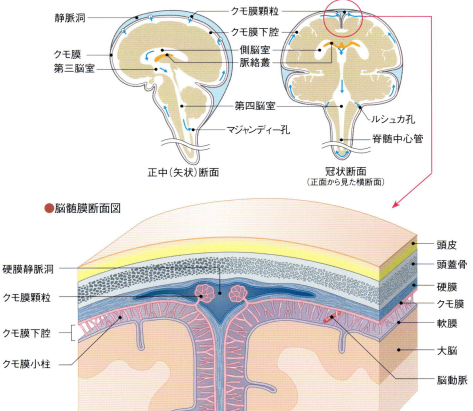

4 からだの調整機能

1 脳と神経 — ⑤
脳神経

脳に出入りする12対の末梢神経（神経線維束）を脳神経と言い、上から順に番号と名前が付けられている。
脳神経は、その性質から以下に示す3つのグループに分類される。

1- 頭部三大感覚器を支配する脳神経

頭部の三大感覚器（眼・鼻・耳）で受けた感覚情報を脳に伝える神経を言う。

■ **嗅神経（Ⅰ）**
嗅覚情報を伝える脳神経。鼻腔天井部の嗅粘膜から起こり、片側20本ほどの神経束となって嗅球に入った後、ここでニューロンを替えて脳に向かう。

■ **視神経（Ⅱ）**
網膜からの視覚情報を伝える神経。眼球の後部から始まり、視神経管を通って頭蓋腔に入る。視交叉で半分が交叉した後、視索を経て視床（外側膝状体）に入る。ここからのニューロンは後頭葉（視覚野）に向かう。

■ **内耳神経（Ⅷ）**
聴覚を伝える蝸牛神経（聴神経）と平衡感覚を伝える前庭神経からなる。蝸牛神経は内耳のコルチ器（ラセン器）からの聴覚情報を、前庭神経は前庭半規管（平衡斑・膨大部稜）からの平衡覚情報を伝える。内耳道で合流した後、顔面神経の外側で橋に入る。

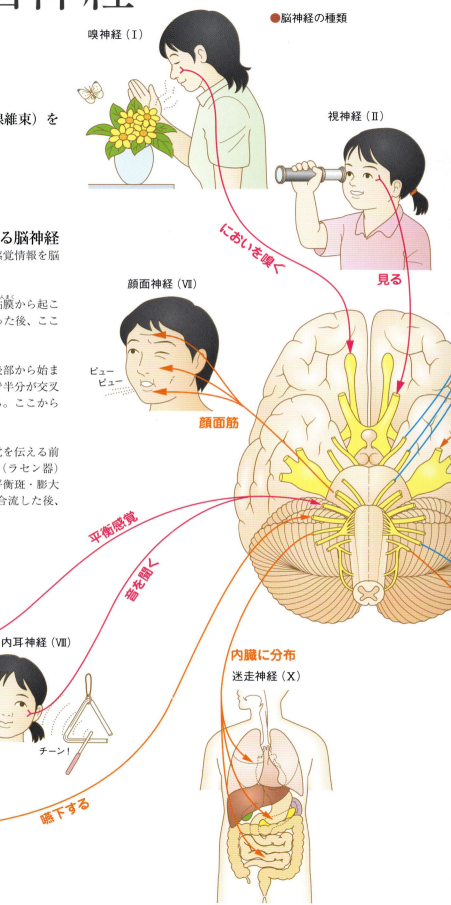

●脳神経の種類

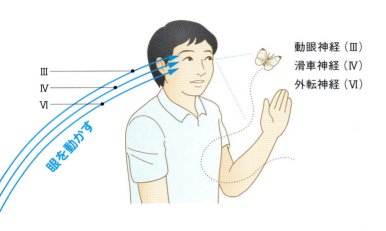
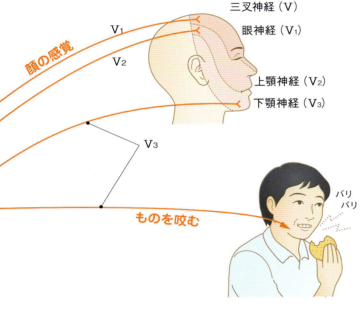
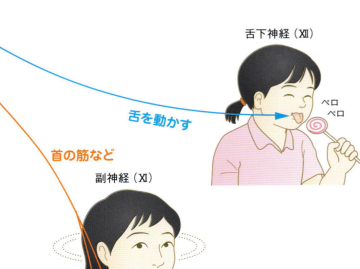

2 - 脊髄前根と等価の脳神経

脊髄前根と同様の運動神経で、眼球や舌の運動を支配する。

■ 動眼神経（Ⅲ）
眼球を動かす外眼筋を支配する。中脳の前から出て眼窩に入り、上直筋・下直筋・内側直筋・下斜筋と上眼瞼挙筋（上マブタを開く）に分布する。また、瞳孔収縮を支配する線維も含んでおり、対光反射にも働く。

■ 滑車神経（Ⅳ）
上斜筋を支配する脳神経で、中脳の背側から出た後、海綿静脈洞を通って眼窩に入る。

■ 外転神経（Ⅵ）
橋・延髄の境から出て海綿静脈洞を通り、上眼窩裂から眼窩に入って外側直筋を支配する。

■ 舌下神経（Ⅻ）
延髄錐体とオリーブの間から出た後、舌下神経管を通って頭蓋腔を離れ、舌の運動を支配する。

3 - 鰓由来の器官を支配する脳神経

下等動物の鰓（エラ）が変化してできた器官を支配する脳神経。線維成分は様々で自律神経（臓性）の運動・感覚線維や体性感覚線維を含む。

■ 三叉神経（Ⅴ）
顔面の感覚を司る神経。眼や前頭部の感覚を伝える眼神経（V_1）・頬や上顎を支配する上顎神経（V_2）・下顎に分布する下顎神経（V_3）からなる。橋から出てすぐ三叉神経節（半月神経節）をつくりV_1〜V_3に分かれる。下顎神経には咀嚼筋を支配する運動線維も含まれる。

■ 顔面神経（Ⅶ）
顔面筋（表情筋）・涙腺・唾液分泌・舌前方部の味覚などを支配する。橋の下縁を出て内耳道から側頭骨に入り、顔面神経管を通って出る。その後は耳下腺内で神経叢をつくって分枝し、表情筋に分布する。

■ 舌咽神経（Ⅸ）
舌の後1/3の味覚や感覚、咽頭の感覚や嚥下運動などに働く。耳下腺分泌を支配する他、頸動脈小体で感知した血液のO_2分圧を伝える働きもある。

■ 迷走神経（Ⅹ）
内臓に広く分布する副交感神経性の脳神経。声帯に分布して発声に働く（反回神経）他、心臓・気管支・食道などの胸部臓器や、腹部臓器にも分布する。

■ 副神経（Ⅺ）
迷走神経の運動線維が独立したもので、延髄から出る延髄根と脊髄から出る脊髄根がある。延髄根は迷走神経とともに口蓋筋や咽頭筋を支配し、脊髄根は僧帽筋や胸鎖乳突筋きを支配する。

[4] からだの調節機能

● 三叉神経の走行

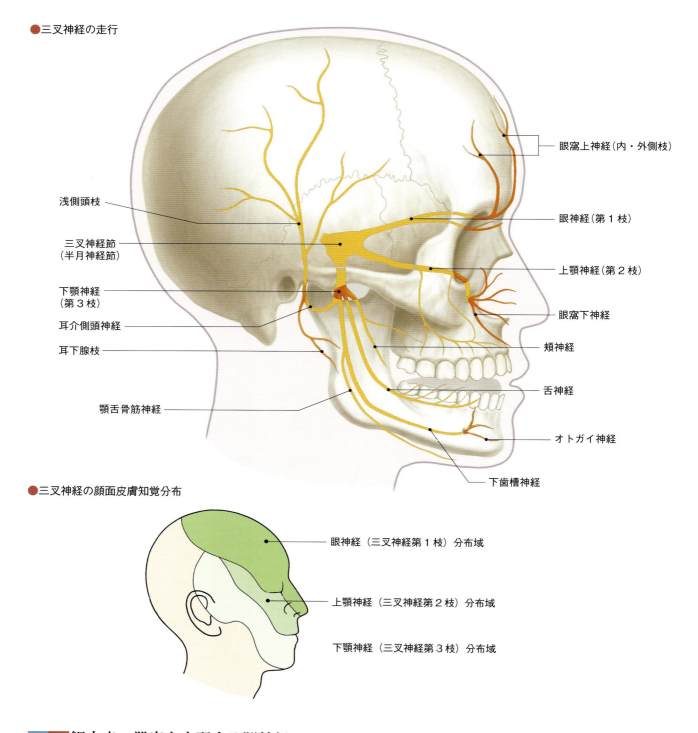

● 三叉神経の顔面皮膚知覚分布

鰓由来の器官を支配する脳神経

　魚などの水棲動物は鰓（エラ）呼吸によって酸素を得ており、鰓にはこれを支配する特別の神経が分布している。すなわち、魚が水中で見せる口やエラブタの開閉も、実は呼吸のための運動であり、鰓を支配する神経の指令によって起こる。陸上動物になると呼吸は肺で行われるようになるため、鰓は別の役割を果たす器官へと姿を変えるが、その支配神経は鰓を支配していたのと同じ神経である。このような鰓由来の器官を支配する神経を鰓弓神経と言い、脳神経のうちの三叉神経・顔面神経・舌咽神経・迷走神経・副神経の5種類がこれに含まれる。それぞれの鰓弓神経を構成する線維成分は様々で、一般には、自律神経の遠心性（運動）線維や求心性（感覚）線維、そして体性感覚線維が含まれている。

三叉神経（V）

　三叉神経は第V脳神経とも言われ、主として顔面領域の感覚を司っている。橋の上腹側部から出てすぐ三叉神経節（半月神経節）をつくり、ここで3枝すなわち眼神経（V_1）・上顎神経（V_2）・下顎神経（V_3）に分かれるためこの名がある。三叉神経第1枝の眼神経は眼球や前頭部の感覚を伝える神経、第2枝の上顎神経は頰や上顎の感覚を伝える神経で、いずれも感覚線維のみから構成される。これに対し、第3枝（下顎神経）は下顎領域に分布する三叉神経最大の枝で、大部分が感覚線維からなるが、咀嚼筋（側頭筋・咬筋・内側翼突筋・外側翼突筋）などを支配する運動線維も含まれる。これは咀嚼筋などが鰓呼吸のために口などを動かす筋であったことを物語る。

● 顔面神経の分布

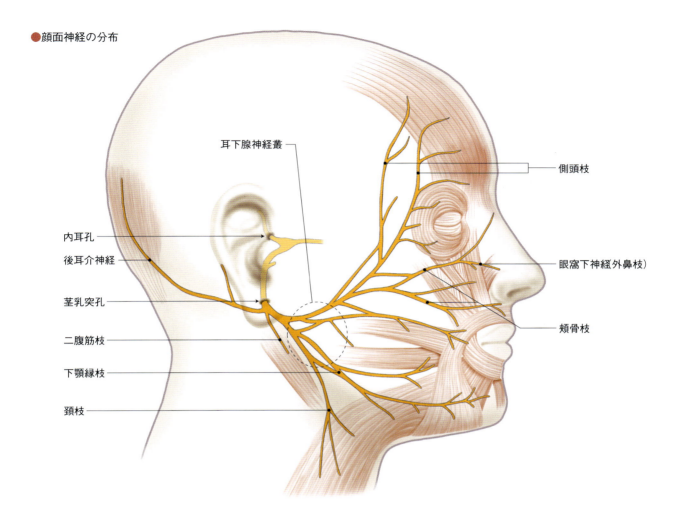

■ 顔面神経（Ⅶ）

第Ⅶ脳神経で、顔面筋（表情筋）・涙腺・唾液分泌・舌前方部の味覚などを支配する。橋から出た神経は内耳道から側頭骨（顔面神経管）に入り、茎乳突孔から出たのち耳下腺内で神経叢をつくって分枝し、表情筋に分布する。顔面筋は、ヒトでは表情をつくる筋とされるが、陸上動物では顔面の孔を開閉する筋であり、水棲動物においては鰓を動かす筋に相当する。

■ 舌咽神経（Ⅸ）

舌の後1/3の味覚や感覚、咽頭の感覚や嚥下運動などに働く。耳下腺分泌を支配する他、頚動脈小体で感知した血液のO_2分圧を伝える働きもある。咽頭は、消化管の一部であるが、水棲動物では口から取り入れた水を鰓に送る通路でもあり、鰓に由来する器官にあたる。

■ 迷走神経（Ⅹ）

もともと尾側の鰓弓に分布する脳神経であるが、ヒトでの分布範囲はそれにとどまらず、内臓に広く分布する。舌咽神経の尾側で10本ほどの根糸として延髄から現れ、頚静脈孔を通って頭蓋腔外に出る。副交感神経線維を主成分に持ち、喉頭に分布して発声に働く（反回神経）他、心臓・気管〜気管支・食道などの胸部臓器や、腹部臓器にも分布する。また、外耳道や耳介にも感覚線維が分布するため、耳掃除などで刺激されるとクシャミ（迷走神経反射）を起こすことがある。

● 迷走神経

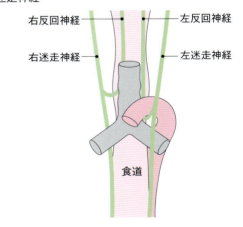

■ 副神経（Ⅺ）

迷走神経の運動線維が独立したもので、脊髄根と延髄根とがある。脊髄根は頚髄の外側部から出たのち大後頭孔を通って頭蓋腔内に入り、延髄外側から出る延髄根とともに頚静脈孔に向かう。頚静脈孔から頭蓋腔外に出る際、延髄根由来の線維束（内枝）と脊髄根由来の神経束（外枝）に分かれ、内枝は迷走神経とともに口蓋筋や咽頭筋に分布し、外枝は僧帽筋や胸鎖乳突筋に向かってこれを支配する。

4 からだの調整機能

1 脳と神経 —⑥

脊髄

■ 脊髄

中枢神経系のうち、脊柱管に収納される部分を脊髄と言う。脊髄は太さ約1.0cm、長さ約40cmの円柱状で、上は大後頭孔の高さで延髄に移行し、下は第1腰椎下縁の高さで脊髄円錐に終わる。脊髄下端の位置は成長とともに変化し、新生児では第3腰椎の高さにあるが、生後3カ月以後は第1〜2腰椎の高さに位置するようになる。

■ 脊髄の外観

脊髄の表面には縦に走る数本の溝（前正中裂・前外側溝・後正中溝・後外側溝）が見られる。特に前・後外側溝からは脊髄神経線維の細い束が出入りし、それぞれ、前根・後根と呼ばれる。前根と後根は各レベルで合流し、脊髄神経として椎間孔から出た後、前枝と後枝に分かれる。なお、後根の途中には脊髄神経節（後根神経節）が見られる。

脊髄は脊椎に対応して頸髄・胸髄・腰髄・仙髄・尾髄に区分される。各部はさらにいくつかの分節に分けられ、脊髄神経もこれに対応して、第1〜8頸神経（略号C_1〜C_8）、第1〜12胸神経（T_1〜T_{12}）、第1〜5腰神経（L_1〜L_5）、第1〜5仙骨神経（S_1〜S_5）および尾骨神経（C_0）に区別される。また、上肢や下肢へのニューロンを出す頸髄と腰髄は、脊髄の他の部分と比べて発達して太くなっている（頸膨大・腰膨大）。

脊髄は脊柱管よりも短いため、脊髄分節は同番号の脊椎より上に位置する。これは脊髄下部において顕著で、腰神経や仙骨神経は脊柱管内を下行してから椎間孔を出る。このため、脊柱管の下部には多数の神経線維束が垂れ下がって馬尾を形成する。

● 脊髄の全景

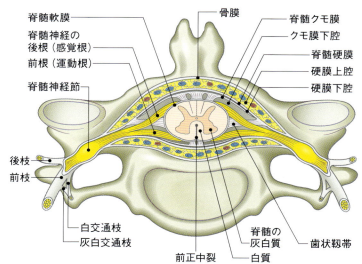

● 脊髄の水平断面

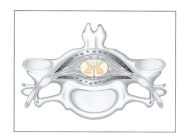

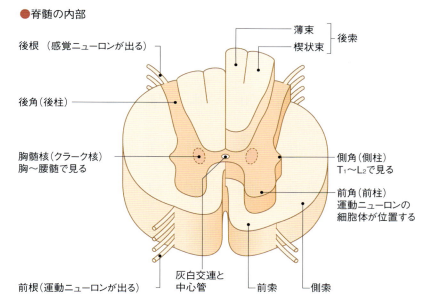

●脊髄の内部

●脊髄内の神経路

■ 脊髄の内部構造

脊髄は、脊髄反射の中枢であると同時に、脳と末梢を連絡する神経伝導路としての役割を持つ。反射中枢は神経細胞を含む灰白質に、伝導路は有髄線維からなる白質に位置する。脊髄を断面で見ると、大脳と逆に表層には白質があり、深層に灰白質が位置する。

● 灰白質

脊髄灰白質は中心管を囲むH字形部分として認められる。前方への突出を前角、後方への突出を後角と言い、前角には前根をつくる運動ニューロンが、後角には脳に向かう感覚ニューロンが含まれる。前角と後角とを結ぶ中心部（Hの横棒部分）は中間質と呼ばれ、胸髄ではその外側部分が発達して側角を形成する。ここには脊髄交感神経細胞があり、ここから出た節前線維は前根から交感神経幹を経由して内臓へと向かう。なお、胸髄の後角基部には胸髄核（クラーク核）が見られ、下半身からの深部感覚を伝える中継核となっている。

● 白質

脊髄白質は伝導路を含む部分であり、H字形の灰白質によって前索・側索・後索に分けられる。中でも後索はヒトで発達しており、特に頸髄では内側の薄束（ゴル束）と外側の楔状束（ブルダッハ束）を区別する。脊髄における伝導路の位置を大まかに示すと、前脊髄視床路（粗大触圧覚）や錐体外路系の運動路は前索を、外側脊髄視床路（温痛覚）・前・後脊髄小脳路（下半身の深部感覚）・外側皮質脊髄路（錐体路）は側索を、そして長後索路（精細触圧覚）は後索を通る。

■ 脊髄神経

脊髄に出入りする末梢神経を脊髄神経と言い、頸神経・胸神経・腰神経・仙骨神経・尾骨神経の計31対からなる。各脊髄神経は、脊髄の各分節に出入りする前根と後根が合流したものである。

■ 前根・後根とベル・マジャンディの法則

前根は脊髄から出る運動線維の束であり、主に前角ニューロンからなるが、胸神経では側角からの交感神経ニューロンも含む。前角ニューロンは骨格筋、側角ニューロンは内臓平滑筋や血管・腺に分布する。一方、後根は脊髄に入る感覚線維からなり、その神経細胞体は脊髄神経節（後根神経節）にある。全身に分布する感覚線維は、この神経細胞の末梢性突起である。このように「前根は運動線維、後根は感覚線維からなる」という原則をベル・マジャンディの法則と言う。

■ 脊髄反射

筋（腱）や皮膚への刺激が中枢に送られ、それに対する反応が不随意的に出現する現象を反射と言う。反射の経路は求心路・反射中枢・遠心路からなり、反射中枢が脊髄にあるものを特に脊髄反射と呼ぶ。脊髄反射においては、受容器から求心性ニューロンを伝わってきた感覚情報は脊髄内のシナプスを通過する際に出力信号に変換され、遠心性ニューロンによって効果器へと送られる。

脊髄反射には、求心性ニューロンが遠心性ニューロンに直接結合するタイプ（単シナプス反射）と、1個以上の介在ニューロンを挟んで結合するタイプ（多シナプス反射）がある。一般に、膝蓋腱反射のような腱反射は単シナプス反射、皮膚刺激で起こる表在反射（例：腹壁反射）は多シナプス反射に含まれる。いずれも上位中枢から制御されており、錐体路障害では、腱反射は中枢からの抑制がはずれて亢進し、表在反射は促通効果がとれるために減弱～消失する。

[4] からだの調節機能

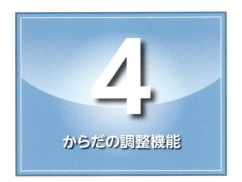

1 脳と神経—⑦
脊髄神経

脊髄に出入りする末梢神経を脊髄神経と言い、
頚神経8対・胸神経12対・腰神経5対・仙骨神経5対・尾骨神経1対の合計31対からなる。
ここでいう脊髄神経とは、脊髄に出入りする神経線維がレベルごとに合してできる
神経線維の束を指し、骨格筋を支配する運動神経線維、血管や内臓に分布する自律神経線維、
そして温痛覚や触覚などを伝える感覚神経線維を含む。中でも感覚線維は皮膚に帯状に分布し、
皮膚分節（デルマトーム）と呼ばれる区分を示す。

● 皮膚分節（デルマトーム）

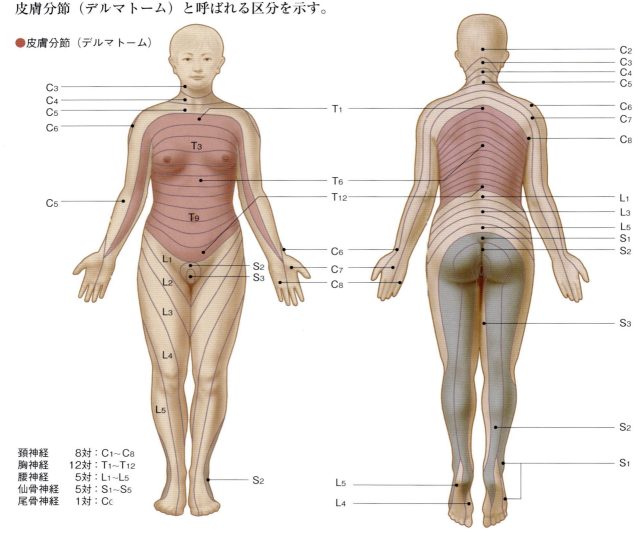

頚神経	8対：C_1〜C_8
胸神経	12対：T_1〜T_{12}
腰神経	5対：L_1〜L_5
仙骨神経	5対：S_1〜S_5
尾骨神経	1対：C_0

■ 脊髄神経とデルマトーム

　脊髄神経は脊柱管から出るとすぐに前枝と後枝に分かれる。一般に、体幹の大半と四肢を支配する前枝が太く、後頭部〜背部の正中領域に分布する後枝は細い。魚などでは、脊髄神経後枝の支配領域（脊柱より背側の部分）と前枝の支配領域（脊柱より腹側の部分）はほぼ半々であるが、ヒトでは後枝の支配領域が小さいためである。

　脊髄神経は頚神経（C_1〜C_8）・胸神経（T_1〜T_{12}）・腰神経（L_1〜L_5）・仙骨神経（S_1〜S_5）・尾骨神経（C_0）に区分され、この順に脊髄に出入りする。それぞれの脊髄神経は分布先でも一定の順序にしたがって配列しており、特に皮膚ではレベルごとに帯状の分布を示す。これを皮膚分節（デルマトーム）と言い、頚部から肛門に向かって順に並ぶ（C_1は皮枝を出さないため図示されていない）。

　デルマトームを詳しく調べると、各分節の高さはほぼ決

まっており、首の上部はC_3、肩はC_6、脇の下はC_8〜T_1、乳頭レベルはT_4、臍はT_9〜T_{10}、鼠径部はL_1、そして肛門がS_5といった規則性が見られる。一方、上肢や下肢のデルマトームは不規則に見えるが、これは直立位で見ているためで、四足動物と同じ肢位に戻して眺めると、母指側から小指側に向かって皮膚分節が形成されていることが分かる。

脊髄神経叢

胸神経を除く脊髄神経前枝は、左右で何本かが集まってネットワーク（脊髄神経叢）をつくる。脊髄神経叢は、場所により頚神経叢・腕神経叢・腰神経叢・仙骨神経叢・陰部神経叢と呼ばれ、ここから末梢へ新たな神経を送る。

頚神経叢

C_1〜C_4の前枝でつくられる。主に頚部の皮膚や筋に分布するが、横隔神経（C_3〜C_5）は胸腔内を下行して横隔膜を支配する。

腕神経叢

C_5〜C_8とT_1の前枝がなす神経叢。ここから三角筋を支配する腋窩神経、上腕二頭筋を支配する筋皮神経、前腕〜手の屈筋に分布する正中神経と尺骨神経、そして上肢伸筋を支配する橈骨神経などが出る。腕神経叢は、斜角筋隙（前・中斜角筋の間）などの狭い隙間を通るので圧迫されやすく、まとめて胸郭出口症候群と呼ばれる。

腰神経叢

L_1〜L_4の前枝が形成する神経叢。下腹部〜大腿の皮膚と筋を支配する。代表的な神経として、大腿伸筋（大腿四頭筋など）を支配する大腿神経、内転筋群を支配する閉鎖神経などを出す。

仙骨神経叢

L_4〜S_4の前枝で構成される。ここから出る坐骨神経は、大腿屈筋（半腱様筋・半膜様筋・大腿二頭筋）や大腿後面に枝を送った後、総腓骨神経と脛骨神経に分かれて下腿〜足の皮膚や筋に分布する。

陰部神経叢

S_2〜S_4の前枝からなり、ここから出る陰部神経は、外肛門括約筋や外陰部の皮膚に分布する。

腕神経とその働き

腕神経叢に由来する神経は肩〜上肢に分布する。すなわち、肩領域や上肢の皮膚感覚をはじめ、肩・肘・手・指の運動に働く筋はすべて腕神経叢由来の神経に支配される。

腕神経叢から起こる神経は、肩周辺の筋（肩甲骨・鎖骨および肩関節の運動に働く筋）を支配する神経と、上肢の筋（肘・手首・手指を動かす筋）を支配する神経とに大別することができる。このうち、肩周辺の筋を支配する神経は、腕神経叢の途中から分かれて各筋に直接分布する神経で、肩甲背神経①（→肩甲挙筋および菱形筋）・長胸神経②（→前鋸筋）・肩甲上神経③（→棘上筋／棘下筋）・鎖骨下筋神経④（→鎖骨下筋）・外側胸筋神経⑤（→大胸筋）・内側胸筋神経⑥（→小胸筋／大胸筋）・肩甲下神経⑦（→大円筋／肩甲下筋）・胸背神経⑧（→広背筋）・腋窩神経⑨（→三角筋・小円筋）の9種類が代表的である。

一方、上肢の筋に分布する神経は腕神経叢の終末枝として起こるもので、筋皮神経、正中神経、尺骨神経、橈骨神経の4種がある。これらは上腕より下位の筋をすべて支配し、肘や手首ならびに指などの運動を司る。

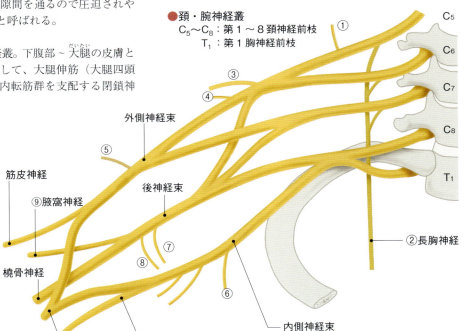

上肢の神経

上肢の神経はすべて腕神経叢に由来するが、中でも代表的なものとして筋皮神経、正中神経、尺骨神経、橈骨神経の4種がある。このうち、筋皮神経・正中神経・尺骨神経が上肢の屈筋を分担して支配するのに対し、上肢の伸筋はすべて橈骨神経が単独で支配している。すなわち、橈骨神経は他の3神経と拮抗する働きを示す必要があり、実際に上肢で最も太い神経である。

■ 筋皮神経（C_5、C_6）

上腕の屈筋（烏口腕筋・上腕二頭筋・上腕筋）を支配する神経で、C_5、C_6の脊髄神経成分を含む。腕神経叢の外側神経束から続く枝で、腋窩において烏口腕筋を貫いた後、上腕二頭筋と上腕筋の間を走りながらこれらの筋に枝を送る。終末部は上腕二頭筋の外側縁から皮下に現れ、外側前腕皮神経となって前腕外側～手根部の皮膚に分布する。

筋皮神経は腕神経叢の上部（上神経幹→外側神経束）から続くため、この領域が損傷を受けることで障害を起こす。例えば、バイク事故などで投げ出され、頸～肩の間が引き伸ばされるように着地した場合などに起こり、支配筋である上腕屈筋に麻痺を生じる。上腕二頭筋には、肘の屈曲のほか前腕の回外（手掌を上に向ける）作用もあるため、麻痺を生じた上肢では肘が伸びたまま手掌を後方に向けた状態となる。この麻痺はエルブ麻痺とも呼ばれ、ウェイターがチップを要求する形に似る。

■ 正中神経（C_5～T_1）

前腕や母指の屈筋を支配する神経。前腕では、手首の屈曲に働く浅指屈筋・橈側手根屈筋・長掌筋・深指屈筋（一部）に加え、前腕の回内（手掌を下に向ける）に働く円回内筋や方形回内筋を支配する。また、手では母指内転筋などを除く母指球筋と第1、第2虫様筋に枝を送る。

正中神経は、腕神経叢の外側神経束と内側神経束の合流によって形成され、基本的にはC_5～T_1のすべての脊髄神経成分を含む。通常、上腕二頭筋の内側縁に沿って上腕動脈などとともに下行し、肘部では円回内筋の深層を通って前腕に現れた後、浅指屈筋の下層から手根管を通過して手掌の母指側に至る。

正中神経は、肘や手首（手根部）で狭い場所を通るため、しばしば圧迫による運動麻痺や感覚障害を生じる（絞扼障害）。肘では円回内筋と交叉する部における絞扼障害（円回内筋症候群）が代表的で、前腕屈筋群や回内筋の麻痺が起こり、手首の屈曲や橈屈および前腕の回内などが障害される。また、手首では手根管の狭小化などで侵されることが多く（手根管症候群）、母指球筋の萎縮（猿手）や母指の屈曲不能（祝福の手）あるいは母指の外転・対立障害が出現するとともに、母指～中指にかけての感覚障害（しびれ・感覚脱失）を生じる。このように、正中神経障害では母指の運動障害や感覚障害が強く現れるため、錠剤などを指でつまむ動作がしにくくなって気付くことも多い。

■ 尺骨神経（C_8、T_1）

母指球筋以外の手指の屈筋を支配する神経。内側神経束から続く枝で、C_8、T_1の脊髄神経から構成される。腕神経叢を出たあとは上腕動脈や正中神経とともに下行し、上腕骨内側上顆の背面（尺骨神経溝）を通って前腕に入る。前腕ではその手掌側を尺骨動脈と並んで走り、手首では豆状骨の外側にある尺骨神経管（ギヨン管）を通って手掌に至る。この間、前腕では尺側手根屈筋や深指屈筋（尺側半）に枝を送り、手掌では小指球筋や骨間筋および第3、第4虫様筋を支配する。このように、尺骨神経は楽器演奏などで重要とされる小指側の筋肉を支配することから、別名音楽

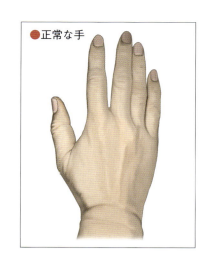

● 正常な手

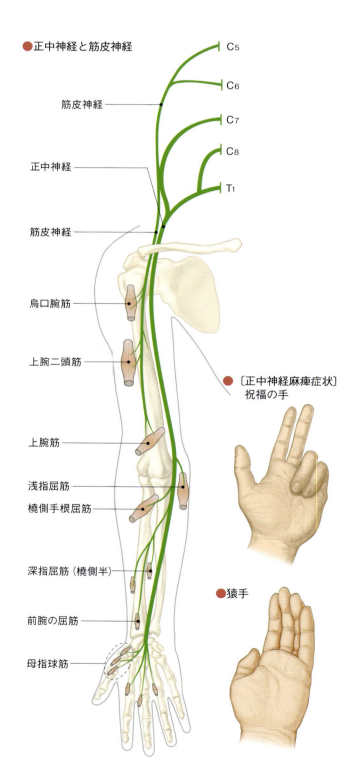

● 正中神経と筋皮神経

● 〔正中神経麻痺症状〕祝福の手

● 猿手

家の神経とも呼ばれる。

肘部において、尺骨神経は上腕骨内側上顆の後面で皮下を通るので、この部を打つと手の小指側にシビレが走る。これは小指側の感覚を支配する尺骨神経が刺激されるためである。また、尺骨神経は手首でも浅い所（ギヨン管）を通るため、工具を強く握ったりして圧迫されると麻痺を起こすことがある。尺骨神経が傷害されると、MP関節（指のつけ根の関節）の過伸展とIP関節（指の関節）の屈曲が起こり、ワシの爪のような症状（鷲手）が現れる。

尺骨神経麻痺は、上腕が強制的に外転・挙上させられた場合や、肺尖部腫瘍の浸潤により腕神経叢の下部（下神経幹→内側神経束）が傷害を受けた場合にも起こる。このようなタイプの腕神経叢傷害をクルムプケ麻痺と言い、尺骨神経麻痺に正中神経麻痺が加わると、物を握ることも不能（把握困難）となる。

■ 橈骨神経（C_5〜T_1）

橈骨神経は上肢の伸筋すべてを支配する神経。腋窩動脈の後方から上腕深動脈とともに上腕背側に廻り、上腕骨後面（橈骨神経溝）に接するように斜走した後、上腕筋と腕橈骨筋の間から肘窩に現れる。前腕では皮下に向かう浅枝（主に感覚枝）と深枝（主に運動枝）とに分かれ、深枝は回外筋を貫いた後、手根背側へと至る。この間、上腕では上腕三頭筋や肘筋に枝を送り、前腕では深枝からの分枝がすべての伸筋（尺側手根伸筋・長橈側手根伸筋・短橈側手根伸筋・総指伸筋）および回外筋に分布する。

橈骨神経は上肢の伸筋をすべて支配するため、屈筋支配を分担する筋皮神経・正中神経・尺骨神経を合わせたと同じくらいの太さを示す。このため、橈骨神経は最も圧迫を受けやすい神経とされ、特に上腕骨骨折や上腕における圧迫（泥酔して腕枕した時など）で傷害されやすい。また、松葉杖などで脇の下（腋窩）が圧迫された場合にも橈骨神経麻痺を起こすことがある。橈骨神経が傷害されると上肢の伸筋が麻痺するため、肘や手の伸展不能により手首を持ち上げられない状態（下垂手）に陥る。

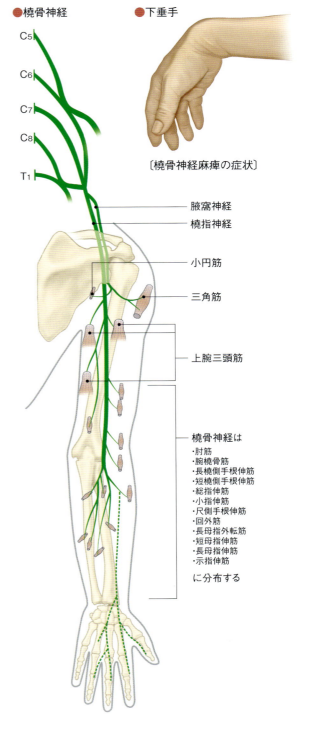

[4] からだの調節機能

●腰神経叢の全景

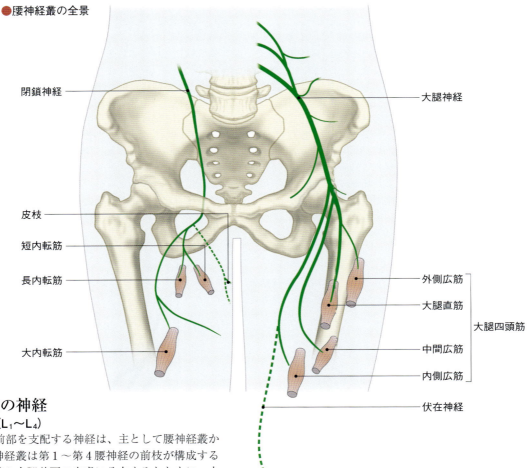

下肢の神経
腰神経叢（L_1〜L_4）
　腹壁〜大腿前部を支配する神経は、主として腰神経叢から起こる。腰神経叢は第1〜第4腰神経の前枝が構成する神経叢で、腹壁や大腿前面の皮膚に分布するとともに、大腿神経および内転筋群を支配する枝を出す。

● 大腿神経（L_2〜L_4）
　大腿伸筋（大腿四頭筋・縫工筋・恥骨筋）を支配する腰神経叢の最大枝。大腰筋と腸骨筋の間から腹腔内に現れ、鼠径部では腸腰筋の内側を下行した後、大腿前側の皮膚や筋に分布する。皮枝には伏在神経があり、内転筋管の途中で皮下に現れた後、大伏在静脈に沿って下行、下腿〜足背内側面に分布する。内転筋管内で伏在神経が圧迫されることがあり、膝や下腿に疼痛を生じる。

● 閉鎖神経（L_2〜L_4）
　内転筋群を支配する腰神経叢の枝で、大腿神経に次いで太い。大腰筋の内側から総腸骨動脈の後方を下行して骨盤腔に入り、閉鎖管を通って大腿内側に出たのち前枝と後枝に分かれる。前枝は、長内転筋・短内転筋・薄筋に枝を送った後、皮枝となって大腿内側に分布する。一方、後枝は外閉鎖筋を貫き、同筋に枝を送った後、大内転筋および小内転筋に分布する。

　この他、腰神経叢からは腹壁〜大腿に分布する神経が出る。主なものとして、腹壁の筋や皮膚に分布する腸骨下腹神経（T_{12}, L_1）、下腹部〜陰嚢に分布する腸骨鼠径神経（L_1）、陰部や大腿の皮膚および精巣挙筋を支配する陰部大腿神経（L_1, L_2）、そして大腿外側の皮膚に分布する外側大腿皮神経（L_2, L_3）がある。

仙骨神経叢（L_4〜S_4）
　L_4〜S_4の前枝によって構成される神経叢。殿部〜大腿後面と下腿および足に分布する神経はすべてここから出る。仙骨神経叢から起こる主な神経には以下のようなものがあるが、回旋筋群（梨状筋・上双子筋・下双子筋・内閉鎖筋・大腿方形筋）や骨盤隔膜（肛門挙筋・尾骨筋）には、無名の枝が直接分布する。

● 坐骨神経（L_4〜S_3）
　仙骨神経叢に由来する人体最大の末梢神経。梨状筋下孔を通って骨盤後面に現れ、大腿屈筋に枝を出しながら下行した後、膝窩付近で総腓骨神経と脛骨神経に分かれて下腿〜足に分布する。

● 上殿神経（L_4〜S_1）
　梨状筋上孔を通り、股関節の外転に働く中殿筋・小殿筋・大腿筋膜張筋などに分布する。

● 下殿神経（L_5〜S_2）
　梨状筋下孔から出て大殿筋に分布する。大殿筋は股関節の強力な伸筋であるため、下殿神経の麻痺により立ち上がる動作に障害が現れる。

● 後大腿皮神経（S_1〜S_3）
　大腿後面に分布する皮神経。障害されると殿部〜大腿後面にしびれなどを起こす。

●仙骨神経叢

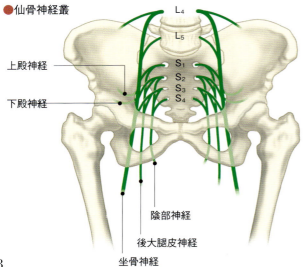

■ 坐骨神経とその枝

L_4〜S_3の前枝に由来する神経線維から構成される神経で、大腿神経（←腰神経叢）とともに下肢を支配する。坐骨神経は、もともと脛骨神経と総腓骨神経が結合組織で束ねられたものであり、この2本の神経が一緒に走っているものにすぎない。このため、坐骨神経自体も脛骨神経部と腓骨神経部とに区分される。

通常、坐骨神経は梨状筋下孔から大殿筋の深部に現れ、大腿後面を下行した後、膝窩付近で上記の2神経に分かれる。この間、大腿後側の筋（ハムストリングス）や大内転筋に枝を送るが、大腿二頭筋短頭には腓骨神経部の枝が分布するのに対し、大腿二頭筋長頭・半腱様筋・半膜様筋・大内転筋は脛骨神経部からの枝によって支配される。〔注：大腿二頭筋・半腱様筋・半膜様筋を合わせてハムストリングスと言う〕

● 脛骨神経

脛骨神経は坐骨神経から分かれる2分枝の1つであり、下腿後面〜足底の皮膚感覚および筋を支配する。普通は膝窩付近で坐骨神経から分かれ、後脛骨筋の浅層を後脛骨動脈とともに下行した後、内果の後下部（足根管）を通って足底に至り、内側および外側足底神経となって足底の筋や皮膚に分布する。

この間、下腿では後側の筋（ヒラメ筋・腓腹筋・後脛骨筋・長指屈筋・長母指屈筋・膝窩筋）および周辺の皮膚に分布し、足底では短指屈筋や足底方形筋をはじめとする小筋群を内側・外側足底神経が分担して支配する。なお、脛骨神経から分かれ、下腿後面の皮膚に分布する神経を腓腹神経あるいは内側腓腹皮神経と言う。〔注：内側腓腹皮神経と呼ぶ場合は、外側腓腹皮神経（←総腓骨神経）と合流したものを腓腹神経と呼んでいる〕

● 総腓骨神経

脛骨神経とともに坐骨神経から分かれる枝の1つで、下腿前面〜外側面および足背の筋や皮膚を支配する。膝窩付近で坐骨神経から分かれ、外側腓腹皮神経（下腿後面外側の皮膚に分布）を出した後、長腓骨筋の深層で浅腓骨神経と深腓骨神経に分かれる。

総腓骨神経の枝のうち、浅腓骨神経は下腿外側の筋（長腓骨筋・短腓骨筋）を支配した後、両腓骨筋の間を下行し、下腿前面下部〜足背に分布する皮枝となる。これに対し、深腓骨神経は下腿前側の筋（前脛骨筋・長指伸筋・長母指伸筋・第三腓骨筋）を支配する神経であり、長母指伸筋と前脛骨筋の間を前脛骨動脈に沿って下行して足背に至る。

このため、総腓骨神経が損傷されると下腿前面〜外側領域で麻痺や感覚障害が出現する。特に深腓骨神経の障害では特徴的な足の背屈不能（下垂足）を生じるとともに、足背の一部（下駄の鼻緒があたる領域）に感覚障害が現れる。なお、浅腓骨神経障害では長・短腓骨筋麻痺に伴う足の外反不能が起こる。

● 坐骨神経〜脛骨神経

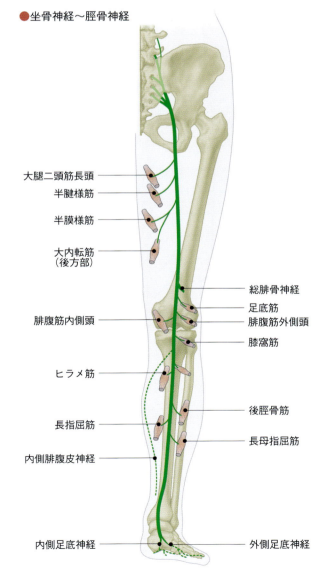

● 坐骨神経〜腓骨神経

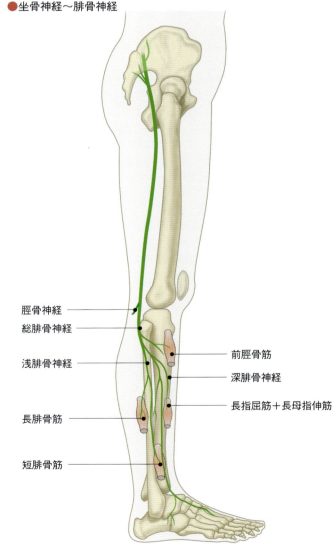

[4] からだの調節機能

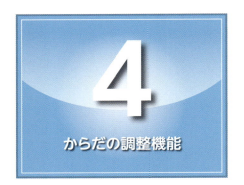

1 脳と神経 — ⑧
交感神経と副交感神経

■■ 自律神経系

内臓の感覚・心筋や平滑筋・腺分泌を支配する神経系を自律神経系と言い、拮抗的に働く交感神経と副交感神経の2系統からなる。大まかに言えば、交感神経は生存のための活動（エネルギー消費）に働くシステム、副交感神経は将来の活動の準備（エネルギー補充）に働くシステムである。すなわち、活動時に骨格筋に血液を送り（心拍亢進・末梢血管収縮）、内臓機能を抑えるのは交感神経の作用であり、安静時に消化機能を促進し、脳や内臓に血液を送って疲労回復を図るのは副交感神経の作用である。なお、自律神経系の最高中枢は視床下部にあり、ここから脳神経や脊髄神経を介して内臓機能が調節される。

■ 自律神経線維

自律神経線維は、脳神経や脊髄神経の一部として中枢を出るが、末梢器官付近では独特の走向を示す。

自律神経の遠心性線維は末梢で自律神経節を形成し、続く次の線維に連絡する。すなわち、末梢の自律神経は神経節より前の節前線維と、神経節より後の節後線維との2つの神経線維によって構成されている。

一般に、節前線維の神経細胞体が集まっている場所を「下位中枢」と言い、交感神経系では脊髄～上部腰髄、副交感神経系では脳幹と仙髄がこれにあたる。なお、自律神経系の神経伝達物質は、副交感神経では節前・節後線維ともにアセチルコリン（コリン作動性）であるが、交感神経では節前線維はアセチルコリン（コリン作動性）、節後線維はノルアドレナリン（アドレナリン作動性）である。

■■ 交感神経

交感神経の節前線維は脊髄（T_1～L_3）の側角から起こり、前根を通って交感神経幹に入る。一部は交感神経幹の神経節（椎傍神経節）で節後線維にシナプス連絡するが、他は通りぬけて末梢の交感神経節（椎前神経節）に向かい、ここでニューロンを交代する。

胸髄上部から起こる交感神経は、頭頸部内臓や心臓・肺を支配する。胸髄から出た節前線維は上・中・下頸神経節や上位の胸部交感神経節に入ってニューロンを代える。これらの神経節から出る節後線維は脳神経や脊髄神経に混じって走り、眼球・涙腺・唾液腺・甲状腺などの他、心臓神経叢などを経由して心臓や肺に達する。なお、時に下頸神経節と第1胸神経節は融合して星状神経節を形成する。

これに対し、胸髄中～下部からの交感神経は腹部内臓を支配する。特にT_5～T_9からの線維は大内臓神経を、T_{10}～T_{12}からの線維は小内臓神経となって腹腔に入り、大動脈周辺の椎前神経節（腹腔神経節・上腸間膜神経節・腎臓神経節など）に達する。これらの神経節から出る節後線維は、胃・肝臓・小腸・大腸・腎臓・副腎などに分布する。

一方、腰髄から起こる交感神経節前線維は腰内臓神経と

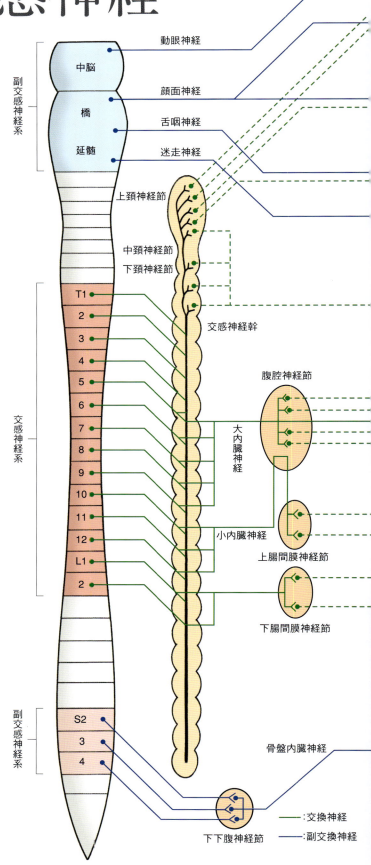

● 交感神経と副交感神経

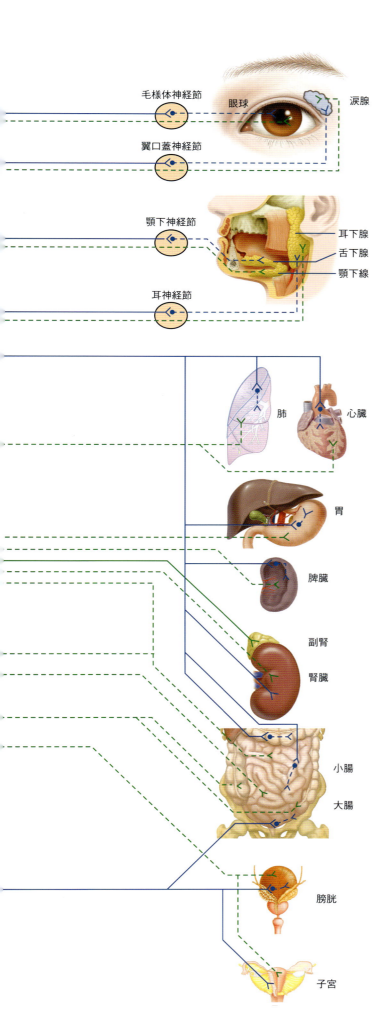

なって下腸間膜神経節に入り、ここで節後線維に交代して腹部〜骨盤部の臓器（卵巣・精巣・直腸・膀胱）に分布する。

■■ 副交感神経

　副交感神経の下位中枢は脳幹（中脳・橋・延髄）と仙髄にあり、ここから末梢に向かう節前線維が出る。すなわち、脳幹から起こる動眼神経（Ⅲ）・顔面神経（Ⅶ）・舌咽神経（Ⅸ）・迷走神経（Ⅹ）と、仙髄（S_2〜S_4）から出る骨盤内臓神経（勃起神経）の2系統に副交感線維が含まれる。このうち、Ⅲ・Ⅶ・Ⅸ脳神経の副交感神経は瞳孔・涙腺・唾液腺などの頭部内臓を支配するが、迷走神経は頸部や胸腹部内臓に、骨盤内臓神経は骨盤部に分布する。すなわち、消化管で言えば、食道〜横行結腸は迷走神経、下行結腸〜直腸は骨盤内臓神経支配となる。なお、脳幹からの節前線維は内臓近くの神経節でニューロンを交代するのに対し、仙髄からの節前線維は下腹神経叢に至り、多くはここで節後線維に連絡する。

臨床関連

自律神経失調症

　自律神経系は内分泌系とともに体内環境の維持に働くシステムであり、交感神経系と副交感神経系とから構成される。これらの系は、互いに密接に関連しながら作用することで身体の内部環境を調節しているが、ストレスその他の原因で相互のバランスが崩れると、それぞれの系に機能的な異常が出現する。このような症状群を自律神経失調症と言う。

　自律神経失調症では原因となる器質的病変や他覚的身体所見が見られないことが多く、頭重感・倦怠感・のぼせ感・めまい・四肢の冷感・動悸・息切れといった多彩な自覚症状を訴えることが多い。これらの症状はいずれも自律神経症状もしくはホルモン失調に起因するものと理解され、いわゆる不定愁訴に分類される。器質的原因が見られないことから、心身症・更年期障害・うつ病などの身体症状との鑑別は必ずしも容易ではない。

[4] からだの調節機能

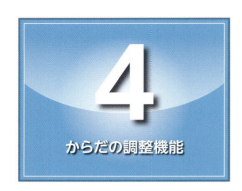

4 からだの調整機能

1 脳と神経—⑨

神経路の構造

ニューロンの連絡によって形成される情報伝達経路を神経路と言う。
末梢神経系における神経路はいわゆる「神経」であるが、
中枢神経系においては同じ情報を伝える神経線維の集合部のことを言う。
中枢神経系における神経路のうち、起始〜終止が
共通のニューロンで形成される部分を伝導路と言う。
伝導路には、末梢から中枢へ信号を送る上行性伝導路（感覚路）と、
中枢から末梢へ信号を送る下行性伝導路（運動路）がある。

上行性伝導路—求心路・感覚路

感覚情報を中枢へ伝える伝導路で、その経路は感覚によって異なる。

識別型精細触圧覚

「手触り」に代表される感覚を識別型精細触圧覚と言う。この感覚は脊髄の後索を上行して延髄の後索核に送られ（長後索路）、ここでニューロンを代えた後、反対側を上行して視床に至る。視床からのニューロンは内包後脚を通って上行し、大脳皮質の体性感覚野に達する。なお、後索核において、下肢の情報は薄束核、上肢の情報は楔状束核を経由する。

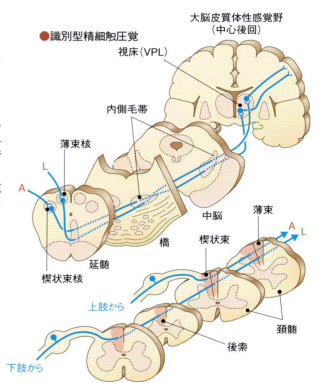

非識別型粗大触圧覚

物に触れたという自覚はあるが、部位識別能のないものを非識別型粗大触圧覚と言う。この感覚が障害されても識別型精細触圧覚が機能していると気がつかない。このため、識別型精細触圧覚が選択的に障害された場合にはじめて自覚される感覚とも言える。

この感覚を伝える神経路は温痛覚とほぼ同様で、後根から脊髄に入ったのち脊髄後角（後角固有核）でニューロンを代え、反対側の前索を上行して視床に至る（前脊髄視床路）。視床からのニューロンは内包後脚を通って大脳皮質体性感覚野（中心後回）へと向かう。

温痛覚

最も身近な感覚である温度や痛みの感覚は、後根のニューロンによって脊髄に送られ、後角でニューロンを代えた後、反対側の外側脊髄視床路を通って視床に至る。視床からのニューロンは、識別型精細触圧覚と同様、内包後脚を通って大脳皮質体性感覚野に至る。

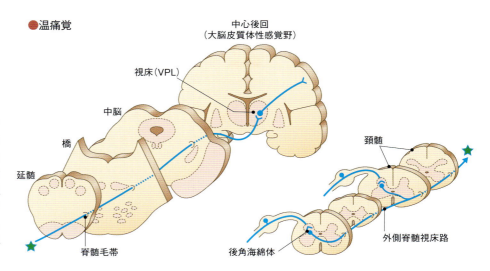

非意識型深部感覚

筋の緊張度や関節内圧などの感覚を深部感覚と言い、一般に意識に上らないもの（非意識型）が多い。これは深部感覚の多くが大脳皮質ではなく小脳に送られるためで、上半身と下半身とで異なる経路をとる。

上半身の非意識型深部感覚

脊髄の後索を上行して延髄の副楔状束核に至り（長後索路）、ここでニューロンを代えて小脳に入る。

下半身の非意識型深部感覚

脊髄の後索を上行したのち T_1〜T_3 の胸髄核（クラーク核）でニューロンを代え、小脳に向かう（後脊髄小脳路）。

意識型深部感覚

振動覚のような意識に上る深部感覚は、識別型精細触圧覚と同様の経路で伝えられる。すなわち、脊髄後索を上行して延髄の後索核に至る経路（長後索路）で、ここからの2次ニューロンは反対側に交叉して視床に向かい、ここで再びニューロンを代えて大脳皮質（体性感覚野）に至る．非意識型深部感覚の伝導路との最大の違いは「意識型深部感覚の伝導路は交叉性」という点である。

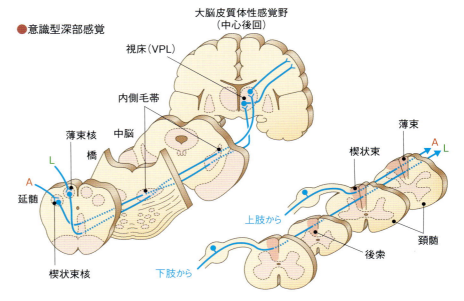

[4] からだの調節機能

下行性伝導路——遠心路・運動路

一般に随意運動の伝導路を指し、骨格筋の収縮を支配する錐体路系と運動の制御に働く錐体外路系とに区分される。

■■錐体路系

骨格筋の運動にあずかる下行性伝導路を錐体路と言い、本来は延髄の錐体あるいは脊髄で交叉する皮質脊髄路（大脳皮質から脊髄に至る伝導路）を指すが、皮質延髄路（皮質核路）も含めて錐体路系と呼ばれることが多い。いずれも反対側の骨格筋を支配するため、脳出血などでは病巣と反対側に片麻痺（一側の麻痺）をきたす。

■ 皮質脊髄路

大脳皮質運動野から脊髄に至る伝導路を言う。運動野からのニューロンは内包・大脳脚を通って延髄錐体に至り、約80％がここで反対側に交叉する。交叉したニューロンは側索（外側皮質脊髄路）を下行し、前角の運動ニューロンに連絡する。残りのニューロンは前索（前皮質脊髄路）を下行し、脊髄で交叉してから運動ニューロンに至る。

■ 皮質延髄路（皮質核路）

大脳皮質運動野から脳幹の運動性脳神経核に至る伝導路を言う。運動野からのニューロンは内包・大脳脚を通って脳幹に入り、多くは反対側に交叉して目的の脳神経核に至る。皮質延髄路は、動眼神経核（Ⅲ）・滑車神経核（Ⅳ）・三叉神経運動核（Ⅴ）・外転神経核（Ⅵ）・顔面神経核（Ⅶ）・疑核（Ⅸ、Ⅹ、Ⅺ）・舌下神経核（Ⅻ）に連絡し、外眼筋・表情筋・咀嚼筋・咽頭筋・喉頭筋・舌筋などの筋を支配する。

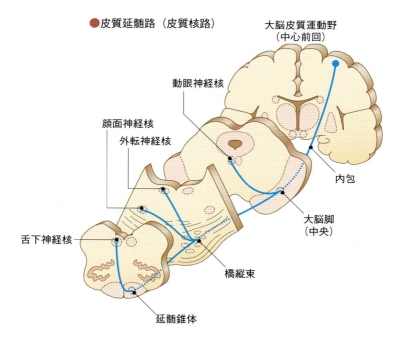

■■錐体外路系

感覚情報を統合して錐体路を制御するシステムを言う。大脳皮質・大脳基底核（被殻／尾状核／淡蒼球）・視床・赤核・黒質・小脳・網様体などが中枢として働き、ここから運動ニューロンを制御する指令が送られる。脊髄に向かう伝導路には右頁のようなものがある。

●錐体外路系に属する代表的な伝導路

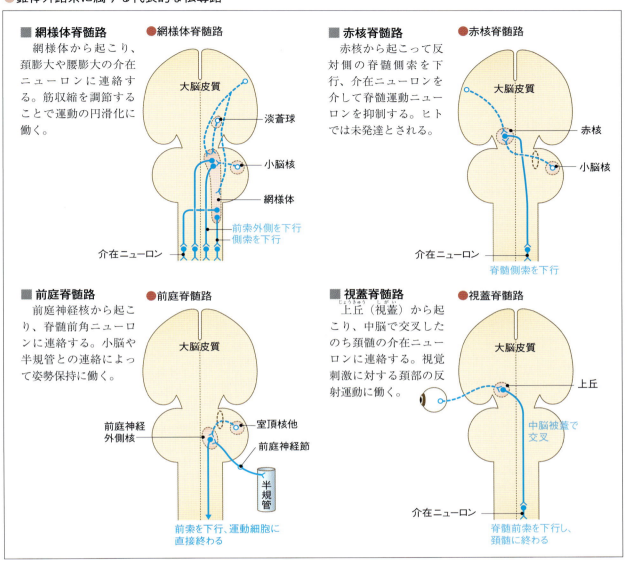

交感神経と副交感神経の二重支配──自律神経の伝導路

　自律神経にも、中枢の指令を内臓へと送る遠心路と内臓の感覚情報を中枢へ伝える求心路がある。自律神経の中枢は視床下部にあり、交感神経も副交感神経もここから遠心性ニューロンが出発する。また、自律神経が伝える感覚情報は、内臓平滑筋や血管で感知される内臓感覚で、いずれも視床を経て大脳皮質に至るため、意識に上る感覚にあたる。

■遠心路

　交感神経の場合、視床下部からのニューロンは網様体を通って脊髄側角（T_1〜L_3）に至り、ここで交感神経節前線維に連絡する。このため脊髄側角は下位中枢と呼ばれ、これ以降を末梢の交感神経系と言う。

　一方、副交感神経では、視床下部からのニューロンの一部は脳幹の副交感性脳神経核、一部は仙髄（S_2〜S_4）に至る。副交感性脳神経核は、エディンガー・ウェストファール核、上唾液核、下唾液核、迷走神経背側核で、節前線維はそれぞれ動眼神経（Ⅲ）、顔面神経（Ⅶ）、舌咽神経（Ⅸ）、迷走神経（Ⅹ）を経由して末梢に向かう。また、仙髄からの節前線維は骨盤内臓神経（勃起神経）として末梢に向かう。

■求心路

　交感神経には腹腔内臓感覚を伝える求心性線維が含まれ、体性感覚と同様に脊髄後根に入るが、その先は感覚の種類によって異なる経路をとる。すなわち、内臓痛などは外側脊髄視床路（温痛覚と同じ）により視床へ、胃膨満感などの情報は長後索路（意識型深部感覚と同じ）により後索核に至る。このように、内臓感覚と体性感覚は脊髄内の同じ伝導路を通るが、これが関連痛の生じる理由とされる。

　副交感神経系で求心性線維を含むのは、舌咽神経（Ⅸ）、迷走神経（Ⅹ）および骨盤内臓神経（S_2〜S_4）である。このうち、Ⅸに含まれる線維は頸動脈洞や頸動脈小体、Ⅹに含まれる線維は消化管・呼吸器・心臓・大動脈弓からの感覚情報を延髄孤束核を経由して視床に伝える。また、孤束核は迷走神経背側核とも連絡し、頸動脈洞マッサージをするとこの経路によって心拍抑制が起こる。なお、骨盤内臓神経の求心性線維は仙髄から視床や大脳皮質へ向かい、尿意や便意を伝える経路をなす。

4 からだの調整機能

1 脳と神経—⑩

大脳辺縁系
[視床下部・脳幹の機能]

■■大脳辺縁系

　大脳半球の内側面をなす皮質のうち、脳室の辺縁に沿って位置する部分を辺縁葉と言う。辺縁葉は下等動物の中枢神経系の主要部分であり、高等動物になって発達する部分（新皮質）に比べて古い皮質に属する。辺縁葉は帯状回や海馬傍回からなり、海馬や扁桃核などを含めて辺縁系とも言う。辺縁系は情動や記憶と密接な関係を持ち、さらに視床下部と連絡して自律神経にも影響するので内臓脳とも呼ばれる。

■■視床下部

　間脳のうち視床の前下方に位置する領域を視床下部と言い、第3脳室の底と側壁の一部をなす。正中断面では視床下溝の下に相当し、前下方は視交叉や下垂体に、後方は乳頭体に続く。
　視床下部は多くの神経核からなる灰白質で、大脳皮質・視床・脳幹・脊髄などと連絡するとともに、自律神経系や内分泌（ホルモン分泌）の中枢としても働いている。この他、視床下部には、体温調節・摂食・飲水などの中枢としての役割もある。

● 脳の構造

髄液（硬膜、クモ膜、軟膜）
クモ膜下腔
脳脊髄液
大脳半球
脳梁
視床　｝間脳
視床下部
下垂体
小脳
中脳
小脳テント　｝脳幹
橋
延髄
脊髄

■■脳幹

　中脳・橋・延髄を合わせて脳幹と言う（脳幹に間脳を含めることもあるが、この場合は間脳以外を下位脳幹と言う）。脳幹には生命維持中枢があり、呼吸・循環・睡眠・嚥下・姿勢などの調節を行うと同時に、大脳皮質を覚醒して意識を保つ役割を持つ（上行性網様体賦活系）。なお、脳神経のうち、嗅神経（Ⅰ）と視神経（Ⅱ）以外は脳幹に出入りする。

■ 中脳

　間脳と橋に挟まれた長さ2cmほどの部分で、脳幹の最上部をなす。腹側面では左右の大脳脚が特徴的で、その間（脚間窩）から1対の動眼神経（Ⅲ）が出る。背側面には上丘と下丘（合わせて四丘体と言う）が見られ、その直下から滑車神経（Ⅳ）が出る。横断面では、中脳は次のように区分される。

● 大脳脚

　腹側面両側に位置する構造で、内包に続く投射線維からなり、大脳と脳幹〜脊髄を連絡する伝導路（錐体路など）を含む。

● 中脳被蓋

　大脳脚の後方に位置する領域。ここに含まれる赤核や黒質は錐体外路系の神経核として運動の調節にあずかる（姿勢反射など）。中でも黒質は大脳基底核を介して錐体路調節に働いており、ここに変性が起こると振戦（ふるえ）や運動の抵抗（筋固縮）、加速歩行（姿勢反射障害）などの症状が出現する（パーキンソン病）。

● 中脳蓋

　四丘体（上丘・下丘）からなる領域。上丘は視蓋とも言い、下等動物では視覚中枢として働くが、ヒトでは視覚刺激に対する反射運動（眼で追う反応など）に働く。一方、下丘は聴覚路の中継核で、音源の方向に顔を向ける反射を起こす。

■ 橋

　中脳と延髄の間の膨隆部で、腹側面の横走線維が左右の小脳半球を橋渡しするように見えることから「橋」と呼ば

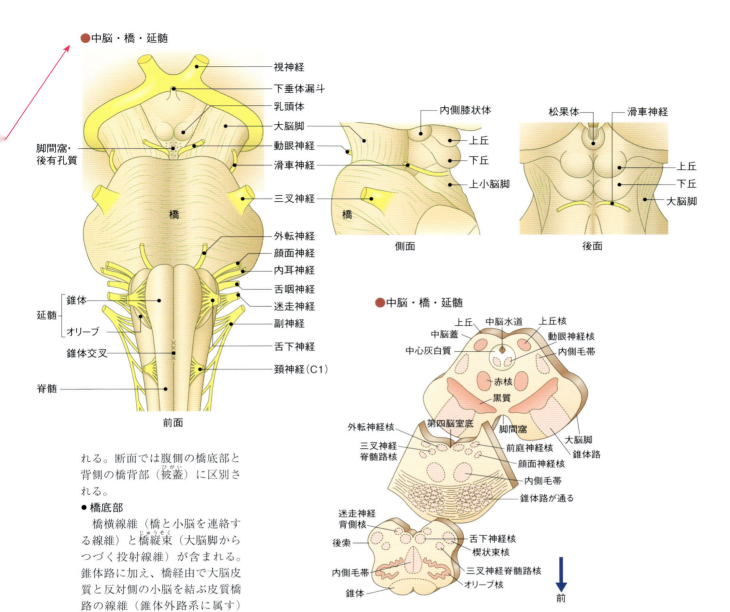

● 中脳・橋・延髄

れる。断面では腹側の橋底部と背側の橋背部（被蓋）に区別される。

● 橋底部

橋横線維（橋と小脳を連絡する線維）と橋縦束（大脳脚からつづく投射線維）が含まれる。錐体路に加え、橋経由で大脳皮質と反対側の小脳を結ぶ皮質橋路の線維（錐体外路系に属す）などが含まれる。

● 橋背部

網様体（神経細胞体と神経線維が混在する構造）の他、三叉神経（Ⅴ）・外転神経（Ⅵ）・顔面神経（Ⅶ）・内耳神経（Ⅷ）の神経核や各種伝導路が含まれる。

■ 延髄

大後頭孔の上に位置する脳幹の最下部（長さ約3cm）で、球根に似た形から球とも呼ばれる。呼吸・循環などの生命維持中枢に加え、舌咽神経（Ⅸ）・迷走神経（Ⅹ）・副神経（Ⅺ）・舌下神経（Ⅻ）などの神経核や孤束核（味覚に係わる）が含まれ、咀嚼・嚥下・嘔吐・唾液分泌に働く。

前面には随意運動の伝導路（錐体路）が通る錐体が位置し、その下方には錐体路の線維が左右交叉する錐体交叉が見られる。また、錐体の外側にはオリーブが位置し、内部のオリーブ核は大脳皮質・赤核・脊髄・小脳を連絡する錐体外路系の中継核として運動調節や熟練に働く。

■ 脳幹網様体

脳幹内部で混在する神経線維と神経細胞体で構成される構造。網様体はいろいろな部位と連絡し、①大脳の覚醒・意識保持（上行性網様体賦活系）、②運動や姿勢の調節（錐体外路系との連絡）、③呼吸・循環などの生命維持機能（自律神経核との連絡）に働く。

① （上行性）網様体賦活系

網様体は全身の感覚情報を受け、これを視床や大脳皮質に送る。網様体からの出力には大脳を覚醒（賦活）する作用があるためこのシステムを網様体賦活系と言う。なお、網様体は大脳皮質からも情報を受けるので、興奮が網様体を介して大脳皮質をさらに賦活することもある。遠足前夜などに興奮して眠れないのはこの例である。反対に網様体賦活系が障害されると意識障害や昏睡が生じ、麻酔薬やバルビツール催眠薬などは網様体賦活系を抑制することで効果を示す。

② 錐体外路系

網様体からは脊髄の運動ニューロンにも出力され（網様体脊髄路）、感覚情報に応じて骨格筋の緊張を調節することで姿勢保持などに働く。この他、網様体は小脳・赤核・黒質・線条体などと連絡することで錐体外路系にも係わっている。

③ 生命維持機能

網様体は視床下部や脳幹の自律神経核、特に呼吸中枢や循環中枢と連絡し、生命維持にも働いている。

4 睡眠

1 脳と神経—⑪

睡眠と覚醒

日内リズムによって周期的に起こる正常な意識消失状態を睡眠と言う。一般に、睡眠は「覚醒中に生じた疲労の回復を図るもの」とされているが、その本体や意義は未解明であるため、睡眠時の生理現象によって睡眠を定義することも多い。

■睡眠時の生理現象

●代謝および体温の低下

睡眠中は、筋緊張の低下によって代謝率（酸素消費量）が10％ほど減少する。また、熱産生の減少や末梢血管の拡張および発汗による熱放散により、睡眠中には体温の低下が起こる。

●脳波の変化

睡眠時の脳波変化などにより、睡眠はレム睡眠とノンレム睡眠に区分される。普通、寝入りばなにノンレム睡眠が始まり、90～120分ほどでレム睡眠（約20分）に入る。これを睡眠周期と言い、一晩で数回繰り返す。一般に、睡眠前半はノンレム睡眠が、睡眠後半はレム睡眠が長くなる傾向にある。

■睡眠と覚醒

脳幹網様体は覚醒の維持に働く機構とされている。すなわち、網様体は種々の感覚情報を受け、その刺激を大脳皮質に送ることで覚醒レベルを上げる作用を示す。これとは逆に、視床下部の視索前野や下部脳幹（縫線核）には睡眠中枢の存在が想定されている。これら睡眠中枢や覚醒中枢は、視交叉上核の生物時計によって睡眠覚醒リズムを形成している。

レム睡眠（逆説睡眠）

覚醒しているかのように急速眼球運動（REM；rapid eye movement）が出現している状態の睡眠。夢は大部分がこの状態で見るとされ、大脳皮質が不規則に活動している状態と考えられている。レム睡眠の状態では、全身の筋トーヌスは低下して手足や顎の筋肉は弛緩するが、血圧・心拍・呼吸など自律機能は不規則な変動を示す。脳波は覚醒時と似た低振幅速波を示し、わずかにβ波（周波数が13Hz～の速波）やθ波（4～8Hzの徐波）が出現する。乳児ではレム睡眠とノンレム睡眠の割合は半々であるが、成人ではレム睡眠は全睡眠時間の20％ほどになるとされる。なお、俗に言う「かなしばり」もレム睡眠時における現象として解釈されている。

ノンレム睡眠

脳波上、覚醒時には見られない高振幅徐波が主となる睡眠状態。筋トーヌスの低下に加えて自律機能（呼吸・脈拍・血圧など）も安定状態を示す。大脳皮質の活動が低下するために、視床や脳幹網様体の活動が脳波上に現れると考えられている。ノンレム睡眠は、出現する徐波の割合から次に示すような4段階に区分され、徐波の多いstage Ⅲ、Ⅳを特に徐波睡眠と言う。

■stage Ⅰ

入眠時のウトウトする時期（入眠期）。低電位のθ波（4～8Hz）が頭頂葉や側頭葉で見られる。

■stage Ⅱ

寝息が聞こえる時期（軽睡眠期）。脳波ではθ波とともに周波数14Hzほどの紡錘状の速波（紡錘波）が現れる。

■stage Ⅲ

眠りが次第に深くなる時期（中等度睡眠期）。2Hz以下の大徐波（δ波；0.5～4Hz）が前頭葉を中心に見られる。

■stage Ⅳ

深い睡眠の時期（深睡眠期）。50％以上の時間で大徐波（δ波）が見られるようになるため、デルタ睡眠とも呼ばれる。

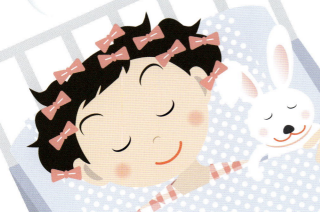

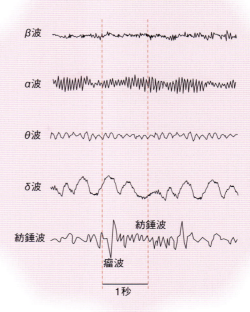

脳波

■ 正常脳波

睡眠や覚醒といった意識レベルを客観的に評価する指標として脳波が用いられる。脳波は、普通、頭皮に接触させた電極により記録される電位変動で、大脳皮質神経細胞の樹状突起において発生すると推定されている。

正常の脳波はα波、β波、δ波、θ波に分類されるが、意識状態により記録される脳波が異なるため、それぞれの意識レベルと脳波との関連が解析されている。大まかに言えば、意識レベルが高いときは脳波の周波数は速く振幅は少ない（低振幅速波）が、睡眠などで意識レベルが低くなると周波数は遅く振幅は大きくなる（高振幅徐波）。なお、脳波の記録は覚醒・安静・閉眼状態で行うのが原則である。

● α波

覚醒時の安静閉眼状態では、後頭葉を中心にα波が記録される。α波は周波数8～13Hzの波で基本波とも呼ばれ、身体緊張や精神活動が安静な状態で出現する。このため、リラックスした状態や入眠期あるいは座禅の際などに出現するが、開眼や暗算などの活動が起こると抑制され、代わってβ波が現れる（αブロッキング）。

● β波

α波より速い周波数（14～40Hz）の波で、速波とも呼ばれる。主に精神活動が営まれている時に見られ、特に興奮したりいらいらしたりしている状態で強く現れるため、覚醒型波形と呼ばれるが、安静閉眼時の前頭葉～側頭葉でも記録される。

● θ波

4～8Hzの周波数を示す脳波。α波に比べて周波数が遅いため、徐波とも言う。健康成人では覚醒時には見られないが、睡眠時には入眠期（stageⅠ）～軽睡眠期（stageⅡ）、特に後者でよく見られる。

● δ波

遅い周波数（0.5～4Hz）を示す脳波で、θ波とともに徐波と呼ばれる。1歳頃までの乳児では正常で見られるが、健康成人では深睡眠時（大徐波）や麻酔時に現れるのみで、通常の覚醒時には見られない。

■ 異常脳波

てんかんなどの疾病がある場合には、脳波記録においても、通常は見られない特徴的な波が出現する。これらの波は健常者の脳波記録ではほとんど現れないため、まとめて異常脳波として扱われる。

てんかんとは、大脳の神経細胞が発作的に同時興奮を起こすもので、意識喪失と全身痙攣が1～3分続く大発作と、数秒～十数秒で終わる小発作とに大別される。大発作の際には大脳皮質全体に高振幅の棘波や徐波が現れ、小発作では棘波と徐波の複合波が3Hzの周期で出現する。

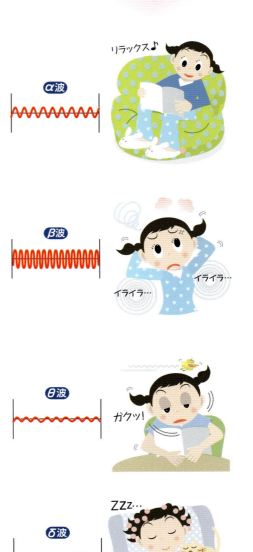

4 からだの調整機能

1 脳と神経 — ⑫
脳の情報処理

例えば、「おなかが痛い」といった、からだの内部の情報や、横断歩道での信号の点滅というような外界からの情報は、からだには末梢神経を通して脳へと送られる。脳はそれらの情報を分析処理し、その時々に応じた適切な各器官に指令を出す働きをしている。

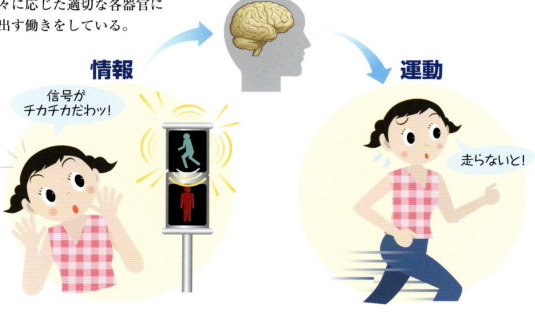

■ 情報処理の場所 — 大脳皮質

大脳半球表層の厚さ2〜5mmの部分は大脳皮質と呼ばれる灰白質領域で、多数の神経細胞体が集まってできている。大脳皮質の神経細胞は場所によって分布が違い、これにより大脳皮質は52の領野に分けられている（ブロードマンの領野区分）。

大脳皮質には様々な機能の中枢が位置する。中心溝の前には随意運動の中枢（運動野；4野）、中心溝の後ろには体性感覚中枢（一次体性感覚野；3、1、2野）がある。また、側頭葉上面には聴覚の一次中枢（聴覚野；41、42野）、後頭葉の後部内側面には視覚の中枢（一次視覚野；17野）がある。このように、大脳皮質には場所ごとに異なる機能の中枢があり、これを大脳皮質の機能局在と言う。

● ブロードマンの領野区分

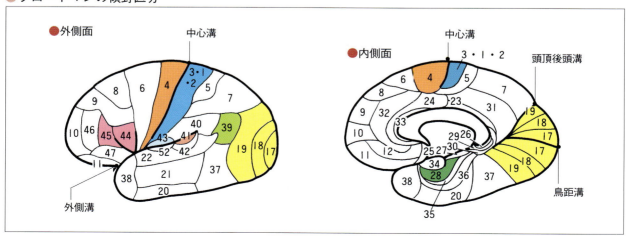

情報が入力される感覚中枢

視覚・聴覚・味覚やその他の感覚の大部分は、視床（間脳）を経由して大脳皮質に送られて意識に上る。血圧や体温などは大脳皮質に達しない感覚情報であり、普通意識に上ることはない。大脳皮質に至った感覚を最初に受ける場所は一次感覚野と呼ばれ、一次視覚野、一次聴覚野、一次体性感覚野などと呼ばれる。

一次感覚野は単に感覚情報を受け取っているだけで、ここで情報の認識（見えている物が何であるかなど）が行われるわけではない。情報の理解・認識は一次感覚野と連絡する連合野と呼ばれる領域で行われる。すなわち、連合野では、過去の経験や記憶と照らし合わせて情報処理が行われる。

情報を処理する連合野

大脳皮質において、各種機能の中枢はそれぞれ一定の領域を占めているが、その領域はさほど広くない。大脳皮質の大半は各機能を連携・統合する領域であり、まとめて連合野と呼ばれる。すなわち、連合野は意識・記憶・思考・連想・情操などの精神活動に係わる領域で、ヒトでよく発達している。連合野のうち、前頭連合野（9〜12野）は記憶・判断・情操、頭頂連合野（5、7野、40〜39野）は空間や場所の認識、そして側頭連合野（20〜22野、34〜38野）は音声・言葉の理解や記憶に係わる。

指令を送り出す言語中枢

言葉に係わる中枢で、運動性言語中枢と感覚性言語中枢がある。一般に言語中枢がある側の大脳半球を優位半球と言い、右利きの95％、左利きの約65％で左側と言われる。

■ 運動性言語中枢（ブローカ領域）

前頭葉の後下部（外側溝の上）に位置し、発語に必要な運動を支配する。ここが障害されると、言葉を正しく発することができない（運動性失語）。このため、運動性失語では見たり聞いたりした言葉を理解することはできるが、そ

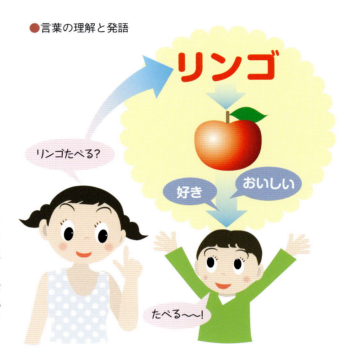

●言葉の理解と発語

れを言葉として話すために正しく口を動かす指令が発せられなくなる。

■ 感覚性言語中枢（ウェルニッケ領域）

側頭葉〜頭頂葉（狭義の中枢は側頭葉）に位置し、耳や目から入る言語の理解に係わる。障害されると話し言葉や書き言葉の理解不能（感覚性失語）を生じる。このため、感覚性失語では言葉は数多く発せられるが、正しい意味で発語されないため、他の人には意味が通じない。

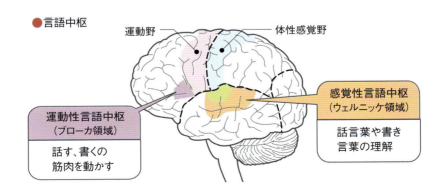

●言語中枢

4 からだの調整機能

2 感覚器 — ①
皮膚・毛・爪

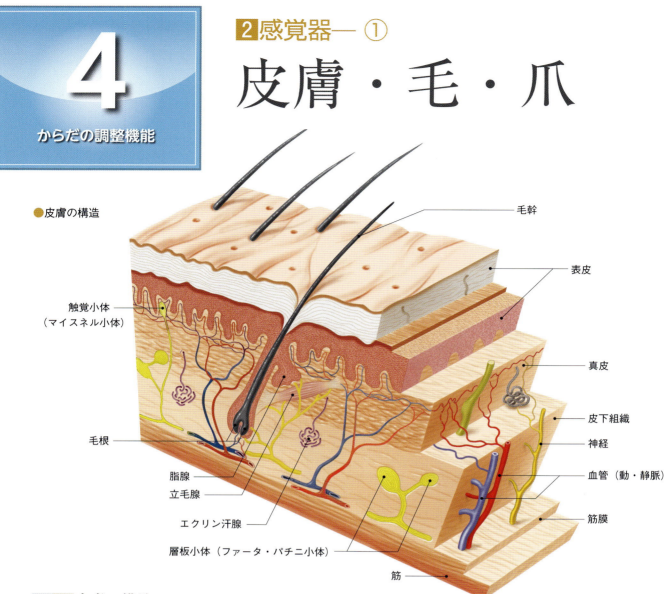

●皮膚の構造

■■ 皮膚の構造

　皮膚は体表面を覆う膜状器官で、外界刺激に対するからだの保護、触圧覚や温痛覚の感受、および体温調節や発汗に働く。ヒトでは、皮膚の総面積は約 1.6m²、重量は皮下組織も含めると約 9kg に達し、体重の約 15％を占める。

■ 表皮
　いわゆる皮膚は、表皮と呼ばれる上皮組織と、真皮および皮下組織と呼ばれる結合組織からなる。ヒトの表皮は皮膚の表層部分をなし、0.1～1mm の厚さを持つ角化重層扁平上皮でできている。表皮は、角化（ケラチンを細胞内に蓄積して硬化する現象）により、外からの侵襲に対して身体を保護する。最深部にある基底層では分裂によって新しい表皮細胞がつくられ、その細胞がケラチンを生成しながら表層へ移動、最後は垢となってはがれる。
　表皮の組織を見ると、深層側から基底層・有棘層・顆粒層・淡明層・角質層に区別できる。基底層には、表皮の母細胞に加えてメラニン色素を生成するメラノサイトが見られる。なお、表皮には血管の分布は認められない。

■ 真皮
　表皮の深層に位置する結合組織層を真皮と言い、豊富な膠原線維の作用によって皮膚の弾力性を保つ。また、血管にも富み、血管のない表皮の栄養補給や温度調節に働く。表皮との境界部には指状の突出（乳頭）があり、ここに血管や皮膚感覚などに関与する神経終末が分布している。なお、真皮の細胞成分としては、線維芽細胞の他に免疫細胞も含まれ、生体防御システムの一端を担っている。

■ 皮下組織
　真皮のさらに深層に位置する結合組織層を皮下組織と言う。皮下組織は大部分が脂肪細胞で構成され、貯蔵脂肪によって熱の喪失による体温低下を防ぐとともに、外界からの衝撃に対するクッションとしても働く。また、皮下組織には筋と皮膚とをゆるく連結する役割があり、両者の運動が互いに邪魔されないようにも働いている。

■ 皮膚腺
　皮膚は汗腺・脂腺・乳腺などの腺を備えている。このうち汗腺は皮下組織に位置する単一管状腺で、分泌部は糸球状をなす。汗腺にはエクリン腺とアポクリン腺があるが、いわゆる汗腺は前者を指し、手掌や足底を中心に全身で 400 万個を数える。一方、アポクリン腺には腋窩腺や耳道腺などがあり、ホルモンの影響を受けて体臭をつくる。
　これに対し、脂腺は皮脂を分泌する胞状腺で、皮膚や毛のしなやかさを保つ役割を示す。毛包に付属する毛包腺と毛髪と無関係の独立脂腺（口唇腺など）がある。
　なお、乳腺はアポクリン腺に含まれる管状胞状線で、特に思春期以後の女性で発達、女性ホルモンやプロラクチン、オキシトシンの作用で乳汁の生成・分泌にあずかる。

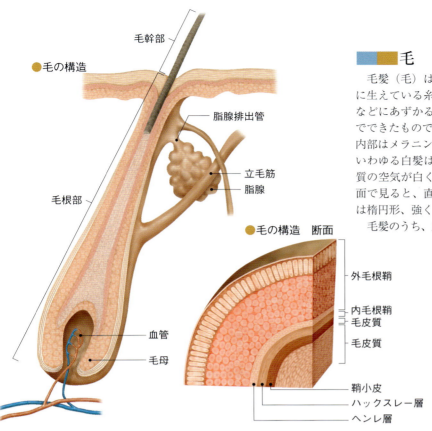

毛

　毛髪（毛）は、手掌・足底・口唇などを除く全身の体表に生えている糸状の角質組織で、皮膚の保護・保温・触覚などにあずかる。毛は表皮の一部が皮下組織まで落ち込んでできたもので、表面は角化した上皮（毛小皮）で覆われ、内部はメラニン顆粒を含む皮質と空気を含む髄質からなる。いわゆる白髪は、老化などで皮質のメラニンが失われ、髄質の空気が白く光って見えるものである。なお、毛髪を断面で見ると、直毛では円形であるが、ウェーブした毛髪では楕円形、強く縮れた毛はそら豆形を示す。

　毛髪のうち、皮膚表面から露出している部分を毛幹、皮膚に埋まっている部分を毛根と言い、毛根は表皮と真皮からなる鞘状構造（毛包）で包まれる。毛根の下端は表面から5mmほどの深さでまるい膨らみ（毛球）を形成、ここに下から結合組織が進入して毛乳頭をつくる。なお、毛乳頭の上面は上皮性毛包で覆われ、毛はここから伸びる。

　毛包は数年間の活動期と3カ月ほどの休止期を繰り返しながら成長する（毛周期）。毛髪は活動期には1日約0.5mmずつ伸びるが、休止期に入ると成長が止まって抜け落ちる。ヒトの髪が長く伸びるのは活動期が長く休止期が短いことによる。

爪

　爪は皮膚の一部が高度に角化したもので、指先（末節）の背面に見られ、指の保護とともに触覚にも関与している。このため、爪がなくなると指の感覚は著しく低下する。爪は角質層にあたる爪板と深部の表皮層である爪床からなり、爪板はさらに表面から見える爪体と皮膚に隠れた爪根とに区分される。

　爪床は表皮の胚芽層（基底層・有棘層）にあたり、特に爪根部で厚く発達する。この部分を爪母基と言い、爪はここから1日に約0.1mmずつ新生・成長する。このため、爪母基が破壊されると爪は生え替わることができなくなる。なお、爪の新生部分を爪半月と言い、角化が不十分なために表面から白く見える。

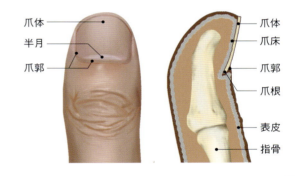

臨床関連

注射について

　注射とは、注射器を用いて体内に薬液を注入することであり、注入部位により、注射は皮内注射・皮下注射・筋肉内注射・静脈内注射などに分けられる。

皮内注射
　皮内（表皮と真皮の間）への注射。皮膚は血管に乏しく吸収が遅いため、薬効時間の長い薬剤で用いられる。通常、細い注射針（27G）を用いる。

皮下注射
　皮下組織内への注射。皮下組織には皮神経などが走っているので、損傷しない注意が必要である。通常、21〜23G注射針が用いられる。

筋肉内注射
　筋は血管に富むので速効性もあるが、筋肉内で貯蔵されて徐々に吸収されることから持続性も期待される。筋が未発達な乳幼児では、体液と性状の違う薬液は筋傷害を起こしやすく、避ける方がよい。

静脈内注射
　静脈内に薬液を注入する方法。短時間に投与ができ、すばやく全身に送られることから代謝されやすい薬剤に適する。

臨床関連

● 皮膚の異常

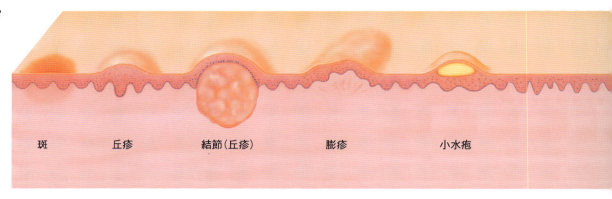

斑　　丘疹　　結節（丘疹）　　膨疹　　小水疱

皮膚の異常

■ 発疹

皮膚科という独立した診療科があることからも分かるように、皮膚疾患は膨大な数にのぼるが、診療にあたっては、まず皮膚病変（発疹）の視診が重要である。発疹は診断のための最初の情報となるからである。

斑

立体的変化を伴わない限局性の病的皮膚変化と定義される。色調変化を主体とする病変で、原因から、紅斑・紫斑・白斑・色素斑などに区分される。

● 紅斑

真皮乳頭の血管拡張・充血により皮膚が潮紅したもので、ガラス板で圧迫すると退色が起こる。血管拡張の原因として感染・温熱刺激・感情興奮などがあげられる。大きさが爪くらいまでのものをばら疹、丘疹や水疱の周囲に生じたものを紅暈と言う。紅斑はいわゆる湿疹で見られる症状である。

● 紫斑

皮内出血によって起こる紫紅色の斑。紅斑と異なり、硝子圧では消退しない。小さい紫斑は点状出血、皮下組織にも達する大きなものを斑状出血と言う。

● 白斑

限局性の貧血や色素脱失によって起こる。別の発疹の周囲に起こるものを白暈と言い、それが色素脱失である場合は特にサットン現象と呼ばれる。

● 色素斑

皮膚の色調が変化して褐色・黒色・青色・黄色などを呈したもの。大部分はメラニンによるが、ヘモジデリンや胆汁色素のような体内性のものや、朱や墨のような体外性のものでも起こる。なお、皮膚の先天性形態異常による色調変化を母斑と言い、打ち身などによる色素沈着も含めて「あざ」と呼ばれる。

丘疹（結節）

皮膚面から起こる限局性の隆起を指し、米粒～エンドウ豆ほどの大きさを示す。発生部位から表皮性丘疹・表皮真皮性丘疹・真皮性丘疹に区分される。表皮性丘疹は表皮、特に角質層の肥厚によるもので、イボ（尋常性疣贅）などはこれに含まれる。表皮真皮性丘疹は表皮の肥厚や真皮の炎症によって起こり、湿疹では紅斑や落屑（角質層の異常肥厚による脱落）とともに見られる。また、真皮性丘疹は真皮における細胞浸潤・肉芽などで起こる。なお、丘疹より大きな限局性隆起病変を結節と言い、そのうち小型のものを小結節、大きくて増殖傾向の強いものを腫瘤と言う。

膨疹

ヒスタミン遊離などによって真皮に生じる限局性の浮腫を言う。真皮内で生じた血管拡張や透過性亢進によって限局性の浮腫が起こり、皮膚隆起や紅斑が引き起こされる。いわゆる蕁麻疹はこれに含まれ、多くはかゆみを伴うが、比較的短時間のうちに移動や消退が見られたり反対に広がったりする。

水疱（小水疱）

透明な水様内容の貯留で生じる皮膚の隆起で、径5mm（米粒大）以下のものを小水疱、それ以上の大きさのものを水疱と言う。水疱の形成部位により、角質下水疱（角質層の下に生じる）・表皮内水疱（有棘層と基底層の間に生じる）・表皮下水疱などに区分される。水疱形成は熱傷や口内炎で頻繁に見られるが、口内炎ではすぐに膜が破れるため糜爛となるものが多い。なお、これらの水疱あるいは膿疱が集合性に出現したものは特に疱疹と呼ばれる。

膿疱

膿性内容を含み不透明な黄色調の水疱で、表皮内～表皮下に形成される。なお、真皮または皮下に膿が貯留したものは膿瘍と呼ばれ、膿疱とは区別される。

嚢腫

液体・細胞・脂肪などが貯留した真皮内の空洞。結合組織あるいは上皮組織からなる壁を有する。

亀裂

表皮の深層から真皮に達する線状の切れ目を指し、いわゆる「ひび割れ」がこれに相当する。

潰瘍

表皮から真皮におよぶ欠損。底面には出血・漿液滲出・膿が見られ、しばしば痂皮（かさぶた）や膿苔（乾燥した膿でできたかさぶた）が見られる。なお、表皮基底層までの剥離・欠損をびらんと言い、欠損が表皮に留まっているものは表皮剥離と呼ばれる。

■ にきび／とびひ

よく経験する皮膚疾患として、「にきび」（尋常性痤瘡）や「とびひ」（伝染性膿痂疹）がある。にきびは毛

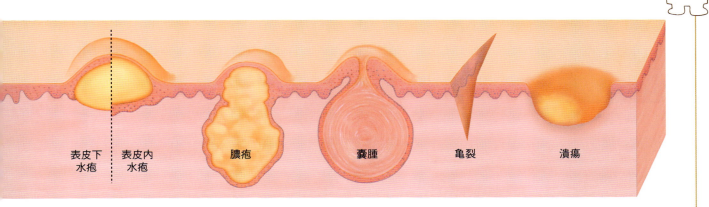

嚢（毛包）に一致して丘疹・膿疱が生じたもので、面皰（毛嚢が皮脂などで塞栓されたもの）に感染が加わって起こる。脂漏性の人に多く、思春期のホルモン変動で生じやすい。一方、とびひは皮膚に侵入した細菌によって起こる発疹で、虫刺されなどを掻きこじらせて生じることが多い。水疱を形成するものや痂皮を形成するものがあり、黄色ブドウ球菌などが原因菌となる。

熱傷

　高熱の物質や火焔によって皮膚や粘膜に生じる損傷を熱傷（火傷）と言い、深さにより、3度に分類される。

第1度（表皮熱傷）
　表皮の熱傷。紅斑を主症状とし、灼熱感・疼痛を伴う。一時的に色素沈着などが残る。

第2度（真皮熱傷）
　真皮に達する熱傷。浮腫・水疱・びらん・疼痛などを症状とする浅層熱傷と、水疱・壊死・潰瘍・痛覚鈍麻などを生じる深層熱傷がある。

第3度（皮下熱傷）
　皮下組織に達する重度の熱傷。局部の蒼白・壊死・潰瘍・焼痂・感覚消失などを伴う。

　熱傷の損傷面積が全体表面積の1/3（幼小児では10%）を超えると、細胞外液が失われて生命に危険が及ぶ。身体各部の皮膚表面積の比率はほぼ決まっており、成人では9の法則、小児では5の法則と呼ばれる概算法が用いられる。

■ 9の法則
　成人のからだの体表面積を9を単位として分割したもの。頭部（9%）、上肢（各9%）、体幹前面（18%）、体幹後面（18%）、下肢（各18%）、陰部（1%）として概算される。

■ 5の法則
　幼小児のからだの体表面積を5を単位として分割したもの。頭部（幼児20%；小児15%）、上肢（各5%）、体幹前面（20%）、体幹後面（20%）、両下肢（幼児10%；小児15%）として概算される。

●9の法則

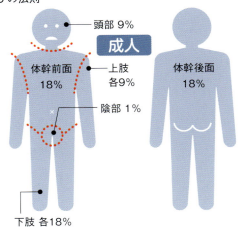

●5の法則

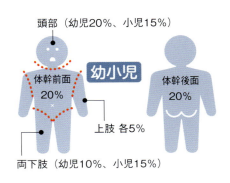

4 からだの調整機能

2 感覚器 — ②
皮膚の働き

■ 皮膚の働き

例えば、足底の厚い角質層は衝撃に対して抵抗性を示し、皮膚表面を覆う皮脂は水分が体内に進入するのを防いでいる。また、熱を伝えにくい被膜として体熱喪失を防ぐとともに、体温上昇時には真皮の血管拡張や発汗によって熱を放散し、体温低下時には血管収縮や立毛筋収縮によって熱放散をくい止める働きも示す。

このように、皮膚には、被膜としての役割の他にも種々の機能が備わっているが、主たる機能としては、外界からの刺激（感覚情報）の受容、外部環境からの身体保護、体温調節、皮脂や汗分泌がある。そして、わずかではあるが皮膚は呼吸や物質吸収にも関与している。

■ 皮膚の感覚と伝導路

皮膚に分布する感覚神経線維は、真皮や皮下組織で以下のような感覚受容装置をつくり、ここで情報を受けて中枢へと伝える役割を果たす。

- **自由神経終末**
神経線維が髄鞘のない軸索として終わるもの。毛包周囲に多く、痛覚・触覚などを受容する。
- **メルケル小体**
神経線維がメルケル細胞の底面に広がってできる触覚の受容装置。表皮や毛包に見られる。
- **マイスネル小体**
神経線維と触覚細胞からなる長さ約100μmの触覚の受容装置。手指などで発達する。
- **ファーター・パチニ小体**
直径0.5〜1.0mmの層板状圧覚受容装置。手指・関節包・骨膜などで発達する。

■ 識別型精細触圧覚の伝導路

ものの形や手触りなどの感触は、識別型精細触圧覚と呼ばれる。皮膚などでこの感覚を受け取った1次ニューロンは後根から脊髄に入り、同側の後索を通って延髄の後索核に至る（長後索路）。後索核から出る2次ニューロンは、反対側に交叉した後、視床に入る。視床からの3次ニューロンは内包と呼ばれる部分を通過して大脳皮質に向かい、頭頂葉の体性感覚野に至る。

なお、上肢からの精細触圧覚と下肢からの精細触圧覚では少し異なる経路をとる。すなわち、下肢からの触圧覚が脊髄後索の内側部（薄束）を通るのに対し、上肢からのものは後索の外側部（楔状束）を通って後索核に向かう。

■ 温痛覚の伝導路

熱さや痛みなどの感覚（温痛覚）は最も身近な感覚の一つであり、基本的には同じ経路によって伝えられる。すなわち、末梢で受けた温痛覚情報（熱さ・痛み）は後根から脊髄後角へと送られ、ここでニューロンを変える。脊髄後角から出た2次ニューロンは反対側に交叉し、脊髄側索の外側脊髄視床路を上行して視床に至り、ここで再びニューロンをかえる。視床からの3次ニューロンは内包を通って大脳皮質体性感覚野に至る。温痛覚も識別型触圧覚も大脳皮質体性感覚野に送られ、ここで感知されることで意識に上る。

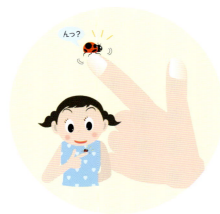

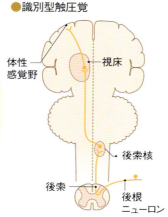

● 識別型触圧覚

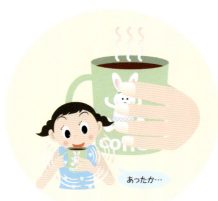

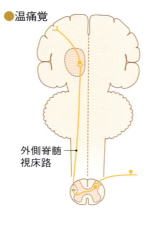

● 温痛覚

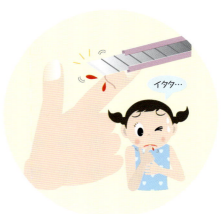

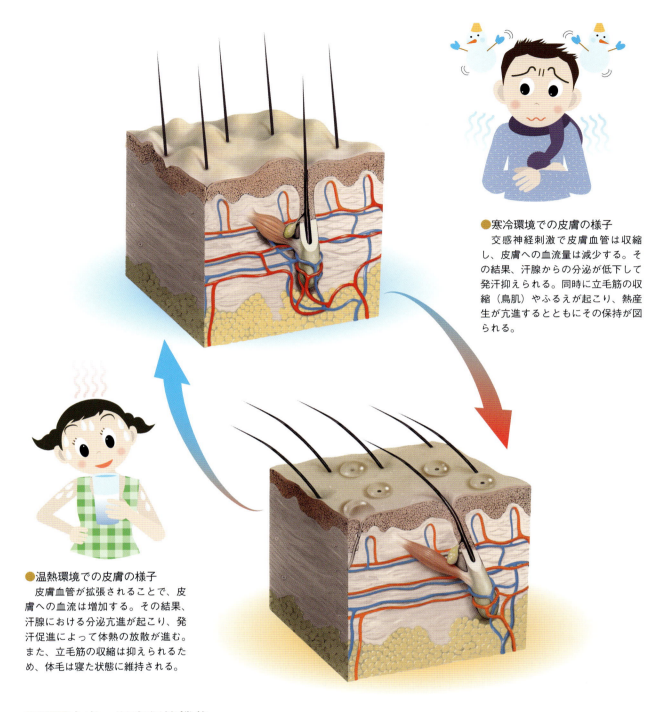

●寒冷環境での皮膚の様子
　交感神経刺激で皮膚血管は収縮し、皮膚への血流量は減少する。その結果、汗腺からの分泌が低下して発汗抑えられる。同時に立毛筋の収縮（鳥肌）やふるえが起こり、熱産生が亢進するとともにその保持が図られる。

●温熱環境での皮膚の様子
　皮膚血管が拡張されることで、皮膚への血流は増加する。その結果、汗腺における分泌亢進が起こり、発汗促進によって体熱の放散が進む。また、立毛筋の収縮は抑えられるため、体毛は寝た状態に維持される。

皮膚の温度調節機能

　ヒトの体温は、体内の熱産生と放熱のバランスによって一定に保持されている。熱産生には主に肝臓や骨格筋における代謝が、放熱には体表からの輻射・伝導・蒸発・対流などが関与しており、その間の体熱の移動は循環血流によって行われる。皮膚はこれらの熱産生や放熱の過程に密接に係わっており、体温調節に係わる最も主要な器官の一つでもある。

熱産生の調節

　寒冷環境に曝されると、その情報は皮膚に分布する感覚神経によって視床下部の体温調節中枢に送られる。その結果、体温調節中枢からは熱産生亢進指令が発せられ、ふるえや立毛筋収縮による熱産生の増加、甲状腺ホルモン分泌増加による基礎代謝の亢進、肝グリコーゲン動員（血糖値上昇）によるエネルギー産生促進によって熱産生が起こる。また、寒冷刺激によって皮膚血管は収縮するため、血漿成分は血管から組織内に移動し、皮膚の水分含有量は減少して断熱性が高まり、体熱は保持される。

放熱の調節

　一方、温熱環境下では、体温調節中枢により、皮膚の血流量と発汗を主体とした放熱調節が行われる。すなわち、皮膚血管が拡張することによって皮膚温が上昇、皮膚からの放熱は促進される。また、皮膚の水分含有量が増加するため、熱伝導性が高まって皮膚からの体熱放散が亢進する。さらに、皮膚の血流増加は発汗の促進にも働き、水分蒸発による熱放散も増大する。これらの調節に加え、暑さの下では、ヒトは無意識に姿勢を変えたり口呼吸（あえぎ）をしたりする。これは、熱放散面積を増大させたり対流による熱の放散を高めたりするためである。

4 からだの調整機能

2 感覚器―③ 眼の構造と視覚

●目と涙器

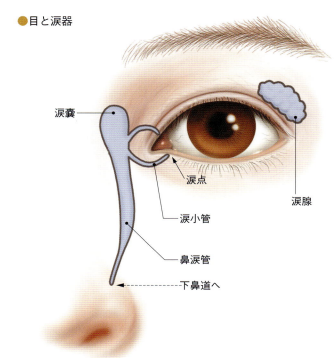

目

目（眼）とは、眼球とその付属器（副眼器）を合わせた呼び名である。眼球は直径約2.4cm、重さ7～8gの球形器官で、眼球壁とその内部の硝子体・水晶体・眼房水などからなる。一方、副眼器は眼球を取り囲んでこれを保護・調節する器官を言い、眼瞼・涙器・外眼筋などから構成される。

涙器

涙器は涙を生成して眼球表面の保湿・保護に働く器官で、涙腺・上下涙小管・涙嚢・鼻涙管から構成される。

涙腺は眼球の上外側に位置する1.0×2.0cmほどの腺で、上眼瞼の結膜円蓋に開く10～12本の導管によって涙を送り出す。送り出された涙はまばたきとともに眼球前面に広がり、眼球を潤すと同時に結膜に栄養や酸素を供給する。

涙は弱アルカリ性、無色透明の水性液で、1日1mLほど生成される。涙にはリゾチームやIgA（免疫グロブリン）が含まれており、その洗浄・殺菌作用によって微生物感染を防ぐ働きを示す。

涙路

涙腺から分泌された涙は、眼球前面を潤した後、内眼角に至り、涙点→涙小管→涙嚢→鼻涙管を経て鼻腔（下鼻道）に至る。この経路を涙路と言い、大部分の涙が排出されるが、普通は鼻腔に達する前に蒸発する。

眼瞼

眼瞼は眼球を保護する皮膚の蓋で、眼瞼裂を挟んで上眼瞼と下眼瞼からなる。眼瞼裂の鼻側端を内眼角、耳側端を外眼角と言い、それぞれ目頭や目尻に相当する。眼瞼の前面は皮膚によって覆われ、眼瞼縁において後面の結膜（眼瞼結膜）に移行する。眼瞼縁には50～100本の睫毛（まつげ）が生えており、睫毛腺（モル腺）や睫毛脂腺（ツァイス腺）が認められる。モノモライ（外麦粒腫）はツァイス腺に生じた化膿性炎症である。

眼瞼の深部には、眼を閉じる眼輪筋に加えて膠原線維からなる瞼板があり、瞼板筋と呼ばれる平滑筋を含む。瞼板筋は、上眼瞼では上眼瞼挙筋、下眼瞼では下直筋の筋膜と連絡しており、眼を上下転する際に眼瞼を開く働きを示す。また、瞼板には瞼板腺（マイボーム腺）という脂腺があり、その分泌物は結膜表面に膜を張り、涙の蒸発を防ぐとされる。瞼板腺の化膿性炎症は内麦粒腫と呼ばれ、外麦粒腫に比べて腫脹が少ない反面、強い痛みを感じることが多い。

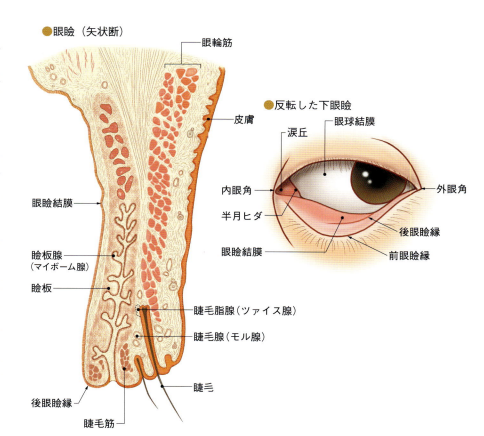

●眼瞼（矢状断）

●反転した下眼瞼

● 眼窩とその内容の矢状断面

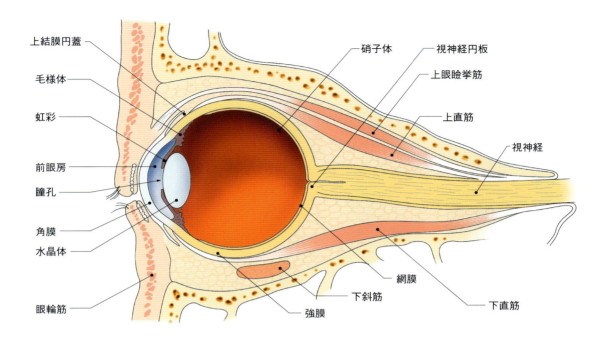

眼の構造

通光装置

眼はカメラの構造と比較されることが多い。これに従えば、眼瞼（まぶた）はレンズのキャップ兼シャッター、角膜はフィルター、虹彩は絞り、水晶体はレンズ、そして網膜はフィルムに相当する構造である。

● 眼瞼
埃や外的刺激から眼球を保護する蓋として働くとともに、まばたき（瞬目）によって涙を眼球の表面に行き渡らせ、角膜や結膜の乾燥を防止する。

● 角膜
紫外線を吸収して網膜を保護するとともに、水晶体以上に屈折率の高い凹レンズとして焦点調節にも働く。

● 虹彩
網膜で感知される光量によって瞳孔を縮小・散大し、入射光量の反射的調節に働く。すなわち、網膜に強い光が当たらないようにこれを保護する役割を示す。

● 水晶体
毛様体筋の伸縮により、厚みを変化させて焦点調節を行う。水晶体は中心部と周辺部とで屈折率が異なり、光学レンズで起こる歪み（球面収差）はこれによって補正されている。

● 硝子体
眼球内腔を埋めるゲル状物質で、入射光が網膜上に正しく結像するよう眼球径を一定に保つ役割を持つ。

● 網膜
明暗を感受する杆体細胞（1億3,000万個）と、色を感受する錐体細胞（700万個）を備える視覚受容装置。中心の黄斑付近は錐体細胞、周辺は杆体細胞に富む。

眼球壁

眼球壁は外から眼球外膜（線維膜）・眼球中膜（血管膜）・眼球内膜（神経膜）の3層構造をなす。眼球全体は視神経とともに眼球鞘（テノン鞘）で包まれ、周囲の眼窩脂肪と隔てられることで可動性を保っている。

● 線維膜
眼球壁の外層をなす血管に乏しい線維性被膜で、後5/6を占める強膜（白目の部分）と、前1/6の角膜とからなる。角膜は厚さ1mmほどの無血管で透明な時計皿状をなすが、感覚は鋭敏で、刺激されると瞬目（角膜反射）や流涙（涙分泌反射）を起こす。

● 血管膜
強膜内面に接する脈絡膜、前面から見える虹彩と、両者に挟まれる毛様体からなり、豊富なメラニン色素と血管により葡萄色を示すことからブドウ膜とも呼ばれる。

● 神経膜
いわゆる網膜を指すが、視覚受容にあずかるのは後3/4の部（網膜視部）であり、視細胞を含まない前1/4は網膜盲部と呼ばれる。

● 前眼部

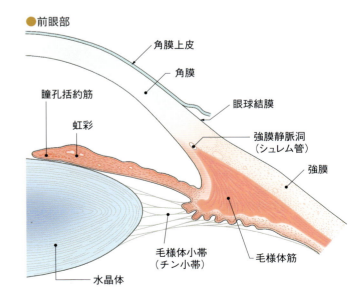

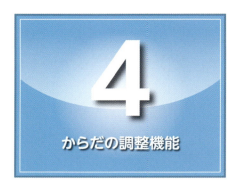

2 感覚器—④
眼球の運動・視覚の伝導路

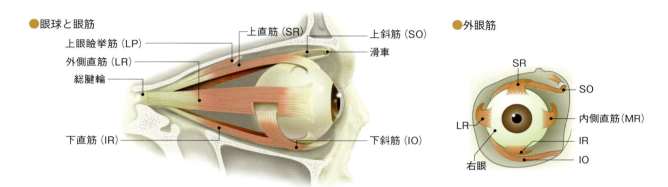

眼球の運動

■ 外眼筋

眼球運動に働く筋を外眼筋と言い、4つの直筋（上直筋・下直筋・外側直筋・内側直筋）と2つの斜筋（上斜筋・下斜筋）からなる。これらの外眼筋は協調して両眼の運動に働いており、各筋がばらばらに収縮するわけではない。なお、外側直筋（外転神経）と上斜筋（滑車神経）を除き、他の外眼筋はすべて動眼神経（Ⅲ）に支配される。

● 外側直筋・内側直筋

外側直筋は眼球を外側（耳側）に向け（外転）、内側直筋は内側（鼻側）に向ける（内転）。

● 上直筋・下直筋

上直筋は眼球を上方に、下直筋は下方に向ける筋であるが、いずれも眼球が外転した状態で強く作用する。

● 上斜筋・下斜筋

内転位（内側直筋が働いた状態）において、上斜筋は眼球を下方に、下斜筋は眼球を上方に向ける。外転位では、上斜筋は内方回旋、下斜筋は外方回旋を起こす。

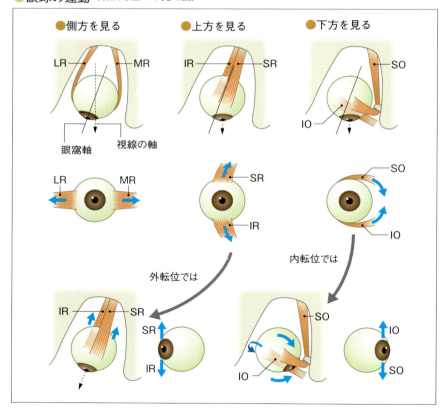

■ 両眼の共同運動

● 側方を見る（側方視）

右側方視では、右の外側直筋と左の内側直筋が働く。

● 上方を見る（上方視）

上方を見る時は、両眼の上直筋と下斜筋が共同して働く。

● 下方を見る（下上視）

両眼の下直筋と上斜筋が働くが、近い場所を見る時は眼球がやや内転するため、主に上斜筋が働く。滑車神経麻痺で「手元が見にくくなる」のはこのためである。

● 斜め下を見る（斜下方視）

右斜下方視は、右眼の外側直筋と下直筋、左眼の内側直筋と上斜筋による共同運動である。

● 斜め上を見る

右斜上方視には、右の外側直筋と上直筋、左の内側直筋と下斜筋が共同して働く。

視覚の伝導路

視覚情報の神経路は3つのニューロンで形成される。すなわち、網膜の視細胞に続く双極細胞（1次ニューロン）、視神経として外側膝状体に至る視神経細胞（2次ニューロン）、そして視放線となって視覚中枢に向かう3次ニューロンである。

網膜から外側膝状体へ

網膜の視細胞（杆体細胞・錐体細胞）からの情報は、双極細胞（1次ニューロン）を介して視神経細胞（2次ニューロン）に送られる。視神経細胞の突起は視神経乳頭に集まり、神経束（いわゆる視神経）となって眼球を離れる。視神経は下垂体窩の前方で視交叉を形成した後、視索となって外側膝状体に向かう。視交叉では、左右の神経線維の半分すなわち内側網膜（外側視野）からの線維が交叉する。交叉線維は視交叉の内側を通るため、下垂体腫瘍などによって視交叉内側が圧迫されると外側視野の欠損（両耳側半盲）をきたす。

外側膝状体から視覚中枢へ

外側膝状体において、視神経細胞から連絡を受けた3次ニューロンは視放線を形成し、後頭葉にある視覚中枢（1次視覚野）に至る。このとき、網膜上半（視野下半）からの情報を受けたニューロンは鳥距溝より上の領域（1次視覚野上部）に向かうのに対し、網膜下半（視野上半）の情報を受けたニューロンは側頭葉前部でマイヤーのループを形成した後、鳥距溝より下の領域（1次視覚野下部）に至る。この際、視覚中枢（1次視覚野）が受けるのは「脳に

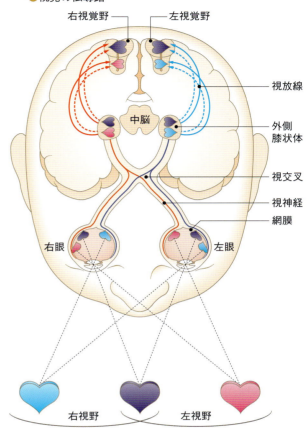
●視覚の伝導路

映っている」情報にすぎず、視覚連合野に送られて初めて「視覚情報の認識」が起こる。なお、視索からの情報の一部は中脳に送られ、対光反射などに係わる。

遠近調節

眼に入ってくる光は角膜と水晶体を通る際に屈折し、これによって網膜上に結像するように調節される。すなわち、入力光線は角膜および水晶体を通過して収束し、網膜、特に黄斑（中心窩）上に焦点が位置するように調節される。

水晶体

カメラのレンズにたとえられる凸レンズ状の構造である。水晶体は毛様体筋の作用によってその厚さを変え、入ってくる光線の屈折を調節する。すなわち、近くを見る場合は毛様体筋が収縮して水晶体の厚さを増し、遠くを見る場合は水晶体を薄くする。これにより、眼球は無限遠～近点の間の対象物からの光線を網膜上に結像させる。

角膜

カメラのフィルターにたとえられるが、実際にはレンズとしての役割も大きい。入ってくる光線は、まず最初に角膜前面において大きく屈折する。これには角膜自体の屈折率も係わるが、毛様体筋の作用によってその弯曲度を変えることでも調節される。例えば、近点を見る際には毛様体筋の収縮が起こり、角膜が膨隆（前に突出）して焦点距離は短くなる。このような角膜の働きは、眼球全体での屈折で見ると水晶体のよりも大きいと言われる。

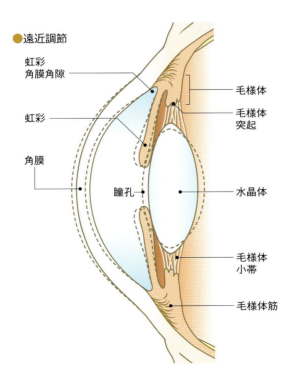
●遠近調節

4 からだの調整機能

2 感覚器 —⑤
味覚

舌の役割

口腔底の大部分をなす筋性の構造で、咀嚼・嚥下・発声運動に重要な役割を果たすとともに、ここに備わっている味蕾によって味覚の受容器官としても働く。

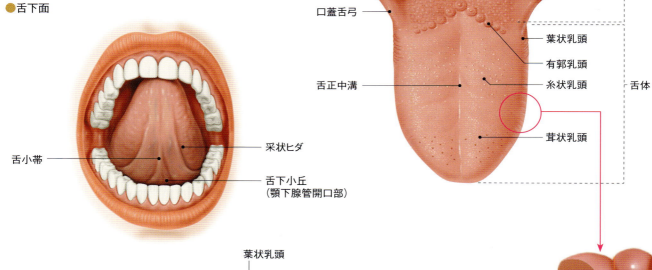

●舌下面

●舌上面（背面）

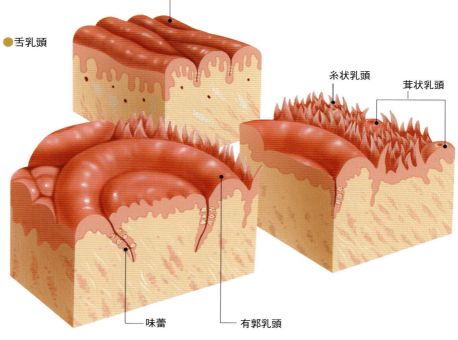

●舌乳頭

舌の構造

舌は前2/3の舌体・後1/3の舌根に大別される。表面は重層扁平上皮からなる粘膜で覆われ、舌乳頭と呼ばれる多数の突起を持つ。このうち糸状乳頭が最も多く、角化により肉眼でも白く見える。茸状乳頭は糸状乳頭よりもやや大きく、肉眼では舌に散在する赤い点として見える。有郭乳頭は舌体と舌根を分ける分界溝に沿って並ぶ大きな乳頭であり、葉状乳頭は舌の側面後方にあるヒダ状構造である。舌を覆う粘膜には味覚の受容器である味蕾が備わっているが、特に茸状乳頭や有郭乳頭に多く見られる。

味覚と味蕾

いわゆる「味」は5つの基本味（甘味・辛味・塩味・酸味・旨味）に区分される。以前は、舌では味ごとに敏感な部位が決まっている（味覚地図）とされていたが、現在は否定されている。しかし、舌には味蕾が多数存在する領域があり、いずれの味に対しても感受性が高い。

味蕾

味覚の受容器を味蕾と言い、舌に約5,000個、口腔粘膜に約2,500個が備わっている。名前の通り、味蕾はツボミのような形を示し、その中の味細胞によって味覚が感知される。味細胞の先端には指状の突起があり、表面の開口（味孔）から露出している。味物質は味孔内の指状突起で感知され、その情報は味細胞とシナプス連絡している味覚神経細胞（1次ニューロン）に伝えられる仕組みである。

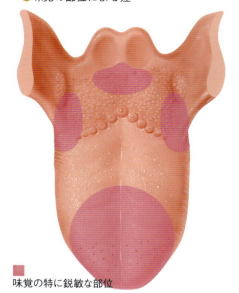

●味覚の部位による差

味覚の特に鋭敏な部位

味覚の伝導路

味覚情報を中枢に伝える伝導路は3つのニューロンから構成される。1次ニューロンは味細胞が受けた味覚情報を延髄の孤束核に送る経路をなすが、その走向は味蕾の存在部位によって異なる。すなわち、舌の前2/3の味蕾からの1次ニューロンは顔面神経、舌の後1/3や咽頭からのニューロンは舌咽神経、そして喉頭蓋付近からのニューロンは迷走神経（上喉頭神経）をして延髄へ送られる。孤束核に伝えられた味覚情報は、2次ニューロンによって視床に送られ、さらに3次ニューロンによって頭頂弁蓋部付近（43野）にある大脳皮質の味覚中枢に伝えられる。

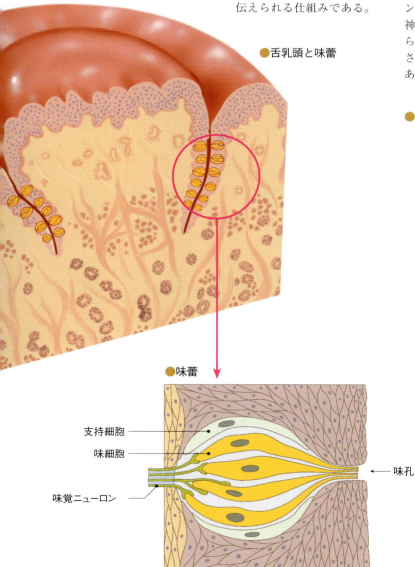

●舌乳頭と味蕾

●味蕾

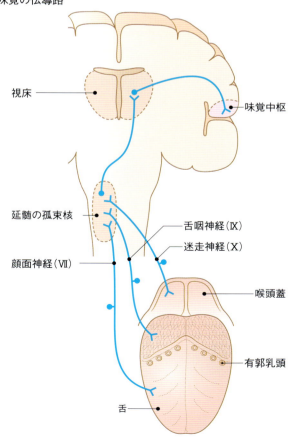

●味覚の伝導路

4 からだの調整機能

2 感覚器—⑥ 嗅覚と鼻

■ 鼻の構造
鼻は外鼻・鼻腔・副鼻腔から構成される。

■ 外鼻
顔面中央の隆起として認められる部分で、鼻腔の前部をなし、鼻根・鼻背・鼻翼・鼻尖からなる。骨組みは鼻骨と鼻軟骨で形成され、1対の外鼻孔が鼻腔の入口をなす。

● 外鼻

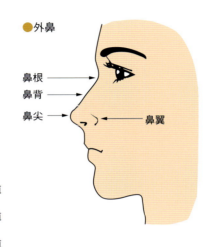

● 鼻甲介・鼻道

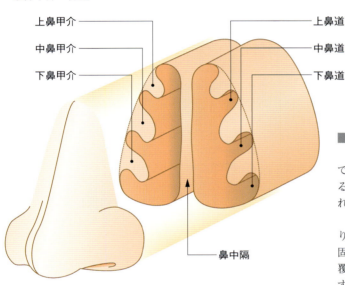

■ 鼻腔
外鼻孔に始まり後方の後鼻孔で咽頭に続く空間。鼻中隔で左右に仕切られ、外側壁には上・中・下鼻甲介と呼ばれる突出がある。鼻翼で囲まれる外鼻孔付近は鼻前庭と呼ばれ、鼻毛や脂腺を備えた重層扁平上皮が内面を覆う。

鼻前庭の外側壁後縁には鼻限と呼ばれる稜状の隆起があり、これを境界として鼻前庭は後方の固有鼻腔に移行する。固有鼻腔の大部分は豊富な血管や腺を含む多列線毛上皮で覆われる（呼吸部と言う）が、鼻腔天井部には匂いを受容する嗅上皮からなる領域（嗅部）があり、双極性神経細胞である嗅細胞を備える。

■ 副鼻腔
鼻腔を囲む骨（前頭骨・蝶形骨・篩骨・上顎骨）の内部には副鼻腔と呼ばれる空洞があり、細い開口によって鼻腔と連絡する。副鼻腔の内面は鼻腔と連続する粘膜で覆われているが、副鼻腔自体の機能的意義は不明である。

● 副鼻腔の投影

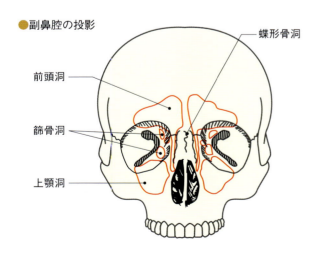

■ 嗅覚
ヒトの嗅覚は動物に比べて劣るとされるが、それでも40万種もの匂いを嗅ぎ分けることができる。匂いは鼻腔の天井部にある切手一枚分ほどの嗅上皮（嗅粘膜上皮）で感受され、その情報は直接に脳に送られる。ヒトの嗅上皮には約500万個の嗅細胞が備わっており、これが匂いの受容細胞であると同時に嗅覚伝導路の1次ニューロンでもある。

嗅細胞は先端に線毛（嗅小毛）を備えており、これを粘膜表面を覆う粘液層の中に出している。線毛には様々な匂いに対する受容体があり、粘液に進入してきた匂い物質はここで受け止められる。匂い物質を捉えた線毛には電気的興奮が生じ、嗅細胞の細胞体へ伝えられる。細胞体に伝わった電気的興奮は全体で大きな電気信号となり、これが嗅覚情報として中枢へと送られる。

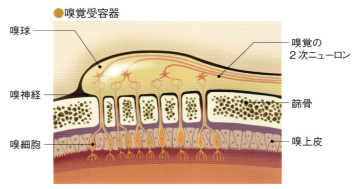

●嗅覚受容器
- 嗅球
- 嗅覚の2次ニューロン
- 嗅神経
- 篩骨
- 嗅細胞
- 嗅上皮

嗅覚の神経路

　嗅覚情報を中枢に伝える神経路は3つのニューロンから構成される。嗅覚神経路の1次ニューロンは嗅上皮内の嗅細胞であり、その中枢側の突起がいわゆる嗅神経を形成する。嗅神経は嗅糸と呼ばれる束を形成し、鼻腔天井部をなす篩骨を貫いて頭蓋腔に入った後、直上にある嗅球で2次ニューロンに連絡する。

　2次ニューロンは嗅索から脳内に入り側頭葉前端の内側付近の1次嗅覚中枢に終わる。嗅覚情報は1次中枢から大脳皮質・辺縁系・視床下部などに送られ、匂いの識別が行われるが、同時に記憶や情動と関係した認知や反応にも係わる。嗅覚は最も原始的な感覚の1つであり、動物では食餌を探したり生殖行動を行う際に重要な役割を持つ。

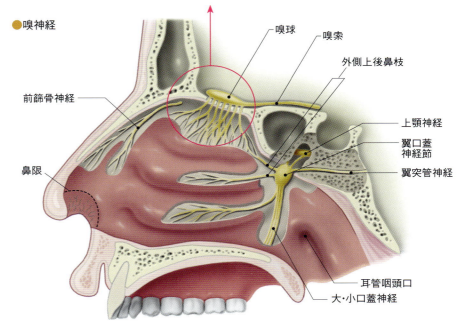

●嗅神経
- 嗅球
- 嗅索
- 外側上後鼻枝
- 前篩骨神経
- 上顎神経
- 翼口蓋神経節
- 翼突管神経
- 鼻限
- 耳管咽頭口
- 大・小口蓋神経

キーゼルバッハ部位

　肺胞におけるガス交換を支障なく行うには、鼻から吸い込まれた空気が肺胞に達するまでに湿度100％、温度37℃にされる必要がある。このため、気道の粘膜は血管や腺に富み、肺に送られる吸気を瞬時に加温・加湿する役割を持っている。

　中でも鼻粘膜は豊富な血管を備えるが、特に鼻中隔前部には毛細血管網が発達した領域があり、鼻出血の好発部位として知られる。この領域はキーゼルバッハ部位あるいはリトル部位と呼ばれ、血管網は前・後篩骨動脈（←内頸動脈）、蝶口蓋動脈（←外頸動脈）、大口蓋動脈（鼻口蓋動脈）、上唇動脈（←顔面動脈）の末梢枝によって形成される。

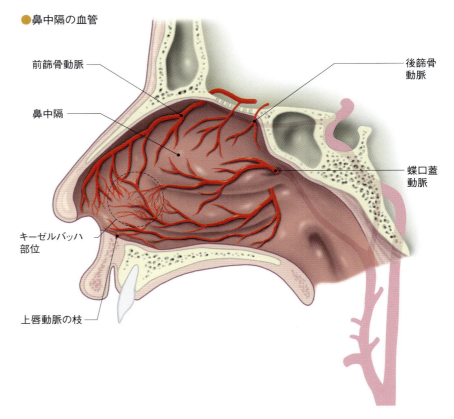

●鼻中隔の血管
- 前篩骨動脈
- 後篩骨動脈
- 鼻中隔
- 蝶口蓋動脈
- キーゼルバッハ部位
- 上唇動脈の枝

4 からだの調整機能

2 感覚器—⑦ 耳の構造

●耳

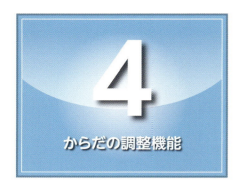

耳の構造

耳は聴覚（音を聞き取る感覚）と平衡感覚（からだのバランスを感じ取る）という2つの感覚機能を備えた器官であり、ふつう外耳・中耳・内耳の3部に区分される。

外耳

耳介と外耳道とからなり、音を集めて鼓膜に送る役割を持つ。耳介は弾性軟骨とこれを覆う薄い皮膚からなり、動物では自由に動かして集音や放熱に働くが、ヒトではほとんど動かず、その集音機能も低い。

外耳道は共鳴管として働く管で、直径約7mm、長さ約2.5cmと、ヒトが最も聞き取りやすい3,400Hz前後の音に共鳴するサイズを持つ。一般に軟骨性外耳道（外1/3）と骨性外耳道（内2/3）からなり、軟骨性外耳道には耳道腺や耳毛が見られる。軟骨性および骨性外耳道の境界付近で最も狭く、異物はこの部に止まることが多い。

●耳の構造

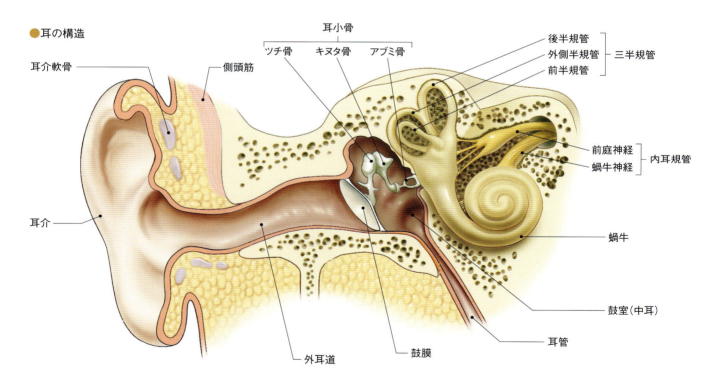

中耳

鼓膜、鼓室および耳管からなり、外耳からの音波（空気の振動）を鼓膜で受け、耳小骨（ツチ骨・アブミ骨・キヌタ骨）を介して内耳に圧力（音圧）として伝える。鼓膜は外耳道と鼓室の境をなす線維性膜（直径約1cm、厚さ約0.1mm）で、外耳道に対し約45°傾斜して位置する。鼓膜外面は皮膚、鼓室面は粘膜からなり、感覚神経に富む。

鼓室は鼓膜と内耳との間に位置する空間で、内部には順番に連結した耳小骨（ツチ骨・アブミ骨・キヌタ骨）がみられる。耳小骨は、ツチ骨が鼓膜、アブミ骨が内耳（前庭窓）に接し、鼓膜の振動をてこの原理によって内耳に送る役割（骨伝導）を担う。耳小骨には筋が付着しており、強い振動が来ると反射的に収縮して耳小骨や鼓膜のむだな運動を抑え、内耳に過剰な音刺激が入るのを防いでいる。

■ 内耳

内耳は側頭骨内の蝸牛および半規管がつくる管構造（骨迷路）と、その内部にあるほぼ同じ形の膜構造（膜迷路）とからなる。骨迷路と膜迷路との間は外リンパ、膜迷路内は内リンパと呼ばれるリンパ液によって満たされる。

■ 蝸牛

蝸牛は文字通りカタツムリに似た形の管構造で、長さ3cmほどの管が約2回転半することでできている。蝸牛は、中心の蝸牛管（膜迷路）を挟んで上段の前庭階と下段の鼓室階とに分けられ、蝸牛管は内リンパ、前庭階と鼓室階は外リンパで満たされている。蝸牛管の下壁にはコルチ器（ラセン器）と呼ばれる装置が備わっており、ここに感覚細胞である内・外有毛細胞が約15,000〜16,000個（内有毛細胞が約3500個、外有毛細胞が約12,000個）並んでいる。内・外有毛細胞は蝸牛管に伝えられた音を内リンパの波動として感受し、これを蝸牛神経に伝える。

■ 前庭半規管

前庭半規管はからだの傾きを感じとる前庭（卵形嚢・球形嚢）と、主に回転を感じる3つの半規管（前・後・外側半規管）からなる。卵形嚢や球形嚢には平衡斑と呼ばれる受容器があり、感覚毛を有する受容細胞が神経線維（前庭神経）と連絡している。また、3つの半規管の根元はまるく膨らんで膨大部をなし、ここにもからだの動きを感じ取る受容器（膨大部稜）がある。膨大部稜の感覚毛は半規管を満たす内リンパの流れを感じとり、これを前庭神経へと送り出す。

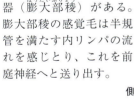
● 前庭半規管

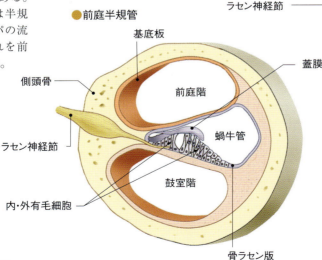
● 蝸牛

臨床関連

中耳炎

中耳（鼓膜・鼓室・耳管）に炎症が起こったものを中耳炎と言う。細菌感染による化膿性中耳炎の他、ウイルス性中耳炎、滲出性中耳炎などがある。滲出性中耳炎は、耳管下部の開口障害などによって滲出液が鼓室内に貯留したものであり、小児では上気道炎やアデノイド（咽頭扁桃や耳管扁桃肥大）に続発して起こる例が多い。

特に咽頭炎などの際に鼻を強くかむと、感染が咽頭から中耳に波及する危険があるので、注意が必要である。

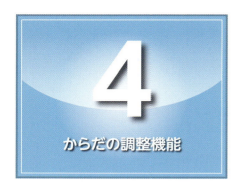

2 感覚器—⑧
聴覚・平衡覚

■ 音を聞く仕組み（聴覚）

空気の振動として耳に達した音は外耳道で共鳴し、鼓膜を振動させる。鼓膜の振動は耳小骨の動きに形を変え、てこの原理によってアブミ骨から前庭窓へと伝えられる。アブミ骨の動きはここで内耳（蝸牛）のリンパに音圧の波を起こし、その波が蝸牛管の基底板を介してコルチ器（ラセン器）の有毛感覚細胞を刺激することで音が受容される。蝸牛管内の有毛細胞はその場所によって反応する音の高さ（振動数）が異なり、蝸牛管の奥ほど低い音を受容する仕組みとなっている。

有毛感覚細胞によって受容された音は、蝸牛神経（聴神経）により電気信号として中枢へと送られ、聴覚野（側頭葉の横側頭回）に至って音として感受される。普通音刺激が内耳の蝸牛に至るまでを伝音系、蝸牛から聴覚路を介して聴覚中枢に送られるまでを感音系と言う。

■ 聴覚路

音情報を蝸牛から中枢へ送る伝導路は、基本的には4つのニューロンからなる。各ニューロンは聴覚路を通じて「音の高さ」の順に並んでおり、聴覚野でも内側→外側に向かって高音→低音を感じる細胞が並ぶ。

1次ニューロンはラセン神経節の双極性神経細胞で、中枢側の突起は蝸牛神経として橋の蝸牛神経核に至る。蝸牛神経核からの2次ニューロンは一部交叉して中脳の下丘に達する。ここからの3次ニューロンは内側膝状体に至り、連絡された4次ニューロンが1次聴覚野に向かう。

● 音を聞く仕組み

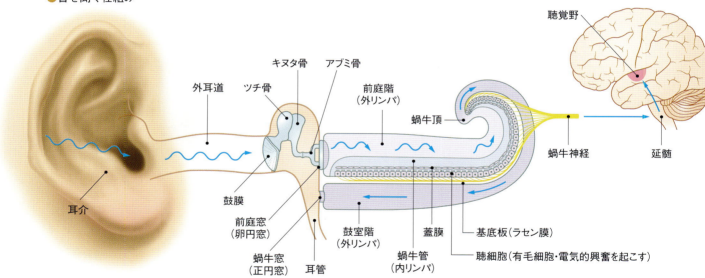

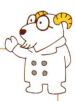

臨床関連

難聴

音を聞く仕組みには伝音系（外耳・中耳）と感音（内耳と聴覚路）がある。このため、難聴もその障害部位によって伝音難聴と感音難聴とに大別される。

■ 伝音難聴

外耳、中耳のいずれか、または両方の障害によって生じる難聴をいう。耳垢栓塞、外耳道閉鎖症、中耳炎、耳管狭窄、中耳腫瘍などで生じる。骨伝導による聴音は障害されないので、原因疾患の治療により聴力の改善が期待されることも多く、骨伝導骨伝導補聴器も有効である。

■ 感音難聴

内耳や蝸牛神経などの聴覚路障害によって生じる難聴。内耳障害によるものを迷路性難聴、聴覚路の障害によるものを後迷路性難聴と言う。有毛細胞障害、内耳奇形、音響外傷、感染や薬物、糖尿病、脳腫瘍、血管障害などの原因があげられる。最近では人工内耳が進歩し適用により聴力が改善する例もある。

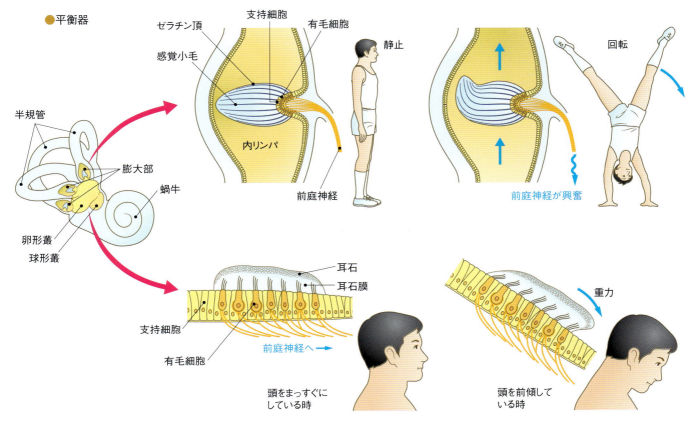
●平衡器

平衡を感じとる仕組み

平衡感覚を感受するのは前庭（卵形嚢・球形嚢）および半規管に備わっている受容器である。前庭は主に体位の変化（からだの傾き）を感じとる装置であり、有毛感覚細胞とその上に並ぶ耳石（平衡砂）からなる。からだが傾くと重力の影響で表面の平衡砂が動き、下にある感覚細胞を刺激することで体位変化の情報が中枢へと送られる仕組みである。

一方、半規管の根元（膨大部）にはからだの回転に対する受容器（膨大部稜）が備わっている。膨大部稜も有毛感覚細胞を備えており、感覚網は半規管内腔に「ついたて」のように伸びている。からだ（特に頭部）が動くと半規管内にリンパ流が生じ、これによって有毛細胞が刺激されることで運動状況が中枢に伝わることになる。前庭半規管の情報はいずれも前庭神経によって伝えられ、前庭神経核を経由して小脳などに送られることで反射的に体位や眼球の位置のバランスを保つ。

臨床関連

めまい、メニエール病

平衡覚に係わる病態の代表としてめまいがあり、めまいを起こす疾患としてメニエール病が知られている。

■ めまい

めまい（眩暈）とは「からだの位置やバランスの異常感覚」を主とする自覚的な症状を指し、多くの患者は回転感・傾斜感・浮動感などの異常感覚を訴える。

めまいは平衡感覚器である前庭半規管自体の機能障害に加え、平衡感覚を中枢に伝える神経路の機能障害や、中枢である小脳・脳幹などの器質病変によって生じることもある。

一方、前庭や半規管は蝸牛と連続しているため、めまいと聴覚障害（耳鳴・耳閉塞感・難聴など）が同時あるいは続けて現れることも多い。また、前庭機能は自律神経系と密接に連絡しているため、めまいに伴ってしばしば発汗・悪心・動悸・血圧変動などの自律神経症状が見られる。さらに、前庭神経は外眼筋の支配神経と連絡して眼球運動の反射的調節にも係わっているため、めまい発作時には眼球の揺れ（眼振）が観察されることが多い。

■ メニエール病

反復するめまい発作と難聴・耳鳴を主な症状とする病態で、同様の症状を起こす中枢神経疾患などが除外された場合に確実例とされる。メニエール病のめまいは回転性のものが多く、突発的に起こり、悪心とともに数分～数時間続く。発作は繰り返し起こり、反復するに従って聴力の低下を生じる。原因は不明であるが発症には自律神経障害やストレス、内耳の循環障害による内リンパ水腫（内耳の浮腫）などの関与が疑われており、ステロイドや利尿薬などが治療に用いられる。

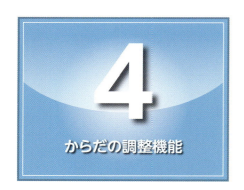

3 ホルモン
ホルモン産生器官

からだの機能を維持する仕組みとして、自律神経による神経性調節と、ホルモンによる体液性調節がある。ホルモンは細胞や器官同士の情報伝達物質であり、その点では神経シナプスにおける神経伝達物質も同じ仲間と言える。このようなホルモンを産生・分泌する器官を内分泌腺と言い、ホルモンはからだの内部（血液や細胞間質など）に内分泌腺から直接分泌される。分泌されたホルモンの多くは血液循環によって全身を巡り、特定の器官（標的器官）にて、その作用を発揮する。

● ホルモンの分泌

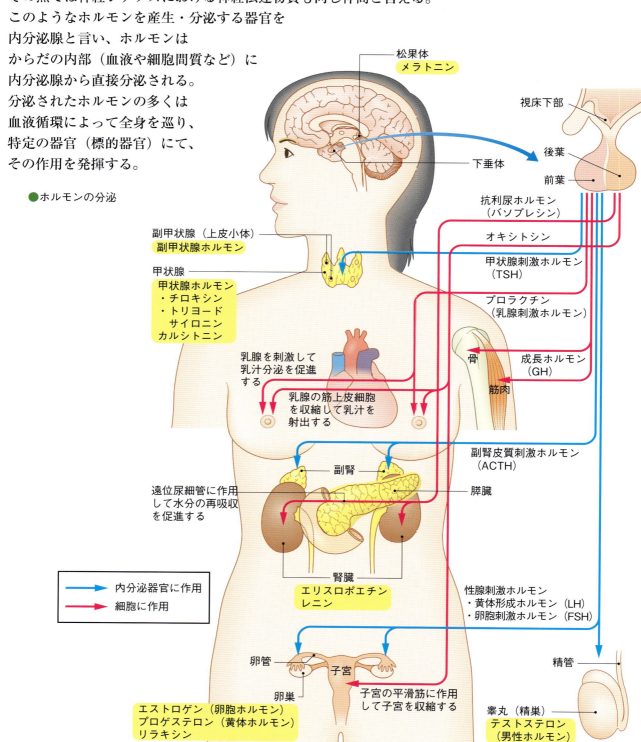

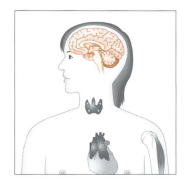

下垂体

　脳底部からぶら下がる径約1cm、重さ約0.6gの器官で、内頭蓋底中央のトルコ鞍（下垂体窩）に位置する。
　下垂体は咽頭上皮由来の前葉〜中間部（腺性下垂体）と、視床下部の神経組織に由来する後葉（神経下垂体）からなる。

■ 腺性下垂体（広義の前葉）

　下垂体の前葉〜中間部を指すが、ヒトでは中間部が未発達なため、単に前葉とも呼ばれる。80％を占める主部は咽頭上皮由来の内分泌細胞によって占められ、酸好性のα細胞とε細胞、塩基好性のβ細胞とδ細胞、色素嫌性細胞などから構成される。
　前葉には大脳動脈輪（ウィリス動脈輪）の枝が分布する。前葉に分布する血管は、漏斗部で毛細血管網を形成した後、小静脈となって下行し、前葉で再び毛細血管網をつくる。この血管系は下垂体門脈系と呼ばれ、視床下部で生成されたホルモンを輸送し、前葉で分泌するための経路をなす。すなわち、視床下部でつくられたホルモンは漏斗部の毛細血管に分泌され、前葉の毛細血管から出てそれぞれの腺細胞に作用する仕組みである。

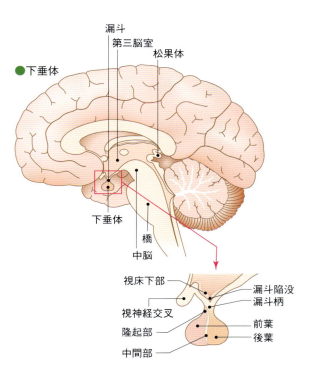

●下垂体

■ 神経下垂体（後葉）

　下垂体後葉に相当する部分で、漏斗部（下垂体漏斗）と神経葉から構成される。第3脳室壁由来の神経組織からなり、腺細胞は含まれない。下垂体後葉ホルモンには、オキシトシン（子宮収縮ホルモン）やバソプレシン（抗利尿ホルモン）があるが、いずれも視床下部の神経細胞体で産生される。これらのホルモンは視床下部ニューロンの軸索を通って後葉に達し、軸索末端から分泌される。このような分泌様式は神経分泌と呼ばれる。

ホルモンの種類

下垂体ホルモン

　下垂体には内分泌系の中枢的な役割を持ち、下垂体ホルモンの多くは全身の内分泌腺の分泌調節にあずかる。一般に、下垂体ホルモンは前葉ホルモンと後葉ホルモンとに大別される。

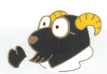

■ 下垂体前葉ホルモン

成長ホルモン（GH）
　α細胞から分泌され、骨や軟部の成長を促進する。過剰なGH産生が起こると巨人症や末端肥大症を生じる。

甲状腺刺激ホルモン（TSH）
　β細胞で産生され、甲状腺ホルモンの産生・分泌を促進する。

副腎皮質刺激ホルモン（ACTH）
　α細胞でつくられ、副腎皮質の糖質コルチコイド分泌を促す。また、メラニン細胞刺激作用があるため、過剰に分泌されると皮膚に色素沈着を起こす。

性腺刺激ホルモン
　卵胞のエストロゲン分泌（♀）や精子形成（♂）に働く卵胞刺激ホルモン（FSH）と、黄体のプロゲステロン分泌（♀）や精巣のテストステロン分泌を促す黄体形成ホルモン（LH）があり、ともにδ細胞で産生される。女性ではFSHとLHの周期的増大（排卵サージ）が見られ、これによって排卵が誘発される。

プロラクチン（PRL）
　ε細胞で産生され、乳汁分泌を促すことから乳腺刺激ホルモンとも呼ばれる。また、黄体からのプロゲステロン分泌を促進し、妊娠中の排卵抑制にも働く。

■ 下垂体後葉ホルモン

　視床下部から伸びるニューロンの先端から分泌される（この様式を神経分泌と言う）。

オキシトシン（OT）
　視床下部の室傍核で産生される。妊娠末期の子宮における収縮・陣痛や分娩後の射乳に働く。

バソプレシン（Vp）
　視索上核で産生される。尿細管における水の再吸収を促進するため、抗利尿ホルモン（ADH）とも言う。血圧低下や血液浸透圧上昇が起こると増加し、末梢血管収縮によって血圧を保つが、反対に減少すると尿量増加が起こる（尿崩症）。

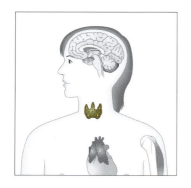

甲状腺

気管の上端前面に位置する蝶の形の器官で、内分泌器官としては最大である（重さ約20g）。実質は内部にコロイド物質を含む濾胞からなり、濾胞周囲には網目状の毛細血管が走る。濾胞壁は単層の上皮細胞からなり、甲状腺ホルモンはこの細胞で産生される。なお、濾胞周囲の間質には傍濾胞細胞（C細胞）が見られ、カルシトニン（骨形成促進ホルモン）の生成・分泌にあずかる。

上皮小体（副甲状腺）

甲状腺の左右両葉の裏側（後面）についている米粒大（重さ100mg）の内分泌器官で、ふつうは上下2対すなわち4個が認められる。主細胞と酸好性細胞から構成されるが、ホルモン産生に働くのは主細胞で、周囲の洞様毛細血管内にパラソルモン（骨吸収促進ホルモン）を分泌する。特に活発なホルモン産生を示す主細胞は細胞小器官や分泌顆粒に富み暗調を示すため、暗主細胞と呼ばれる。

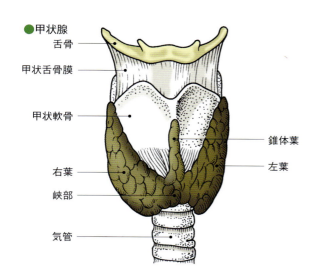

●甲状腺

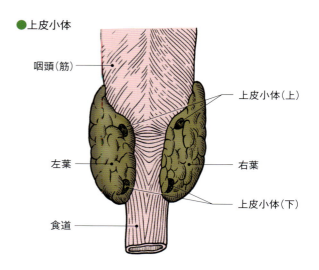

●上皮小体

ホルモンの種類

甲状腺のホルモン

甲状腺においては、濾胞上皮細胞から甲状腺ホルモンが分泌され、間質の傍濾胞細胞からはカルシトニンが分泌される。

■ 甲状腺ホルモン

甲状腺ホルモンには、ヨウ素を3個持つトリヨードサイロニン（T3）と4個のサイロキシン（T4）とがある。一般にT3の方が作用が強く、全身の代謝亢進や発育促進作用を示す。また、カテコールアミンの分泌を促すことで、交感神経と類似の徴候（瞳孔散大・心拍亢進・発汗など）をもたらす。

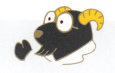

■ カルシトニン

甲状腺の間質（濾胞と濾胞の間）にある傍濾胞細胞（C細胞）から分泌されるカルシウム調節ホルモン。骨形成を促進するとともに腎臓におけるCa^{2+}などの排出を促し、体液の浸透圧調節を行う。すなわち、カルシトニンは、上皮小体から分泌されるパラソルモンに対して拮抗的に働くホルモンであり、血中のCa^{2+}濃度を低下させる作用を示す。

副甲状腺（上皮小体）ホルモン

パラソルモンと呼ばれ、骨からのCa^{2+}取込み、腎臓におけるCa^{2+}再吸収、腸管のCa^{2+}吸収を促進し、血中Ca^{2+}濃度の増加に働く。このため、パラソルモンの不足で血中Ca^{2+}が低下すると神経・筋の興奮性が高まる。神経や筋は細胞膜におけるNa^+やK^+の出入で興奮を生じるが、Ca^{2+}はこれを抑える作用（膜安定化作用）を持つためである。低Caで筋痙攣が起こるのは神経や筋が過敏状態になるためとされる。

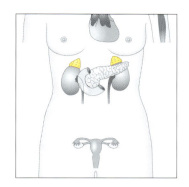

■副腎

　副腎は腎臓の上に位置する1対の扁平な器官で、皮質と髄質とからなる。下垂体の前葉・後葉と同様、副腎皮質と髄質は別々の内分泌器官であり、皮質は腺組織、髄質は神経組織からなる。

■ 副腎皮質

　副腎の約90％を占め、その表層部をなす。球状帯・束状帯・網状帯の3層が区別される。

① 球状帯

　副腎皮質の最表層にあり、細かい脂肪滴を含む弱塩基好性細胞からなる。腎臓における Na^+ の再吸収と K^+ の排泄を促進に働くアルドステロン（電解質コルチコイド）を分泌する。

② 束状帯

　球状帯の深層に位置する。多角形細胞によって縦長の細胞索が形成され、ここから糖新生促進や抗炎症作用を示すコルチゾールやコルチゾン（糖質コルチコイド）が分泌される。

③ 網状帯

　脂肪滴に乏しい酸好性細胞からなる最深部の層。デヒドロエピアンドロステロン（DHEA）と呼ばれる男性ホルモンを分泌する。

■ 副腎髄質

　副腎の約10％を占め、副腎皮質の深部に位置する。下垂体後葉と同様の神経組織からなり、交感神経刺激によってカテコールアミン（アドレナリン、ノルアドレナリン）を分泌する。細胞は重クロム酸カリで染まるクロム親和性細胞で、細胞質にはカテコールアミン分泌顆粒が見られる。

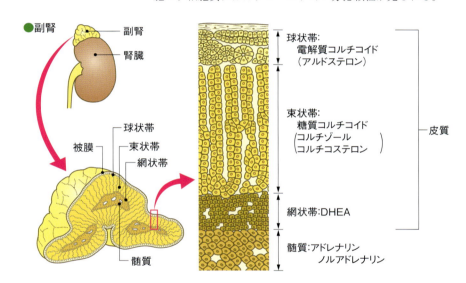

●副腎

ホルモンの種類

副腎のホルモン

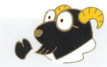

　副腎のホルモンには、皮質で生成されるステロイドホルモンと、髄質でつくられるカテコールアミン（アドレナリン、ノルアドレナリン）がある。

■ 副腎皮質ホルモン

　副腎皮質から分泌されるステロイドホルモン。電解質代謝に働く電解質コルチコイド、糖代謝に係わる糖質コルチコイド、性ホルモンの3種類に大別される。

アルドステロン

　球状帯から分泌される電解質コルチコイド。腎臓における Na^+ の再吸収と K^+ の排泄を促進、体液量の減少を防ぐ。レニン・アンジオテンシン系の調整を受け、血圧低下→糸球体傍細胞からのレニン分泌→血中アンジオテンシンの活性化→アルドステロン分泌→腎臓の Na^+ 再吸収亢進により体液が保持される。

糖質コルチコイド

　束状帯から分泌されるホルモン。コルチゾン、コルチゾール、コルチコステロンなどがあり、糖新生促進（血糖値上昇）・抗炎症作用・利尿作用などを示す。

性ホルモン

　網状帯からは、デヒドロエピアンドロステロン（DHEA）などの男性ホルモンと、微量の女性ホルモンが分泌される。DHEAは女性の副腎でも産生され、過剰になると男性化徴候が起こる。

■ 副腎髄質ホルモン

　ノルアドレナリンやアドレナリンがあり、交感神経刺激と類似の作用を示す。アドレナリンは強心作用・血糖値上昇・代謝亢進が強く、ノルアドレナリンは血圧上昇作用が強いため、分泌過剰で高血圧・頭痛・発汗・高血糖の他、動悸・起立性低血圧等の症状を示す。

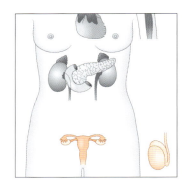

●卵巣と子宮

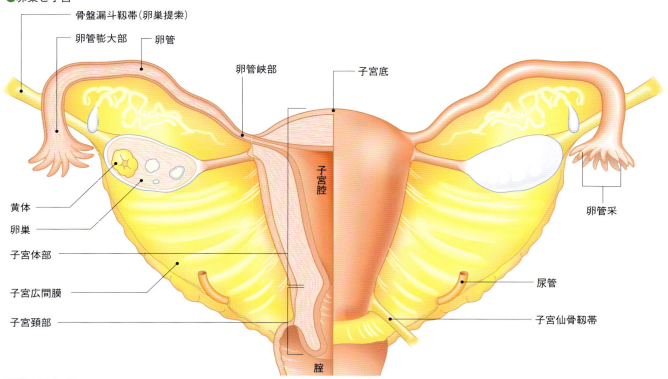

骨盤漏斗靱帯（卵巣提索）
卵管膨大部
卵管
卵管峡部
子宮底
黄体
卵巣
子宮体部
子宮広間膜
子宮頸部
卵管采
尿管
子宮仙骨靱帯
子宮腔
腟

卵巣

　卵巣は骨盤腔の上外側壁近くに位置する1対の器官で、長さ約3cm、幅約1.5cm、重さ約6gのアーモンド形をなす。子宮の外側に広がる子宮広間膜後面に付着し、内部に含まれる卵胞を成熟させて卵子を生成する他、卵胞ホルモン（エストロゲン）や黄体ホルモン（プロゲステロン）を分泌する内分泌器官でもある。

　卵巣は胚上皮と呼ばれる腹膜上皮で覆われ、実質は表層の皮質と深部の髄質からなる。皮質は比較的緻密な結合組織からなり、その内部には種々の発達段階にある卵胞や黄体あるいは白体が認められる。一方、髄質は卵巣の深部の結合組織性部で、ここには卵巣門に出入りする血管・リンパ管・神経が含まれる。

ホルモンの種類

女性ホルモン

　女性ホルモンにはエストロゲンやプロゲステロンがあり、主に卵巣で産生される。

■ エストロゲン（卵胞ホルモン）

　主に成熟卵胞から分泌され、女性の二次性徴や性器成熟に働く。卵胞期後期にはFSHやLHの一過性増大を起こして排卵を誘発するとともに、子宮頸管粘液の粘性低下などに働き、精子が通りやすい環境をつくる。また、プロゲステロンとともに子宮内膜の着床準備に働き、着床が不成立の際は内膜を剥離して月経を起こす。なお、妊娠中は胎盤からも分泌され、妊娠維持・分娩時の子宮収縮・乳腺発育などに係わる。

■ プロゲステロン（黄体ホルモン）

　通常は黄体細胞から、妊娠中は胎盤の栄養膜細胞から分泌される。肥厚した子宮内膜の増殖を抑え、子宮腺の分泌促進や子宮筋の緊張低下に働いて流産を防ぐとともに、視床下部のLH-RH分泌を抑制して妊娠中の排卵を防止する。なお、視床下部の体温中枢を刺激して基礎体温を上昇させる働きもある。排卵後に基礎体温が上昇するのはプロゲステロンの作用である。

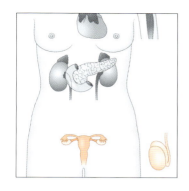

精巣（睾丸）

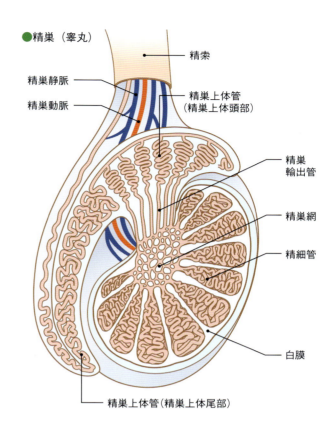

精巣（睾丸）は精子の形成にあずかる生殖器であると同時に、男性ホルモン（テストステロン）の分泌に働く内分泌器官でもある。重さ約10gの卵円形実質臓器であり、後上面に密着する精巣上体とともに陰嚢内に位置する。本来は腹部臓器の1つであるため、腹部の自律神経系の支配を受ける。

精巣内部は、表面を覆う白膜から続く精巣中隔で区分けされており、その間の小葉には精子形成を営む精細管がつまっている。各小葉の精細管は、精巣網に合流したのち10本ほどの精巣輸出管となって精巣上体管に続く。精細管の壁には、種々の成熟段階にある精細胞（精祖細胞・精母細胞・精娘細胞《二次精母細胞》・精子細胞）が内腔へ向かって並び、管腔内には長さ約60μmの鞭毛を持つ精子が壁に頭を向けて見られる。なお、精細管の間を埋める組織には、テストステロン分泌に働く間細胞（ライディッヒ細胞）が認められる。

ホルモンの種類

男性ホルモン

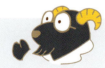

精巣が分泌するテストステロンが代表的で、性器成熟・二次性徴（ひげ／変声）・精子形成などに働くため、不足すると性器未成熟などの症状が現れる。精巣機能は下垂体からの性腺刺激ホルモン（FSH・LH）によって思春期に活発化し、FSHは精子形成を、LHは間質細胞のテストステロン産生を促進する。なお、副腎からはデヒドロエピアンドロステロンやアンドロステンジオンなどの男性ホルモンが産生される。

フィードバック機構

ある機能系の出力を再びその機能系に戻すことで、出力を調節するシステムを言う。代表的なフィードバック機構は内分泌系に見られ、もとの出力が抑制されるものを負のフィードバック、促進されるものを正のフィードバックと言う。

あるホルモンの血中濃度が上昇し、これが上位中枢に働いて刺激ホルモンの分泌を抑制する場合がある（負のフィードバック）。甲状腺ホルモンの増加により、下垂体からの甲状腺刺激ホルモン（TSH）や視床下部からのTSH放出ホルモン（TRH）の分泌が抑制されるのは、この例である。

一方、女性の性周期において、卵胞ホルモンが視床下部に働いて性腺刺激ホルモン放出ホルモン（LH-RH）の分泌を促し、LHの増大（排卵サージ）を起こすのは正のフィードバックの例である。

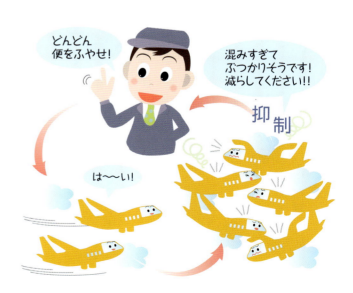

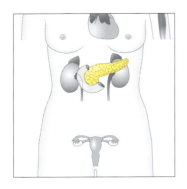

膵臓（ランゲルハンス島）

■ ランゲルハンス島

膵臓は、胃の背側下方で後腹壁に接して位置する重さ200gほどの実質臓器で、消化液である膵液を分泌する外分泌部と、ランゲルハンス島（膵島：ラ氏島）と呼ばれる内分泌部から構成される。ラ氏島は膵臓内分泌細胞の集合体であり、外分泌部の中に島のように散在することから名付けられた。1個の直径は0.1mmほどであり、膵臓全体では100万個、膵臓の体積の約2％を占める。また、ラ氏島には外分泌部に比べて著しく太い有窓性毛細血管が見られる。

ラ氏島の主な構成細胞には、グルカゴンを分泌するA（α）細胞、インスリンを分泌するB（β）細胞、ソマトスタチンを分泌するD（δ）細胞があり、その比率はA細胞が15〜20％、B細胞が75〜80％でD細胞は5％ほどとされる。すなわち、ラ氏島ではインスリンを分泌するB細胞が最も多く、血糖値を下げる重要な機構として位置付けられていることが分かる。

● 膵臓とランゲルハンス島

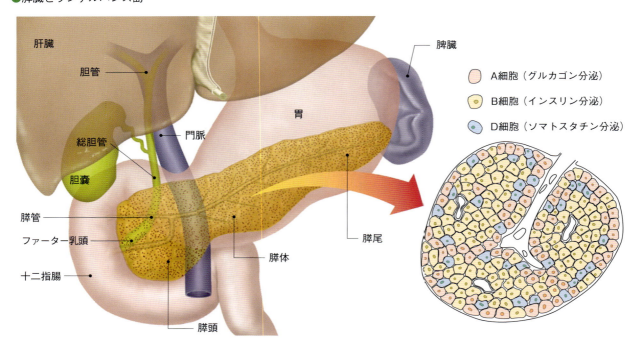

ホルモンの種類

膵臓のホルモン

ランゲルハンス島で産生されるホルモンで、糖代謝に関与する。

■ インスリン

B細胞から分泌される。血中ブドウ糖の取り込みを助けて細胞エネルギー確保に働くことで血糖値を下げる。栄養吸収により血糖値が上昇すると、これが放出刺激となる。

■ グルカゴン

A細胞で産生される。肝臓のグリコーゲンをブドウ糖として血中に放出、糖新生にも働いて血糖値を上げる。放出されたブドウ糖は、インスリン存在下の各組織で利用される。

■ ソマトスタチン

D細胞から分泌される。一般に分泌抑制作用を示し、インスリンやグルカゴンの分泌などを抑制する。

臨床関連

糖尿病

■ 糖尿病の仕組みと原因

糖尿病は、インスリンの作用不足によるグルコース利用障害と血糖値（血中ブドウ糖濃度）上昇をきたす疾患である。糖が尿中に排泄されるためにこの名があるが、腎障害による尿糖の出現（腎性糖尿）は含まれない。検査上、空腹時血糖値126 mg/dL以上、食後の血糖値200 mg/dL以上のいずれかを満たす場合を糖尿病型と言い、これに症状が現れたものを糖尿病と診断する。

糖尿病自体の典型的症状は多食・多飲・多尿・体重減少〔三多一少〕とされるが、高血糖などの代謝異常が続くと全身に動脈硬化などをきたすため、視力障害・しびれ感・立ちくらみなどの症状が出現する。

■ 糖尿病の分類

糖尿病は糖代謝や脂質代謝に係わるインスリンの作用不足により起こる疾患で、通常、1型糖尿病と2型糖尿病に分けられるが、日本人の場合はほとんどが2型糖尿病である。なお、妊娠や他の疾患から高血糖を生じる例も含めると、糖尿病は4つに分類される。

① 1型糖尿病

膵ランゲルハンス島のB細胞が破壊され、インスリンが欠乏することで生じる糖尿病。免疫系の異常により、免疫細胞が自分のB細胞を攻撃して起こるとも言われる。また、インスリン注射が必須のためインスリン依存型糖尿病とも言われる。大部分は15歳未満の小児に発症するため、かつては「若年型糖尿病」とも呼ばれていた。日本では比較的少なく、糖尿病全体の2〜3%に相当する。

② 2型糖尿病

遺伝的素因に肥満や運動不足などの環境因子が加わることで起こるとされる糖尿病。遺伝的素因として、B細胞のインスリン分泌機能が低下しているものや、インスリン分泌はあるが血糖低下効果が低い（インスリン抵抗性と言う）ものなどがある。治療には必ずしもインスリンを必要としないものが多いのでインスリン非依存型糖尿病とも言われる。一般に40歳以降に発症することが多く、日本人の糖尿病の90%以上がこのタイプである。

③ 妊娠糖尿病

ヒト胎盤性ラクトーゲン（hPL）にはインスリン拮抗作用があり、濃度が高まると母体のインスリン感受性が低下する。このため、妊娠中はより多くのインスリンが必要となり、必要量に満たないと糖尿病を発症することがある。このように、妊娠中に発症あるいは発見された耐糖能の異常を妊娠糖尿病と言い、管理を怠ると奇形や胎児低血糖などの周産期合併症を生じやすい。

④ その他の糖尿病

この他に、特定の原因や疾患によって発症することが判明している糖尿病がある。一般には、①膵B細胞機能やインスリン作用の伝達機構に係わる遺伝子異常によるもの、②膵疾患・肝疾患・内分泌異常・薬剤・感染症などを原因として起こるもの、に大別される。

■ 糖尿病の症状

糖代謝異常による症状

糖尿病では組織におけるグルコース利用が低下するため、血糖値が上昇して「高血糖」を生じ、血糖値が180 mg/dLを超えると腎臓におけるグルコース再吸収が追いつかず、尿にグルコースが出現して「糖尿」を起こす。また、高血糖による細胞外液の浸透圧上昇で「脱水」が生じるために「多飲」が、尿の浸透圧上昇による水再吸収低下で「多尿」が現れる。

脂質代謝異常による症状

糖代謝が低下した状態では脂肪がエネルギー源として動員され、アセチルCoAの生成が亢進する。しかし、これを利用するTCA回路が低回転のため、アセチルCoAおよびこれから変化したケトン体が過剰となり、血中に入ってケトーシス（ケトン血症）を引き起こす。ケトン体の多くは酸性が強いために血液は酸性に傾き（ケトアシドーシス）、pHが7以下にまで下がると「糖尿病性昏睡」を引き起こす。なお、肝臓での過剰な脂肪利用はコレステロールの遊離を生じ、血中コレステロール増加により動脈硬化をもたらす。

タンパク質代謝異常による症状

生体はグルコース利用の低下を「グルコース不足」と認識し、肝臓におけるアミノ酸からの糖新生が亢進する。これにより、体内の貯蔵タンパク質（筋肉など）が動員されて「体重減少」を生じるとともに、タンパク質分解によるアンモニア増加（高アンモニア血症）を引き起こす。

● 発症の仕組み

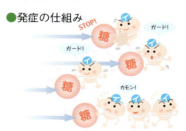

正常時、インスリンは血中ブドウ糖の取り込みに働く。

しかし、インスリンの能力以上に血中ブドウ糖が増えると血糖値が上がり、またインスリン自体の機能も低下する。

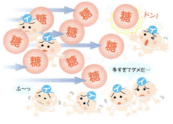

やがてインスリンは機能しなくなり、ブドウ糖は取り込まれず、最終的に体外へ流れ出てしまう。

4 リンパ・免疫 — ①
リンパ系とリンパ節の構造

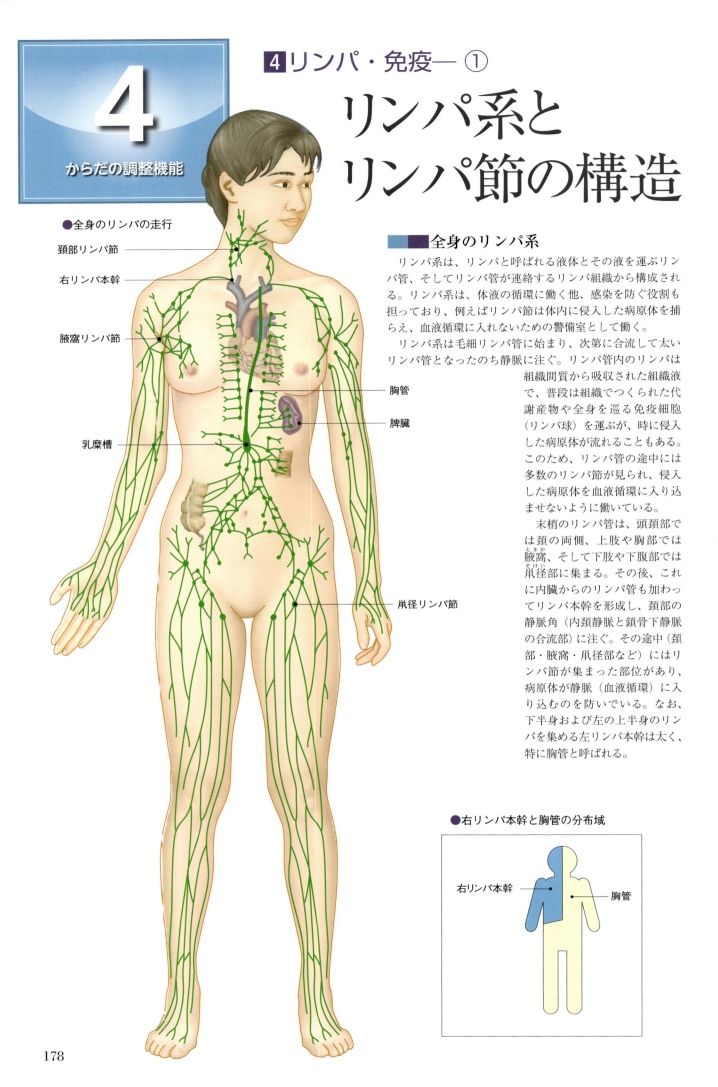

●全身のリンパの走行
- 頸部リンパ節
- 右リンパ本幹
- 腋窩リンパ節
- 乳糜槽
- 胸管
- 脾臓
- 鼠径リンパ節

■全身のリンパ系

　リンパ系は、リンパと呼ばれる液体とその液を運ぶリンパ管、そしてリンパ管が連絡するリンパ組織から構成される。リンパ系は、体液の循環に働く他、感染を防ぐ役割も担っており、例えばリンパ節は体内に侵入した病原体を捕らえ、血液循環に入れないための警備室として働く。

　リンパ系は毛細リンパ管に始まり、次第に合流して太いリンパ管となったのち静脈に注ぐ。リンパ管内のリンパは組織間質から吸収された組織液で、普段は組織でつくられた代謝産物や全身を巡る免疫細胞（リンパ球）を運ぶが、時に侵入した病原体が流れることもある。このため、リンパ管の途中には多数のリンパ節が見られ、侵入した病原体を血液循環に入り込ませないように働いている。

　末梢のリンパ管は、頭頸部では頸の両側、上肢や胸部では腋窩、そして下肢や下腹部では鼠径部に集まる。その後、これに内臓からのリンパ管も加わってリンパ本幹を形成し、頸部の静脈角（内頸静脈と鎖骨下静脈の合流部）に注ぐ。その途中（頸部・腋窩・鼠径部など）にはリンパ節が集まった部位があり、病原体が静脈（血液循環）に入り込むのを防いでいる。なお、下半身および左の上半身のリンパを集める左リンパ本幹は太く、特に胸管と呼ばれる。

●右リンパ本幹と胸管の分布域
- 右リンパ本幹
- 胸管

リンパ節

リンパ節は全身のリンパ管に付属して見られ、特に頸部や四肢のつけ根（腋窩・鼡径部）および外界と連絡を持つ気管や消化管周辺に集合して存在する。

リンパ節は米粒～大豆大の器官で、内部はリンパが流れる通路が網目状をなし、リンパ球などの免疫細胞がその隙間を埋めるように入っている。リンパ節は、リンパとともに流れてきた病原体や異物に対して免疫反応を起こす場所であり、病原体を貪食・除去したり、抗体を産生して全身に送る役割を果たす。感染が起こるとリンパ節が腫れるのは、リンパ節で病原体に対する免疫反応が起こっているためである。

また、リンパ節はリンパ球が待機する場所でもある。骨髄で生成されたリンパ球はリンパ節・脾臓・扁桃などに収まり、感染などにより必要が生じるとリンパや血液循環にのって全身を移動し、組織中に出て免疫反応にあずかる。

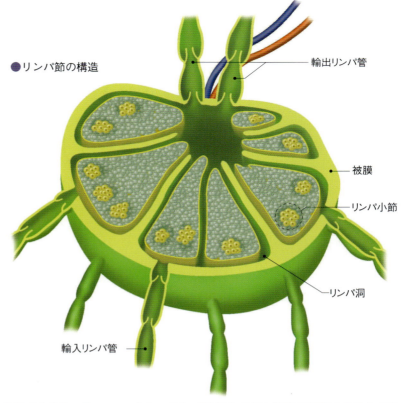

●リンパ節の構造

なお、リンパ管経由でがん細胞が転移することがあり、外科手術の際には臓器周辺のリンパ節が除去（郭清）される。リンパ節の除去によりリンパの流れが阻害されるため、外科手術後にはしばしば末梢部に浮腫が起こる。

臨床関連

悪性リンパ腫

リンパ組織のリンパ球に由来する悪性腫瘍を指すが、良性のリンパ腫は存在しないので単にリンパ腫とも呼ばれる。悪性腫瘍全体の3％を占め、日本では人口10万人に5人の割合で発生すると言われる。悪性リンパ腫の多くは頸部リンパ節から発生し、急速に増大する痛みのない腫瘤を形成するが、他に消化管や肺のリンパ節から発生するものもある。

リンパ球は白血球の一部であり、白血球と同様、骨髄で生成・成熟する。すなわち、悪性リンパ腫と白血病は同じ系統に属する疾患と言えるが、白血病細胞が血液中を流れながら増殖するのに対し、悪性リンパ腫はリンパ組織の中で増殖する、という違いがある。言い換えれば、白血病は液状の悪性腫瘍、悪性リンパ腫は塊状の悪性腫瘍と言うことができる。

悪性リンパ腫は、ホジキン病（ホジキンリンパ腫）と非ホジキンリンパ腫に大別される。ホジキン病は、組織中に多核巨細胞（リード・ステルンベルグ細胞）や大型単核のホジキン細胞の出現を特徴とする腫瘍で、炎症細胞の浸潤や壊死・線維化の程度によっていくつかの亜型に区分されている。また、ホジキン病は、非ホジキンリンパ腫と比べて、①リンパ組織の壊死や線維化の程度が強い、②上皮性の悪性腫瘍（がん）と似た広がり方を示す、③比較的予後がよい、などといっ

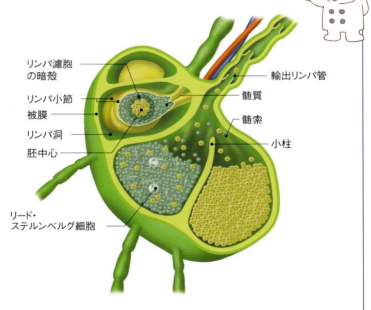

た特徴を持つ。

一方、非ホジキンリンパ腫は、日本では悪性リンパ腫の90％を占め、リンパ節以外のリンパ組織（扁桃や消化管のリンパ組織）に発生することも多い。組織上は、濾胞構造を示す濾胞性リンパ腫と、濾胞構造をとらないびまん性リンパ腫とに分類される。ホジキン病に比べて予後は悪く、特にびまん性の多形細胞型と呼ばれるタイプでは5年生存率は5％以下とされる。

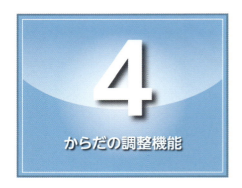

4 リンパ・免疫─②
頚部・腋窩・鼠径リンパ節

風邪などで病院を受診すると、頚部を触られることがあるが、これはリンパ節を触診しているに他ならない。リンパ節は全身のリンパ管の途中に見られるが、特に頚部（浅・深頚リンパ節）や四肢のつけ根（腋窩リンパ節・鼠径リンパ節）では触れやすく、診断上も重要である。

種々の刺激に対し、リンパ節が生理的範囲をこえて反応したものをリンパ節炎と言う。ウイルスや細菌による感染性のものと、アレルギーや腫瘍などによる反応性のものがある。感染性のリンパ節炎では、病原菌が直接リンパ節に侵入したり、炎症性物質がリンパを介してリンパ節に至るものがある。一般に、細菌感染では発赤・腫脹・熱感・疼痛が強く、進行すると化膿巣を形成する。ウイルス感染では腫脹や疼痛はあるが化膿は見られない。また、腫瘍性では初期には無痛のものが多く、種類により硬く触れる。

頚部リンパ節

頚部のリンパ節は顔面や頭頚部から続くリンパ管に付属しており、浅頚リンパ節と深頚リンパ節に大別される。両リンパ節群から出るリンパは合流し、最後は頚リンパ本幹に合流し、ここから静脈へと注ぐ。すなわち、頭頚部に生じた炎症や腫瘍は頚部のリンパ節に波及し、ここに腫脹などの反応を起こす。このため、頚部のリンパ節は臨床上きわめて重要な情報源となる。

● 浅頚リンパ節

胸鎖乳突筋の表層で外頚静脈に沿って見られるリンパ節群の総称である。側頚部からのリンパに加え、後頭リンパ節・耳介後リンパ節・耳介前リンパ節などからもリンパを受ける。浅頚リンパ節から出るリンパは深頚リンパ節の下部に注ぐ。

● 深頚リンパ節

胸鎖乳突筋の深層にあり、内頚静脈の周囲に位置するリンパ節群を言う。深頚リンパ節は頭頚部の大部分の領域からリンパを集める他、喉頭や気管周囲からもリンパを受け、頚リンパ本幹を通って静脈へと注ぐ。この他、顔面や口腔のリンパを集める顎下リンパ節や、鼻腔・副鼻腔・中耳のリンパを集める咽頭後リンパ節も深頚リンパ節と連絡する。なお、左の鎖骨上窩に見られる。鎖骨上リンパ節（深頚リンパ節の一部）は、臨床では腹部のがんが胸管から逆行性に転移を起こすリンパ節とされ、ウィルヒョウのリンパ節と呼ばれる。

● 頚部のリンパ管の走行

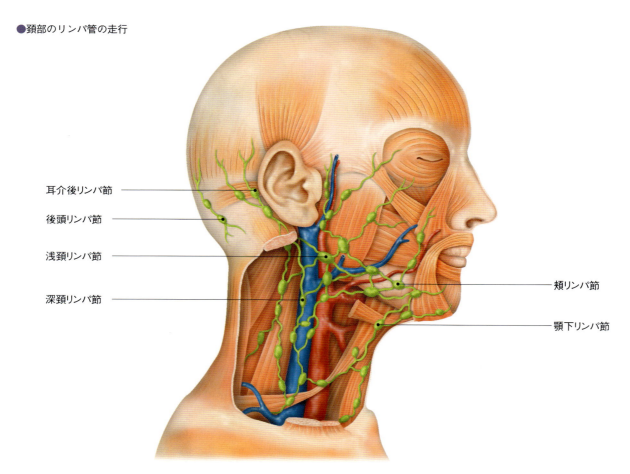

腋窩リンパ節

腋窩領域を中心に見られるリンパ節群を腋窩リンパ節と言い、一般に次のような8つのグループに区分される。

① 上リンパ節（鎖骨下リンパ節）

腋窩の最上部に位置するリンパ節群。鎖骨下動・静脈に沿って位置し、他の腋窩リンパ節からのリンパもここに注ぐ。

② 中心リンパ節

腋窩の中心にあり、最も触れやすいリンパ節とされる。腋窩動脈に近接し、他の腋窩リンパ節と連絡を持つため、種々の病態で腫脹する。

③ 胸筋リンパ節（前腋窩リンパ節）

大胸筋深層に位置するリンパ節群。胸壁や乳房からのリンパを受け、中心リンパ節や上リンパ節へと送る。特に胸筋の間にあるロッテルのリンパ節は、乳がんの転移部位として重要である。

④ 外側リンパ節（上腕リンパ節）

腋窩動・静脈の末梢側に沿って並ぶリンパ節群で、上肢の大部分からのリンパを受け、主に中心リンパ節へと送る。

⑤ 肩甲下リンパ節（後腋窩リンパ節）

肩甲下動・静脈に沿って位置し、胸壁後部からのリンパが注ぐ。ここからのリンパは中心リンパ節や上リンパ節に送られる。

このように、上肢や胸壁のリンパはその多くが腋窩リンパ節経由で静脈へと注ぐため、乳がん手術などの際に腋窩リンパ節が除去（郭清）されると上肢からのリンパ流が阻害され、上肢に著しい浮腫（リンパのうっ滞）を起こす。

鼠径リンパ節

鼠径部に見られるリンパ節群を言う。下肢の皮膚や外陰部および骨盤部表層（肛門・腟下部など）などからのリンパを集める浅鼠径リンパ節と、主として下肢深部からのリンパが注ぐ深鼠径リンパ節とに分けられる。このように、鼠径リンパ節は主に下肢を上に向かうリンパ管の中継点で、下肢に細菌感染が生じた時はここが防護壁となる。

● 浅鼠径リンパ節

鼠径靱帯の下から伏在裂孔までの領域で、大腿筋膜の上に存在する浅在性のリンパ節群を言う。全体で10個ほどあり、鼠径靱帯の下に沿って並ぶ上位群と、大伏在静脈の上部付近に位置する下位群とに区別される。上位群は下腹壁・会陰・外陰部・殿部・肛門下部・腟下部などからリンパを受け、主に下群へと送り出す。一方、下位群は大腿～足の内側皮膚を中心にリンパを集める。輸出リンパ管は伏在裂孔を通って深鼠径リンパ節に注ぐ。

● 深鼠径リンパ節

鼠径リンパ節のうち、大腿静脈の内側に沿って並ぶ3～5個のリンパ節群を言う。下肢の深部や膝窩リンパ節からのリンパに加え、浅鼠径リンパ節および外陰部（亀頭など）からのリンパを受ける。輸出リンパ管は大腿動・静脈とともに骨盤内に入り、総腸骨リンパ節から腰リンパ本幹を通って乳糜槽へと注ぐ。なお、深鼠径リンパ節のうちで最大のものは大腿管の中にあり、ローゼンミュラーのリンパ節（クローケのリンパ節）と呼ばれる。肥大すると大腿ヘルニアと間違われやすいと言う。

● 胸部・腋窩のリンパ管の走行

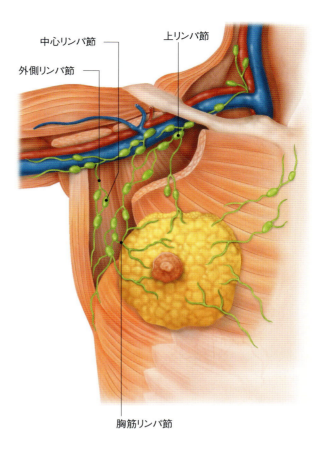

中心リンパ節　上リンパ節
外側リンパ節
胸筋リンパ節

● 鼠径リンパの走行

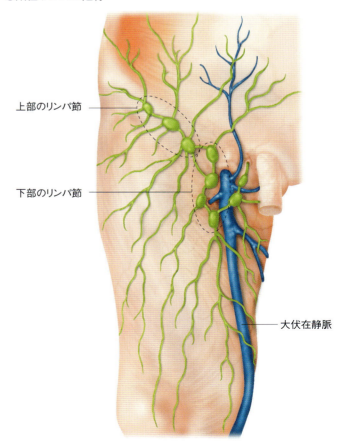

上部のリンパ節
下部のリンパ節
大伏在静脈

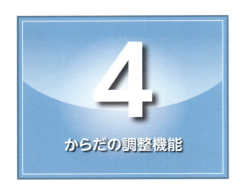

4 リンパ・免疫―③
免疫と病原体

■ 免疫の仕組み

外界の異物や病原体からからだを守る仕組みを生体防御機構と言い、大きく非特異的（生体）防御機構と特異的（生体）防御機構とに分けられる。このうち、非特異的防御機構とは外来の異物を片端から排除する機構で、病原体侵入の際にも最初に働く。一方、特異的防御機構とは、一度感染した病原体（抗原）を記憶し、同じものには再び感染しないように働く機構を言い、いわゆる免疫機構にあたる。すなわち、同じ病原体が再度侵入（感染）するとこれを認識し、この病原体だけを特異的に排除・処理しようとする仕組みである。

■ 非特異的防御機構

この仕組みに大きな役割を果たすのは、白血球のうち、好中球と単球（マクロファージ）である。これらの細胞は普段は骨髄にいるが、病原体が侵入すると血流にのって局所に集まり、組織中へ出て病原体を貪食・処理する。特に好中球はすばやく、侵入から2時間ほどで現場にかけつける（遊走）。なお、血管外に出た好中球は血管内には戻らず、細菌を食べた後の残骸は膿となって処理される。

一方、単球は好中球より遅れて局所に集まる。単球は最も大型の白血球（直径10〜15μm）で、血管から組織中に出てマクロファージとなる。大食細胞とも呼ばれるマクロファージには好中球と同様の強い食作用があり、細菌の他ウイルス感染細胞や腫瘍細胞なども貪食する。また、マクロファージには貪食した病原体（抗原）から情報を獲得し、その情報をリンパ球に伝える役割もあるため、抗原提示細胞とも呼ばれている。この抗原提示は、侵入した病原体が過去に侵入（感染）したものかどうかを確認するための仕組みとして重要である。

■ 特異的防御機構

異物を片端から排除する非特異的防御機構に対し、記憶された病原体（抗原）に対して特異的に起こる防御反応（免疫反応）を言う。この機構にはリンパ球が中心的な役割を果たしており、特定の抗原に対して効率的に作用するが、成立には一定の時間を要する。この免疫機構には、T細胞と呼ばれるリンパ球がじかに異物の攻撃・排除にあたる細胞性免疫と、B細胞と呼ばれるリンパ球が抗体を産生し、その抗体が抗原を攻撃する液性免疫がある。〔注：抗体産生にあずかるB細胞を形質細胞と言う。〕

●病原体の侵入に対する防御

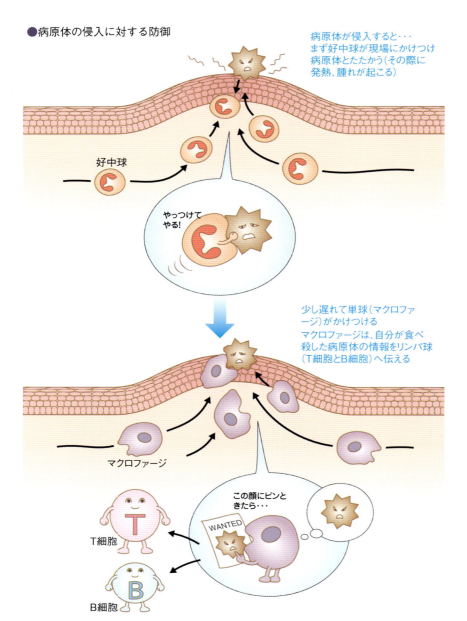

T細胞と細胞性免疫

侵入した病原体や抗原に対し、T細胞がじかに攻撃・排除を行う防御機構を細胞性免疫と言う。T細胞はリンパ球の一種で、マクロファージなどから抗原提示を受けて活動するが、単一の細胞ではなく、いくつかの役割を分担するグループの総称である。

キラーT細胞

ヘルパーT細胞から出される命令（リンフォカイン）により増殖し、病原体（抗原）を攻撃するリンパ球。ウイルスのように細胞内に侵入した場合は、キラーT細胞が感染細胞の表面に結合し、細胞自体を破壊する。この際、ウイルスは抗体で不活化される。

ヘルパーT細胞

B細胞が抗体産生にあずかる形質細胞に分化するのを助ける。また、キラーT細胞の活性化にも働き、免疫反応を増強する役割もある。なお、抗原情報はヘルパーT細胞由来のメモリーT細胞に記憶される。この細胞は次の抗原接触時にエフェクターT細胞に分化し、リンフォカインを分泌して速やかな免疫反応の起動に働く。

サプレッサーT細胞

主としてヘルパーT細胞に抑制的に働き、B細胞による抗体産生を低下させる細胞である。侵入した病原体が死滅する頃に働き、T細胞の活動を抑えて免疫反応を終息させる役割もある。

ナチュラルキラー細胞（NK細胞）

ウィルス感染細胞や腫瘍細胞を破壊するリンパ球を指す。抗原情報で活性化されるT細胞やB細胞と異なり、もともと血液中に一定数（リンパ球の2～10％）存在する。NK細胞は加齢とともに活性が低下するが、これは加齢とともにがん発生率が高くなる理由とも見なされている。

B細胞と液性免疫

抗体は免疫グロブリンとも呼ばれる一群のタンパク質で、IgG、IgA、IgM、IgD、IgEの5種類がある。この抗体が主たる役割を担う防御機構を液性免疫と言い、侵入した抗原

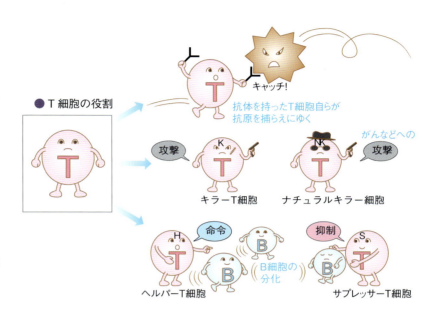

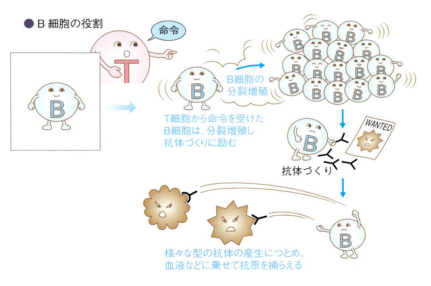

（病原体）に特異的に結合することで、抗原の毒性の中和や細菌の破壊に働く。しかしながら、抗体は細胞内には浸透できないため、細胞内に侵入したウイルスなどに対する液性免疫の効果は低い。

抗体は、ヘルパーT細胞の補助によりB細胞から分化した形質細胞で産生されるが、その産生は次のような仕組みで行われる。すなわち、侵入した抗原を貪食したマクロファージはその情報をリンパ球（ヘルパーT細胞）に伝え（抗原提示）、抗原情報を受けたヘルパーT細胞はリンフォカインを分泌してB細胞（形質細胞）における抗体産生を促す、というものである。なお、形質細胞に分化しなかった一部のB細胞は、抗原情報を記憶したメモリーB細胞となって長く体内にとどまる。

コラム ❸
ライオンの眼とシマウマの眼

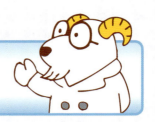

　テレビなどでライオンが狩りをする様子を見ることがある。ほとんどがメスのライオンで（オスは狩りをしないらしい）、何頭かでシマウマなどを囲むように近づき一気にとびかかる。しかし、獲物の方が先に気付いて逃げてしまうことも多く、成功率は1～2割だと言う。

　ライオンと獲物であるシマウマを比べて見ると、眼の位置が違うことに気がつく。ライオンはネコと同じように顔の前に眼があるが、シマウマは顔の横に眼がついている。このような違いは他の動物でも見られる。例えば、フクロウやワシは前に眼があるライオン型、ニワトリやスズメは横に眼があるシマウマ型である。

　動物を眼の位置で分類できるかどうか、詳しいことはわからないが、どうも狩りをする動物はライオン型が多いようだ。ヒトでもそうだが「眼が顔の前にある」と両方の眼で相手を見ること（両眼視）ができ、距離を測ることができる。これは獲物を狙うには好都合である。

　両眼視と距離感の関係は、自分で実験するとわかりやすい。目の前のものを見る時には両眼の視線は内側に向くが、遠くを見るときは平行に近くなる。この視線の角度の差が距離を測る際の情報になるのである。ライオンも、おそらくこの方法で距離を測っているに違いない。

　一方のシマウマはどうだろうか。食われるだけではたまらないから、敵をすばやく見つけて逃げる必要がある。眼が横についているのは、広い視野で敵を見つけるためであろう。ウマでは350°にも及ぶ範囲が見えるというから、シマウマも自分のお尻以外のほとんどが見えていると思われる。ただ、両眼視できる範囲は前方の狭い領域なので、距離を測るのは苦手なようだ。視野の中で何かが動けば気がつくが、相手がじっとしているとかなり近くでも気付かないと言う。そこがライオンの付け目かもしれない。

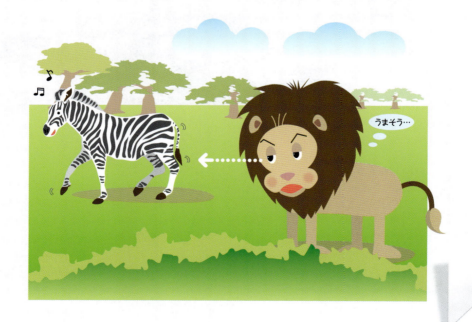

5

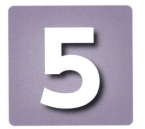
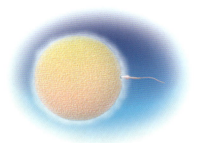

生命の連続性

1 生殖器
① 女性生殖器
② 乳房
③ 男性生殖器

2 生命の誕生
① 精子と卵子の出会い
② 胚の成長と胎児の発達
③ 妊娠の経過

コラム 4
　　アナスタシアの謎

5 生命の連続性

1 生殖器 — ①
女性生殖器

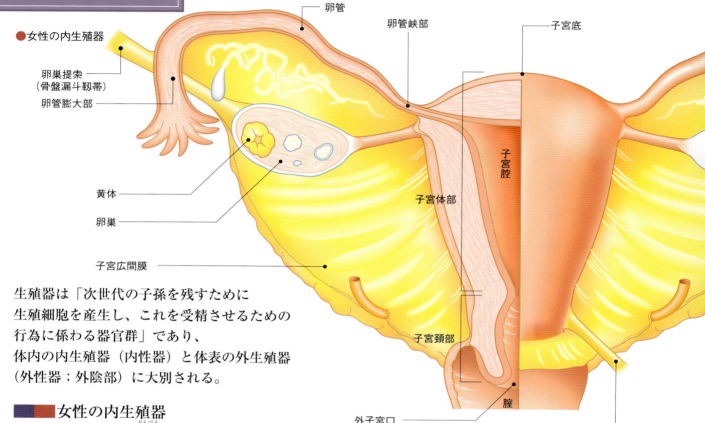

● 女性の内生殖器

生殖器は「次世代の子孫を残すために生殖細胞を産生し、これを受精させるための行為に係わる器官群」であり、体内の内生殖器（内性器）と体表の外生殖器（外性器；外陰部）に大別される。

■ 女性の内生殖器

女性生殖器は、妊娠・分娩といった「種族の保存」に係わる器官系で、外陰部すなわち外生殖器と体内に位置する内生殖器とに区分される。このうち、内生殖器は骨盤腔内に存在する性器であり、1対の卵巣・卵管と1個の子宮および、腟から構成される。

■ 卵巣

卵子の成熟にあずかる性腺で、子宮の両側で骨盤腔の側壁に近接して位置する。卵巣は長さ3〜4cm、幅1〜2cm、厚さ1cm、重さ5〜6gのアーモンド形器官で、性周期（月経周期）に伴って卵子成熟や黄体形成を起こす。卵巣は固有卵巣索により子宮と、卵巣間膜により卵管と、そして卵巣提索（骨盤漏斗靱帯）により骨盤壁と連結・支持されるが、その可動性はかなり高い。

卵巣内には様々な段階にある卵胞が認められる。成熟卵胞に至った卵胞は、エストロゲンなどの作用により約28日周期で排卵され、その後に黄体が形成される。

■ 子宮

直腸の腹側において前方の膀胱に寄りかかるように位置するナス形の器官。上部の子宮体（部）と下部の子宮頚（部）からなり、上端部は特に子宮底と呼ばれる。内部の空間は、子宮体と子宮頚に対応して、それぞれ子宮腔および（子宮）頚管と言う。子宮腔は上端両側で卵管と連絡し、頚管は下方の外子宮口で腟に開口する。子宮の壁は厚さ1cmほどの平滑筋からなり、内面は粘膜（子宮内膜）によって覆われる。子宮内膜は性周期とともに変化し、受精卵が子宮内膜に着床する時期に一致して厚みを増すが、妊娠しなかった場合には脱落・剥離する（これを月経と言う）。子宮頚部の粘膜も性周期に伴って変化するが、月経時に剥離することはなく、アルカリ性の粘液を分泌して腟に細菌などの感染源が進入するのを防いでいる。

■ 卵管

子宮底の両側から伸びる管状構造で、内部は卵管口によって子宮腔と連絡する。卵管は長さ10cmほどで、外側端はラッパ状の卵管采となり、卵巣に向かって開く。なお、卵管の内腔は外側近くで広がっており（膨大部）、受精はこの部で起こることが多い。

■ 腟

子宮頚部と外陰部をつなぐ長さ7〜8cmの管状器官で、前方の尿道と後方の直腸に挟まれて位置する。壁は輪状筋（内層）と縦走筋（外層）から構成され、内面は重層扁平上皮からなる粘膜で覆われる。粘膜細胞にはグリコーゲンが含まれ、その量はエストロゲン分泌とともに増加する。グリコーゲンは腟内の桿菌の作用で乳酸となるため、性成熟期の女性では腟内が酸性（pH4〜5）に維持されることで外来菌の侵入を防いでいる。逆にエストロゲン分泌の低い小児や閉経後の女性では腟内はほぼ中性（pH ≒ 7）である。

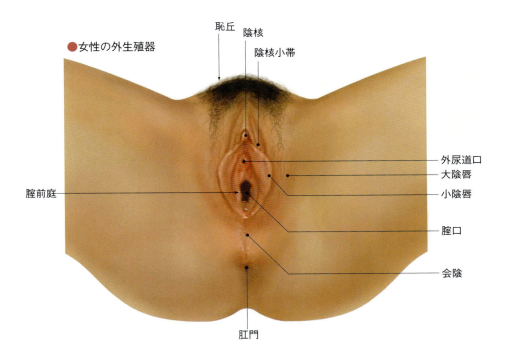

●女性の外生殖器

恥丘
陰核
陰核小帯
外尿道口
大陰唇
小陰唇
腟口
会陰
肛門
腟前庭

■■女性の外生殖器

　外生殖器はまとめて外陰部とも呼ばれ、陰核・腟前庭・小陰唇・大陰唇などが含まれる。陰核は陰茎に相当する器官で、ここから後方に向かって小陰唇と呼ばれるヒダが位置し、その外側から大陰唇がこれを覆う。小陰唇は男性における陰茎の皮膚に、大陰唇は陰嚢の皮膚に相当する。

　小陰唇に囲まれた菱形領域を腟前庭と言い、ここに外尿道口および腟口が見られる他、付近にはそれぞれ小前庭腺および大前庭腺（バルトリン腺）が開口する。なお、腟と腟前庭との境界には結合組織性のヒダ（処女膜）がある。

■■月経周期

　成熟女性では、およそ28日ごとに繰り返される性周期変化が見られる。これを月経周期と言い、卵巣周期・子宮内膜周期・基礎体温周期などが含まれる。これらの周期の中枢は視床下部にあり、ここから分泌されるLH-RH（性腺刺激ホルモン放出ホルモン）によって調節される。すなわち、LH-RHは下垂体のFSH（卵胞刺激ホルモン）やLH（黄体形成ホルモン）の分泌を促し、これによって卵胞や黄体が刺激されて卵巣や子宮内膜の周期的変化が起こる。

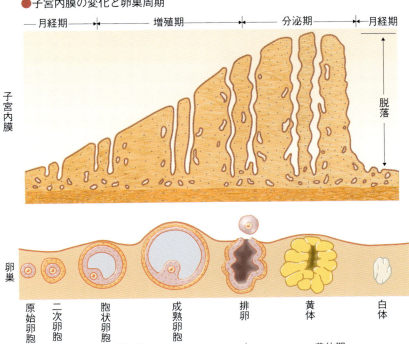

●子宮内膜の変化と卵巣周期

月経期／増殖期／分泌期／月経期
子宮内膜　脱落
卵巣：原始卵胞／二次卵胞／胞状卵胞／成熟卵胞／排卵／黄体／白体
卵胞期／黄体期

■■子宮内膜周期

　代表的な月経周期として子宮内膜周期があり、次のように区分される。

■ 増殖期
　卵巣の卵胞期（FSHによる卵胞成熟期）に相当し、卵胞が分泌するエストロゲンにより、前の月経で脱落した子宮内膜が再生する時期（約14日）。

■ 排卵期
　LH-RHおよびFSH、LHの一過性増大（排卵サージ）により、卵巣から排卵が起こる時期。

■ 分泌期
　卵巣の黄体期にあたり、黄体から出るプロゲステロンにより子宮内膜が増殖する（12～16日）。

■ 月経期
　子宮内膜が脱落・排出される数日間。卵巣の卵胞期初期に相当する。

臨床関連

子宮筋腫

● 原因

子宮壁は内膜・筋層・漿膜の3層から構成されるが、中でも平滑筋からなる筋層が最も厚い。子宮筋腫はこの筋層に生じる良性腫瘍（平滑筋腫）で、生殖年齢（20～30歳）の女性の約20％、40歳以上の女性では約50％に見られる。発生原因は明らかでないが、18歳以下の若年者では見られず生殖年齢に達すると発生することや、妊娠や女性ホルモン投与によって増大し、閉経後は退縮することなどから「ホルモン依存性」が示唆されている。

● 発生部位

子宮筋腫は多発性（筋腫核が数カ所に発生する）のものが多いが、その90％以上が子宮体部に発生する体部筋腫で、子宮頚部に起こるものはまれである。それぞれの筋腫核は明瞭な境界を持つ独立した球状腫瘤をなし、その形状や子宮壁内発生部位により、漿膜下筋腫・有茎性漿膜下筋腫・筋層内筋腫（壁内筋腫）・粘膜下筋腫・有茎性粘膜下筋腫（筋腫分娩）・頚部筋腫などに分類される。

● 組織

筋腫核は一般に固く、大きさも様々で、1gに満たない小さなものから数kgに及ぶものまである。筋腫の実質は交錯する平滑筋線維と結合組織からなり、全体が偽膜によって包まれる。腫瘍細胞は細胞形態・核ともに紡錘状の平滑筋細胞で、排卵後の分泌期（黄体期）には分裂像が見られるが、異形成はない。一般に筋腫内は正常筋層に比べて血流に乏しく、古くなると硝子化や液状変性（嚢胞化）、石灰化などが起こることがある。また、約0.5％に悪性の子宮平滑筋肉腫が見られるが、子宮筋腫の悪性化によるものか新たに発生したものかは解明されていない。

● 症状

子宮筋腫の多くは無症状だが、不正子宮出血や月経過多の他、出血に伴う貧血、周囲臓器との癒着や筋腫茎の捻転による疼痛、不妊症などが見られる。特に出血・貧血・疼痛が強い場合は手術適応となり、筋腫のみを切除する核出術あるいは子宮全摘手術が施行される。

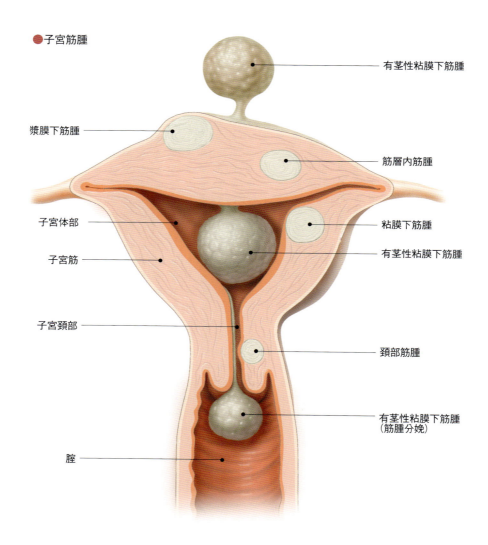

●子宮筋腫

子宮がん

■ 子宮体がん（子宮内膜がん）

　子宮がんのうち、子宮体部の内膜に発生する悪性上皮性腫瘍（がん腫）を指し、組織学的には約90％が腺がんに属する。全体の約80％が閉経後に発生するなど、大半がホルモン依存性を示し、遺伝子変異やエストロゲンの過剰刺激による子宮内膜の異常増殖が発生の原因とされる。一方で、プロゲステロンには抗エストロゲン作用があり、子宮体がんの発生・発育を抑制する。このため、プロゲステロン刺激を受けることの少ない「少妊少産」女性や、エストロゲン経口避妊薬の長期投与などが危険因子とされる。また、脂肪組織ではアンドロゲンがエストロゲンに代謝されるため、肥満（脂肪組織の増加）も、血中エストロゲンの増加をもたらして体がんの発生を助長すると考えられている。

　症状としては、閉経後の不正性器出血や月経異常が重要である。スクリーニング検査としては子宮内膜細胞診が一般的で、この検査で異常が発見された場合は子宮内膜生検（内膜組織検査）が行われる。また、経腟超音波検査による子宮内膜の肥厚も重要な所見と言われる。治療は「子宮全摘術＋両側付属器切除術」や「広汎子宮全摘術＋骨盤リンパ節郭清術」が施行されるが、年齢や合併症およびがんの進行度などによっても異なる。また、がんの組織型、広がり具合、リンパ節転移の有無によって、術後の化学療法やホルモン療法、放射線治療などが必要になる場合もある。

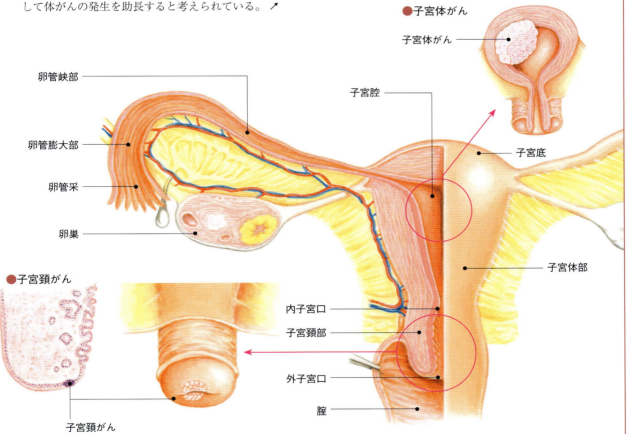

■ 子宮頸がん

　子宮頸部に見られる悪性上皮性腫瘍で、毎年10万人に15人の割合で発生する。細胞診による子宮がん検診が広まり、異形成〜上皮内がん（異型細胞が上皮内にあるもの）の段階で発見されるものが半数以上を占めるようになったが、患者数は依然として胃がん・乳がんに次いで多い。

　子宮頸がんの90％は扁平上皮がんで、性行為によるヒトパピローマウイルス（16型、18型）感染が発生機序に係わると言われている。感染した扁平上皮は前がん病変である異形成（異型細胞の出現）を示し、その一部が上皮内がんを経て浸潤がんに進行する。異形成から進行がんとなるまでに少なくとも2年間かかるため、定期的ながん検診によって早期発見される例が多いと言う。一方、残りの10％は腺がんに属し、腫瘍細胞は一般に高円柱状を示し、粘液を産生する。頸部腺がんは、上皮内がんの段階であれば治療成績はよいが、比較的早期からリンパ節転移を示すため、全体としては扁平上皮がんに比べて予後が悪い。

　検診には子宮頸部細胞診が行われ、ここで悪性が疑われる時はコルポスコープという拡大鏡で観察、前がん状態やがんを疑う部位の生検を行って確定診断する。生検でも確定されない場合は、円錐切除術という生検を行う場合もある。なお、異形成は前がん状態と考えられるため、厳重な経過観察（3カ月ごとの検診）が行われる。

1 生殖器 — ②
乳房

5 生命の連続性

● 乳房の動脈

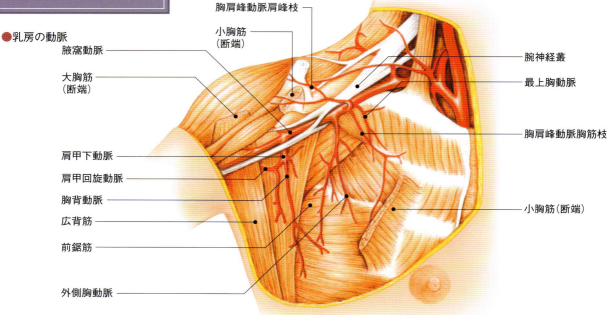

■ 乳房

　乳房は哺乳動物に特徴的な皮膚の付属器官であり、その内部に出産後の児に栄養を与え、その成育を促すための乳腺が含まれている。このため、乳房は男性よりも女性で大きいが、特に思春期以降にはエストロゲン増加に伴って発達し、内部の乳腺や脂肪組織が増大するため乳房自体もその大きさを増す。一般に、乳房は前胸壁の第2〜第6肋間に位置しており、内上方2/3が大胸筋、外下方1/3が前鋸筋の上面にある。臨床領域では、乳房を上内側部・下内側部・上外側部・下外側部および乳輪部に分けることが多い。この区分で言うと、乳がんの発生頻度は上外側部において最も高いと言う。

　乳房表面の中央部には乳輪があり、その中心には隆起した乳頭が見られる。乳頭および乳輪の皮膚はメラニン色素に富み、その直下には平滑筋が備わる。乳頭には、乳管から続く約20本の乳頭管が開口しており、乳腺で生成された乳汁の分泌にあずかる。また、乳輪には10〜15個のアポクリン腺（乳輪腺；モンゴメリー腺）が見られる。なお、妊娠すると乳輪にはメラニン色素の沈着が起こって、褐色味が強まり、乳輪腺は発達して隆起が起こる。

■ 乳腺の発生

　乳腺は、胎生期において、乳腺堤と呼ばれる上皮の肥厚部分から発生する。哺乳動物では、乳腺堤は腋窩から鼠径部に至る線（ミルクライン）上にいくつか発生するが、ヒトでは4番目の乳腺だけが発達する。すなわち、ヒトでは他の乳腺はほとんどが退化・消失するが、時に残存する例もあり、副乳と呼ばれる。

■ 血管とリンパ

　乳房には鎖骨下動脈および腋窩動脈の枝が分布する。す

● ミルクライン

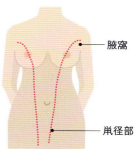

なわち、内側深部から分布する内胸動脈（←鎖骨下動脈）の枝に加え、胸肩峰動脈および外側胸動脈（←腋窩動脈）の枝が乳房に血流を送る。なお、乳房からのリンパは主に腋窩リンパ節に向かう。このため、乳がんでは腋窩リンパ節への転移の有無を確認することが、進行を判断するうえで重要な所見となる。また、乳がんの手術では腋窩リンパ節郭清が行われるため、後遺症として上肢にリンパのうっ滞（浮腫）を起こすことが多い。

■ 乳房内部と乳腺

　乳房の内部には、乳房堤靱帯（クーパー靱帯）と呼ばれる結合組織性の枠組み構造があり、その間は脂肪組織によって埋められている。乳房堤靱帯は、乳房の皮下（浅胸筋膜浅層）と大胸筋および前鋸筋の筋膜（胸筋筋膜；浅胸筋膜深層）とを連結、これにより乳房の形状や硬さを保つが、妊娠すると靱帯がゆるむため、経産婦では乳房の下垂が起こる。なお、乳がんや瘢痕などでこの靱帯が引かれると、皮膚に陥凹を生じることがあり、俗にディンプルと言う。

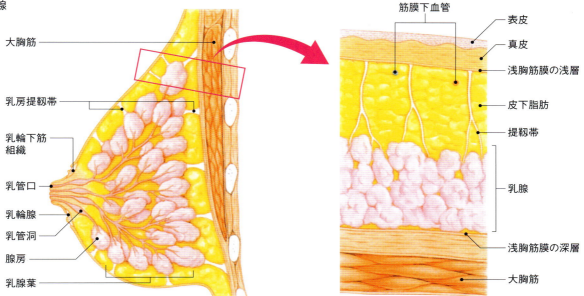

●乳腺

■ 乳腺の構造

　乳腺は乳房の脂肪組織（乳房脂肪体）に包まれたアポクリン腺の一種で、10～15個の乳腺葉からなる。1つ1つの乳腺葉は乳房堤靱帯によって隔てられ、乳頭を中心として放射状配列を示す。各腺葉は多数の乳腺小葉で構成され、それぞれの導管が合流して1本の乳管となり、乳頭に至る。なお、乳管は乳頭の開口部直前で紡錘状の拡張（乳管洞と呼ばれる）を形成する。

■ 乳汁分泌

　乳汁の分泌過程は、乳汁の生成と射乳とに区分される。乳腺は、妊娠中のエストロゲンによって発育し、出産とともにプロラクチン（乳汁分泌ホルモン）が働くことで乳汁分泌を起こす。母親の乳首に乳児が吸い付くと、これが吸引刺激として脊髄から視床下部（間脳）へと送られる。これにより、下垂体前葉からはプロラクチンが分泌され、後葉からはオキシトシンが分泌される。オキシトシンは子宮収縮ホルモンとして知られるが、乳腺を囲む筋組織の収縮にも作用し、これによって生成された乳汁は乳管から乳頭へと送られて射乳が起こる。

■ 妊娠中の乳腺

　普段の乳腺小葉は乳管に続く導管部分だけからなり、いわゆる乳腺の腺房（分泌部）は見られない。分泌部が発達するのは妊娠してからであり、エストロゲンの作用によって導管周囲の上皮細胞が増殖・発達し、乳腺の腺房が形成されて乳汁生成が始まる。分泌部は腺細胞とこれを取り囲む筋上皮細胞から構成され、腺細胞で産生された乳汁は筋上皮細胞によって乳管へ搾り出される。なお、乳汁には糖・タンパク・脂肪がすべて含まれる。すなわち、乳腺細胞は糖・タンパクと脂肪とを同時に産生・分泌しており、脂肪滴はアポクリン分泌により、糖やタンパクは開口分泌によって管腔へと放出されている。

臨床関連

乳腺炎・乳腺症・乳がん

■ 乳腺炎

　炎症により、乳腺に痛み・発赤・腫瘤（しこり）などを生じるものを乳腺炎と言い、急性乳腺炎と慢性乳腺炎がある。急性乳腺炎は初産後の授乳期に起こりやすく、いわゆる「お乳が出ない」状態から乳汁うっ滞を生じ、急性うっ滞性乳腺炎となる例が多い。乳汁うっ滞が続いたり、乳頭に傷を生じたりすると感染が加わりやすく、急性化膿性乳腺炎を発症する。原因菌としては黄色ブドウ球菌・連鎖球菌・大腸菌などが多く、悪化して乳糜膿瘍を形成する例もある。一方、慢性乳腺炎は、急性乳腺炎の再燃あるいはうっ滞した分泌物に対する生体反応によって起こる。

■ 乳腺症

　乳腺に腫瘤や嚢胞を形成するもので、腫瘍でも炎症でもないことから単一の疾患ではないとする説もある。月経周期に応じて症状が変動することから、乳腺に作用するホルモンのアンバランスなどで起こると考えられており、30歳以降の女性、特に閉経前の中年婦人に多い。時に疼痛を伴うものもあり、症状が強いものは手術適応となるが、基本的には良性であり、がん化は考えられていない。

■ 乳がん

　乳腺の乳管上皮や腺房細胞から発生する上皮性悪性腫瘍（がん腫）で、40～60歳で最も多く認められる。初発症状の80%はしこり（腫瘤）で、一般に乳房の上外側部（腋窩に近い側）に発生することが多い（疼痛は10%ほどに見られる）。乳がんの大部分は乳腺小葉に発生し、次第に周囲の間質へと浸潤する。この浸潤の有無により浸潤がんと非浸潤がんに区分されるが、浸潤がんの中では間質内で増殖するタイプ（硬がん）が最も多く、全体の半数を占めると言う。動物実験ではウイルスによる発がんが報告されているが、ヒトでの原因は明らかになっていない。なお、乳腺症との違いは、乳がんのしこりは硬く、境界が明瞭であり、症状が月経周期と関連しない、初期は痛みがない、といった特徴を有する点である。

5 生命の連続性

1 生殖器 — ③
男性生殖器

■■ 男性生殖器

男性の場合、内生殖器は精子を産生する生殖腺（精巣）と精子の輸送にあずかる管（精巣上体・精管）および付属腺（精囊・前立腺・尿道球腺）から構成され、外生殖器はいわゆる交接器（陰茎・陰嚢）からなる。

男性生殖器には付属腺として精嚢・前立腺・尿道球腺が備わっている。精嚢は膀胱背面にある1対の腺（長さ3cm、重さ2g）で、淡黄色ゼリー状の精嚢液を分泌する。精嚢液は精液の70％を占め、射精時に精子とともに放出される。前立腺は膀胱下面に位置するクルミ大の腺で、主体をなす外腺と尿道周囲の内腺からなる。前立腺液は外腺から分泌される乳白色の液で、栗の花に似た匂いを持つ。なお、前立腺の直下にはエンドウ豆大の尿道球腺（カウパー腺）があり、性的興奮によって透明な粘液を分泌する。

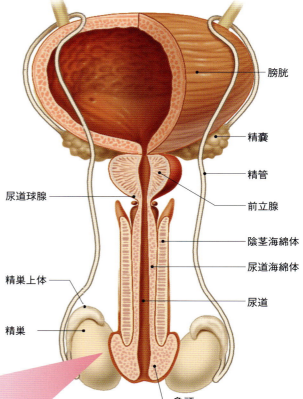

●男性生殖器の全体像

●精巣（睾丸）

■■ 精巣（睾丸）と精路

■ 精巣

精巣（睾丸）は精子形成にあずかる男性の生殖腺であるが、同時にアンドロゲン（男性ホルモン）を分泌する内分泌器官でもある。ヒトでは10〜15gの卵状の実質器官をなし、後上面の精巣上体とともに陰嚢内部に収まる。精巣は、本来は腹部臓器であるため、腹大動脈の枝である精巣動脈から血流を受け、第10〜11胸髄に由来する交感神経と仙髄からの副交感神経線維による支配を受けている。精巣の感覚を伝えるニューロンは交感神経に含まれており、これが刺激されると独特の痛みを感じる。この痛みは第10〜11胸髄が支配する皮膚領域（臍部〜下腹部・鼠径部）に放散する。精巣を打つと臍の周辺まで痛く感じるのはこのためである。

精巣は表面を強い白膜に覆われており、内部はこの白膜から続く精巣中隔によって、200個ほどに仕切られている。精巣中隔で区画された部分を小葉と言い、精子形成の場である精細管（直径約200μm、長さ約70cm）が屈曲した状態で収まっている。精細管内にはいろいろな成熟段階にある精細胞（精粗細胞・精母細胞・精娘細胞・精子細胞）が並んでおり、管腔内には長さ約60μmの精子が管壁側に頭を向けて存在する。それぞれの精細管は精巣網に集まった後、精巣輸出管を経て精巣上体管へと続く。

なお、精細管と精細管の間は間質（結合組織）で埋められており、ここにはアンドロゲンを分泌するライディッヒ細胞（間質細胞）が認められる。ライディッヒ細胞は、下垂体前葉から分泌される黄体形成ホルモン（LH）刺激により、コレステロールからテストステロンを産生する。

■ 精路

精巣で形成された精子は、精巣から尿道に至る精路（精巣上体管・精管・射精管）に入り、この中で射精を待つ。精巣上体管は内径約200〜400μm、長さ4mほどの管で、精巣上体内に迂曲して収まっている。これに続く精子の輸送管は精管と呼ばれ、内径約0.5mm、長さ40cmほどで、厚い平滑筋からなる壁を有する。精管は血管や神経と一緒に精索をつくり、鼠径管を通って骨盤腔に入った後、前立腺内の尿道に開口する。精管は精嚢との合流部より末梢は急に細くなり、射精管呼ばれる。

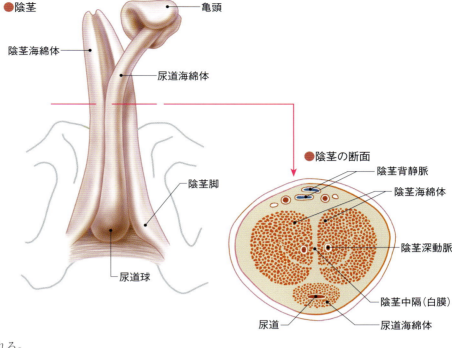

● 陰茎
亀頭
陰茎海綿体
尿道海綿体
陰茎脚
尿道球

● 陰茎の断面
陰茎背静脈
陰茎海綿体
陰茎深動脈
陰茎中隔（白膜）
尿道　尿道海綿体

■ 陰茎の構造

陰茎は尿道を含む交接器で、陰茎根・陰茎体・亀頭からなる。表皮はメラニン色素に富み、先端部では包皮となって亀頭の一部を覆う。陰嚢と同様、皮下には平滑筋を含む肉様膜を備え、表皮は全体として可動性に富む。

陰茎内部は2種3個の海綿体から構成され、尿道を囲む尿道海綿体と、その背側に位置する1対の陰茎海綿体からなる。尿道海綿体の先端は膨らんで亀頭を形成し、根もと（基部）は尿道球となって球海綿体筋で包まれる。なお、陰茎海綿体の基部は坐骨枝に沿って陰茎脚をなし、表面は坐骨海綿体筋によって覆われる。

陰茎をなす3つの海綿体は、それぞれ膠原線維の膜（白膜）によって包まれるが、特に陰茎海綿体を包む白膜は厚く（1～2mm）、正中では左右を隔てる陰茎中隔を形成する。これらの海綿体は、3つまとめて深陰茎筋膜（バック筋膜）および浅陰茎筋膜によって包まれ、さらにその表面を肉様膜そして皮膚が覆う。浅陰茎筋膜とその表面側の肉様膜は深層にある深陰茎筋膜との結合がゆるいため、陰茎の皮膚は高い可動性と伸縮性を持つ。

海綿体内部は、海綿体小柱による立体的網目構造と、その間の空隙である海綿体洞からなるスポンジ状を示す。海綿体小柱は疎性結合組織と平滑筋でできており、その弾力性により海綿体洞は多量の血液を容れることができる。

海綿体洞はらせん動脈を介して陰茎深動脈（←内陰部動脈）に連絡しており、この動脈によって血液を海綿体に充満させることで勃起を起こす。勃起に使われた血液は深陰茎背静脈によって海綿体から排出されるが、勃起時には海綿体小柱内を通る流出路が圧迫されているため、勃起がおさまるには幾分時間がかかる。なお、勃起に際して血液を海綿体に注ぐ機構は、仙髄（S_2～S_4）から出る副交感性の骨盤内臓神経（勃起神経）に支配される。

臨床関連

前立腺肥大症

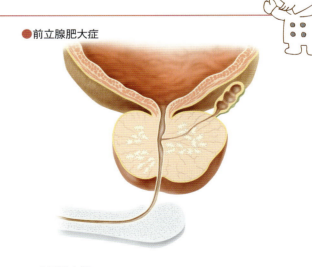

● 前立腺肥大症

前立腺は膀胱の直下に位置する15gほどの腺で、尿道周囲の内腺あるいは尿道周囲腺（移行領域と呼ばれる）と、その周囲にあって主体をなす外腺（中心領域と辺縁領域からなる）に大別される。前立腺肥大は、主として内腺領域の過形成によって発生する良性腫瘍で、腺成分と間質成分（平滑筋細胞や膠原線維）が種々の割合で混合している。

前立腺の形や働きは、生涯を通じて男性ホルモンの調節を受けている。このため、前立腺は男性ホルモン濃度が増加する思春期に増大し、その後はほぼ一定に維持される。ところが50歳頃になると、尿道周囲腺（内腺）を中心に性ホルモンの影響によるとされる過形成が起こり、尿道圧迫によっていわゆる前立腺肥大症を生じる。このように、前立腺肥大は高齢者に見られるため、治療には低侵襲の方法が選択され、手術も経尿道的手術が主体となっている。

前立腺肥大症は、経過によって次の3期に区分される。

1. 刺激症状期
尿道圧迫による尿道～会陰の不快感、軽度の排尿困難や夜間頻尿などを示すが、残尿は見られない。

2. 残尿発生期
排尿困難が強まり、50～150mLの残尿が起こる。このため、頻尿や尿意切迫、切迫性尿失禁も生じる。

3. 慢性尿閉期
残尿量増加（約400mL）や膀胱機能低下により、1回の排尿量の減少が見られる。この状態のまま放置されると腎機能障害から尿毒症に陥る危険性も高い。

5 生命の連続性

2 生命の誕生 — ①
精子と卵子の出会い［受精］

■ 生命の誕生

ヒトの身体は200種類60兆個に及ぶ細胞から構成されるが、その源は受精卵と呼ばれる1個の細胞である。受精卵は精子と卵子が出会うことで形成される細胞であり、人生の出発点に他ならない。この受精卵が分裂しながら身体をつくりあげていく過程を発生と言うが、これは細胞の数を増すだけではなく、様々な働きを持つ細胞への変化（分化）も伴っている。

すなわち、受精に始まる発生は、単一の細胞から特定の機能を持つ細胞・組織・器官を形成する過程であり、さらに個体をつくりあげる仕組みとも言える。

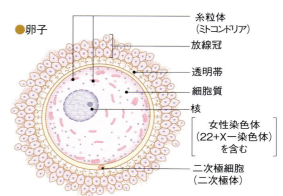

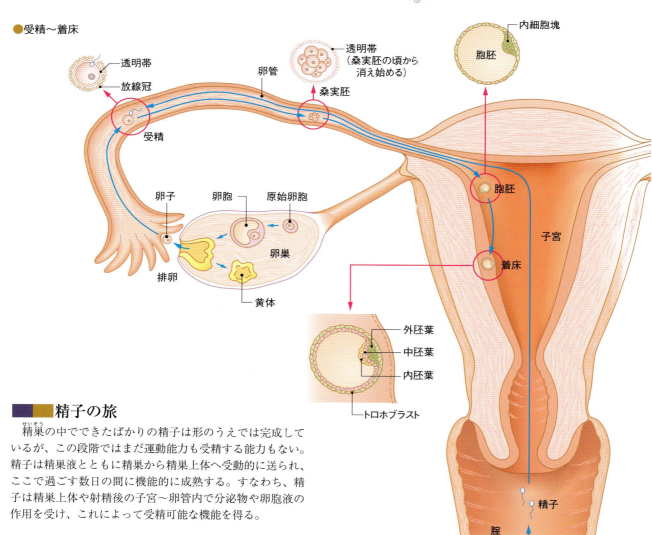

■ 精子の旅

精巣（せいそう）の中でできたばかりの精子は形のうえでは完成しているが、この段階ではまだ運動能力も受精する能力もない。精子は精巣液とともに精巣から精巣上体へ受動的に送られ、ここで過ごす数日の間に機能的に成熟する。すなわち、精子は精巣上体や射精後の子宮〜卵管内で分泌物や卵胞液の作用を受け、これによって受精可能な機能を得る。

■■腟内の精子

腟内に放出された精子は普通、腟上部に留まる。腟はデーデルライン桿菌がつくる乳酸によって酸性（pH4.3）に保たれ、その殺菌作用が子宮への病原体の侵入を防いでいるが、これは同時に精子の子宮内進入に対する障壁ともなる。

この障壁を乗り越え、精子が子宮内に到達する仕組みは精液の成分にある。精液はアルカリ性の精嚢液（80％）と酸性の前立腺液（20％）の混合液からなり、pH7～8に保たれている。腟内の精子は、精液が持つ緩衝作用などによって酸性環境から保護される。この緩衝作用により、腟上部のpHは10秒ほどの間に4.3から7.2まで上昇し、その間に精子は子宮頸管へと到達する仕組みである。

■子宮頸管～子宮腔の精子

子宮頸管粘液も精子には障壁となる。頸管粘液はムチン（糖タンパク質）を含むため粘度が高く、通過は容易でない。しかし、排卵前後の時期には水分量が増加するため、精子の通過が容易になると考えられている。

子宮腔の精子通過については不明の点が多いが、ここでの精子輸送は主に子宮平滑筋の収縮によるとされる。左右いずれの卵管に向かうかについても、詳細は不明であるが、従来言われていた偶然性ではなく、卵子から何らかの化学誘引物質が分泌されると考えられている。特に卵胞液中に含まれる物質が有力視されている。

■卵管内の精子

受精時に卵管に達している精子は200ほどで、射精された数億の精子の1万分の1に過ぎない。精子と卵子が卵管内でどうやって近づくかは不明だが、卵管の運動で精子と卵子とが攪拌・混合すると考えられている。その間に、精子の尖体を包む被膜成分は卵管の分泌液によって除去され、卵子に入り込むための尖体反応を起こすことができるようになる（受精能獲得）と言われている。

なお、受精によって形成された受精卵ではすぐに分裂が始まり、桑実胚（16細胞くらい）から内部に腔所を持つ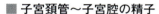

●受精卵の分裂（卵割）

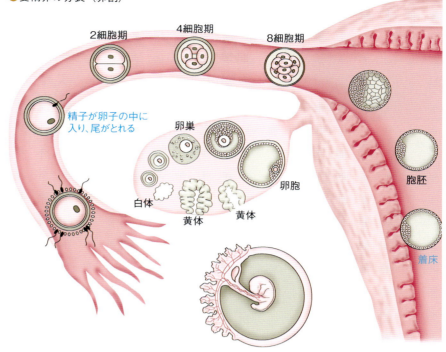

胚盤胞（胞胚）となる。この頃になると胚盤胞は子宮腔に到達、子宮内膜への着床が始まる。

■卵子の成熟～排卵

新生児の卵巣には約100万個の卵胞があるが、思春期には約4万に減少する。思春期には、卵胞は性ホルモンの変化で生じる月経周期ごとに順に成熟し、ほぼ28日周期で排卵される。月経周期ごとに成熟を始める卵胞は10個ほどであるが、排卵に至るまで成熟するのは1個であり、他の卵胞は退化して閉鎖卵胞となる。これにより、一生の間に400個ほどが排卵されることになる。

卵巣内において、卵胞は成熟するにつれて大きくなり、次第に卵巣表面へと移動する。直径が1.5cmほどに達する頃には、卵胞は卵巣表面から盛り上がり、内部には卵胞腔という空洞が発達して成熟卵胞を形成する。排卵が起こるのは月経周期の中間期（28日周期の14日頃）であり、下垂体から放出されるホルモン（FSHとLH）の影響で卵胞は急激に成長、同時に卵胞腔内圧の上昇によって壁が破れて起こる。排卵により、卵胞腔内にあった卵子は卵丘の一部（放線冠という）とともに腹腔内に放出される。卵子は左右の卵巣から交互に放出され、卵管采に包まれる形で腹腔口から卵管へと送られる。なお、卵子は約24時間生存し、未受精卵は死滅・排出される。

■■受精から着床まで

精子と卵子とが出会い、両方の核染色体が混ざり合うまでの過程を受精と言い、ヒトでは約24時間かかる。卵子を囲む放線冠を通って透明帯に達した精子は、先端にある尖体を変化させて核を卵子内に送り込み、これによって双方の染色体が混ざり合うことで新たな細胞核が形成される。なお、この時点で受精卵の透明体に変化が起こり、次の精子の侵入は阻止される。

受精は卵管膨大部で起こる。受精卵はただちに分裂（卵割）を開始、翌日には2細胞、受精3日目には8細胞となり、4日目には桑実胚（16細胞）まで進む。5日目には細胞塊の中に空隙（胞胚腔）が形成され、胚盤胞（胞胚）となると同時に子宮腔内に到達する。

受精後6日頃、胚盤胞は子宮内膜に接触を始める。この時期の胚盤胞は、胚となる内細胞塊と胎盤を形成する栄養膜とに分化しており、着床は内細胞塊近くの栄養膜で子宮内膜に接触して起こる。なお、子宮内膜は月経周期の中間期以降、黄体ホルモンなどの影響によって厚く変化しており、受精卵が着床しやすい状態に維持されている。

5 生命の連続性

2 生命の誕生——②
胚の成長と胎児の発達

●胚の成長と胎児の発達

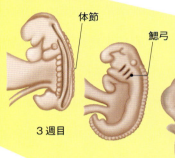
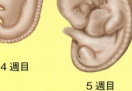
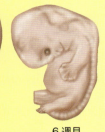
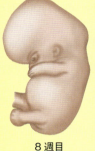
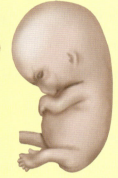

3週目 / 4週目 / 5週目 / 6週目 / 7週目 / 8週目 / 9週目

体節 / 鰓弓

■■胚と胎児

　受精から出生までの期間を胎生期（母体で言う妊娠期間）と言う。胎生期は、受精後の2週間（胚子前期）、受精第3週〜8週（胚子期：胎芽期）、第9週から出生まで（胎児期）に区分される。これは8週までの赤ちゃんを胚（子）または胎芽、第9週以後の赤ちゃんを胎児と呼ぶことによるが、着床後の胞胚を胚子（胎芽）とも言うため、受精第1週を受精卵期、受精第2週〜第8週を胚子期とすることもある。なお、胚の発達程度を示す際、発生学領域では胚子期を23段階に分けた区分（カーネギー発生段階）がよく用いられる。

■■胚と呼ばれる時期

　普通は受精後第3週〜第8週の時期を胚子期（胎芽期）と言い、この時期の赤ちゃんを胚（子）あるいは胎芽と呼ぶ。この時期、胚は急激な発達・成長を示し、受精第3週初期に体長0.2mmほどであった胚が、胚子期の終わりには約30mmまで発育する。また、この時期には主要な器官のおよその形がつくられるため、薬物や放射線といった外部からの刺激が細胞の分化や器官形成に大きな影響を及ぼす。このため、喫煙・飲酒はもとより、妊娠初期の不用意な服薬などは赤ちゃんの正常発生を脅かす因子となる。

● 妊娠4週〔受精15〜21日；カーネギー発生段階7〜10〕

　3週に入ると三層性胚盤の形成が起こる。これにより、胚盤は外胚葉（皮膚や神経系の起源）・中胚葉（骨・筋の起源）・内胚葉（血管・内臓の起源）の3種に区別されるようになる。外胚葉の正中には20日頃に神経溝と呼ばれる溝ができ、第4週に入ると神経管（脳・脊髄の原基）が形成される。また、中胚葉からは将来の体幹の骨や筋になる体節の形成が始まる。なお、この頃の胚は急激に成長し、栄養を卵黄嚢からの拡散でまかなうのは難しくなるため、心血管系が発達し、心臓の拍動も認められるようになる。

● 妊娠5週〔22〜28日；カーネギー発生段階11〜13〕

　第4週の中頃になると、神経溝が頸部付近から閉じて神経管が形成され、エラに相当する鰓弓が一部形成される（エラからは舌・咽頭・中耳などがつくられる）。26日頃には上肢芽や耳の原基（耳窩）が出現し、28日頃には下肢芽や将来の水晶体が見られるようになる。また、体内では体腔形成が始まり、ほぼ同時に将来の咽頭内腔から気管支芽（気管〜気管支の原基）が形成される。

● 妊娠6週〔29〜35日；カーネギー発生段階14〜15〕

　神経管前端（前脳胞）の急激な発達で頭部が発育し、頭頸部は心臓に向かって屈曲する。上肢では円板状の手が形成され後半期には指となる部分が見えるようになる。また、すべての鰓弓が出現するとともに、気管支芽が伸びて葉気管支までの分岐が認められるようになる。

● 妊娠7週〔36〜42日；カーネギー発生段階16〜17〕

　頭部では水晶体などの形成が進んで眼の様子が明らかになる他、第一鰓溝の周りに将来の耳介となる部分が形成される。また、上肢では手指の形成が始まり、下肢では板状を示す将来の足が形成される。

● 妊娠8週〔43〜49日；カーネギー発生段階18〜19〕

　手指にやや遅れて足指の形成が始まり、さらに乳頭や上唇の形成が起こる。また、発達により腹腔に納まりきらなくなった腸管が臍部から胚外部に突出するため、生理的ヘルニア状態となる。このヘルニアは3カ月末まで残る。

● 妊娠9週〔50〜56日；カーネギー発生段階20〜23〕

　8週の初め頃の手足はまだ「水かき」状であるが、次第に指が分離し、四肢が長くなるとともに肘や膝の屈曲が明らかとなり、後期になると四肢の微弱な運動が見られるようになる。尾もこの頃に消失し、眼瞼や耳介の形成も進んで胚はヒトらしい形を示すようになる。

胎児の発達

　胚子（胎芽）は受精後8週間で一定レベルまで分化し、これ以後は成長が主となる時期と見なされる。このため、受精後9週以降の赤ちゃんは胎児と呼ばれ、受精後9週〜出生までの期間を胎児期と言う。胚子に比べ、胎児で薬剤や放射線などの被曝に強いのは、細胞が分化によって機能を獲得する段階を過ぎたためと考えられている。なお、胎児の成長は個体差が強く、頭殿長や体重も一定ではない。

- 妊娠10〜11週〔妊娠3カ月後半；身長9cm、頭殿長3〜5cm〕
　この時期の赤ちゃんは体重8〜16gで、頭部が大きく、頭殿長（座高）のほぼ1/2を占める。眼瞼は融合して閉じており、耳介も低い位置にある。10週に入るとヘルニア状態にあった腸管は腹腔内に戻り始め、造血も肝臓から脾臓へと移行し始める。なお、この時期になると、頭頂骨や後頭骨では上肢や下肢の長骨とともに骨化が始まる。体重20g。

- 第11〜14週〔妊娠4カ月；身長約14〜17cm、頭殿長4〜7cm〕
　この期間における成長は速く、骨化も進むためX線でも確認される。屈曲していた頭部が起き始め、毛髪が出現する。羊水の嚥下や四肢の運動が見られるようになる。なお、外生殖器による性別判定が可能となるのもこの頃である。体重100〜120g。

- 第15〜18週〔妊娠5カ月；身長25cm、頭殿長11〜15cm〕
　発育が遅くなる時期で、全身にうぶ毛が出現し、皮膚に胎脂が現れる。胎脂は羊水に対して皮膚を保護するバリアとして働き、うぶ毛は胎脂の脱落を防いでいる。体重200g。

- 第19〜22週〔妊娠6カ月；身長30cm、頭殿長15〜19cm〕
　著しい体重増加を示す時期であり、22週頃に子宮外生育の境界とされる約500gに達する。睫毛の出現や鼻孔の開通が認められ、手指の爪が形成される。なお、この時期に肺胞における表面活性物質の生成が始まる。

- 第23〜26週〔妊娠7カ月；身長36〜40cm、頭殿長19〜23cm〕
　肺胞の表面活性物質生成が進み、呼吸機能が生存可能なレベルに達するため、治療下であれば子宮外生存可能である。この時期の胎児はやせており、皮下脂肪が少ないために皮膚にシワが多く見られる。26週頃には眼裂や外耳道が開き、足指にも爪が認められる。なお、結腸に胎便が認められるのもこの時期である。26週頃で体重900g。

- 第27〜30週〔妊娠8カ月；身長40〜43cm、頭殿長23〜27cm〕
　皮下脂肪が蓄積されるとともに皮膚のシワは減少する。瞳孔が形成され、瞳孔反射も起こるようになる。また、男児では精巣が陰嚢に下降してくる。30週頃で体重1,500g。

- 第31〜34週〔妊娠9カ月；身長47〜48cm、頭殿長27〜30cm〕
　うぶ毛の消失が起こり、皮下脂肪の蓄積が進む。胎児は頭を下に向けた体位をとるようになる。34週頃で体重2,200g。

- 第35〜38週〔妊娠10カ月；身長49〜51cm、頭殿長30〜33cm〕
　この時期、急激な脂肪の蓄積により著しい体重増加が起こるが、出生が近づくにつれて発育は遅くなる。出生時には頭部は身長の約1/4となり、体重は38週で3,000gに達する。

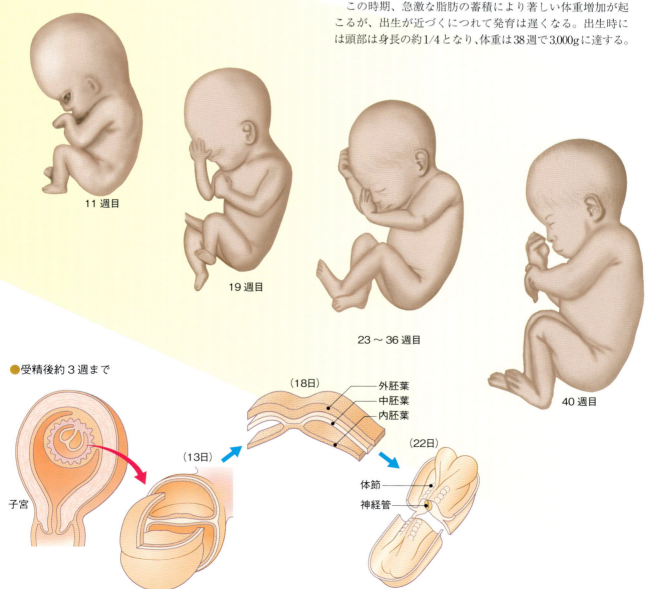

● 受精後約3週まで

[5] 生命の連続性

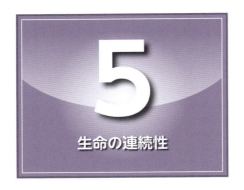

2 生命の誕生——③
妊娠の経過

■■ 妊娠

妊娠は「女性がその体内に生命的結合をもって受精卵を保有する状態」と定義される。このため、厳密には「受精卵が子宮内膜に着床してから分娩されるまでの間」に相当するが、一般には受精を含めて「妊娠」とすることが多い。また、臨床的には最終月経初日から分娩までを妊娠期間として扱うのが普通である。

ヒトの妊娠期間は、受精から分娩までの日数（受精齢）では約266日（38週）とされるが、実際の受精日時は特定できないため、通常は、最終月経初日からの日数（月経齢）を用いて数える。なお「妊娠何カ月」というように、月経齢で妊娠月数を示す場合、1カ月を4週（28日）として計算するため、分娩までの期間は280日となる。

● 妊娠期間

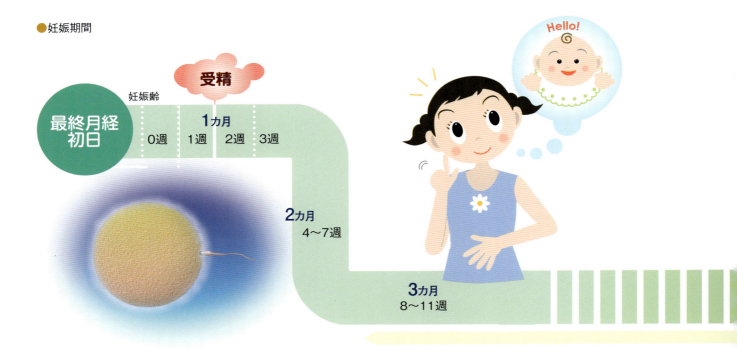

■■ 妊娠期間

妊娠期間を計算する場合、臨床では最終月経初日を妊娠0週0日とし、1週を0日～6日として数える。つまり、最終月経初日が1月1日であれば、1月10日は妊娠1週3日となる。この計算法によれば、分娩予定日は妊娠280日（40週0日）にあたるので、分娩予定日の簡易計算法として次の式が用いられている［ネーゲレ概算法］。

　　分娩予定日＝（A＋9）月（B＋7）日
　　［最終月経初日＝A月 B日　の場合］

■ 流産・早産・正期産

分娩予定日近く（妊娠37週～42週未満）まで妊娠が進んで出産されたものを正期産と言う。これに対し、胎児が子宮外で生存可能となる前の出産を流産と言い、妊娠22週未満の分娩を指す。また、妊娠22～37週未満での分娩は早産と言い、体重2,500gに満たないことが多いため低出生体重児と呼ばれる。なお、妊娠8カ月（28週）～生後7日の間を周期期（周産期）と言い、新生児期（生後4週間）とともに赤ちゃんの生存に重要な時期とされる。

■■ 妊娠の徴候

① つわり

妊娠に気付くのは、妊娠6～8週目のことが多く、月経が来ないことで気付く他、つわりで気付く例もある。つわりは妊娠2カ月頃に始まる悪心・嘔吐を主体とする症状群で、普通、妊娠12週頃には改善するが、重症の場合は栄養障害などを生じる例もあり、妊娠悪阻と呼ばれる。

② 子宮の変化

妊娠とともに子宮は急激に増大し、特に着床部位の子宮体に膨隆・軟化が起こる。これをピスカチェック徴候と言い、妊娠2～3カ月で顕著となるが、以後は子宮全体の増大により不明瞭となる。また、頸管粘液の分泌増加により、子宮頸管は粘液栓で閉鎖される。

③ 母体の変化

妊婦では乳輪や外陰に色素沈着が起こる他、皮下脂肪増大による妊娠線出現や乳房肥大が生じる。また、妊娠中は、毛細血管の透過性亢進や組織内水分増加により浮腫を生じやすく、特に下半身に強く起こる。

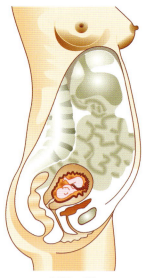
妊娠12週

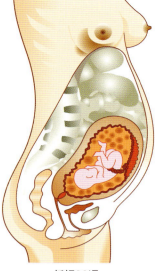
妊娠20週

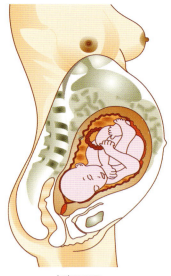
妊娠36週

④ 胎児の徴候

　妊娠5～6カ月には、胎児の筋収縮による「胎動」が見られる。最初は驚愕様と言われる単純運動であるが、8カ月頃になると複雑な回転や伸展運動が増え、神経系や運動系の発達過程を反映する所見として重視される。なお、胎児心音は、超音波機器では3カ月頃から確認できるが、聴診可能となるのは5～6カ月である。

妊娠～分娩

妊娠中の様子

　子宮は妊娠の進行とともに発育・増大し、妊娠3カ月末頃には骨盤腔のほぼ全体を占めるようになる。その後の胎児発育とともに子宮はさらに大きくなり、妊娠末期には腹腔の大部分が子宮によって占められる。これにより、母体の消化管や肝臓などは押し上げられ、腹腔の天井部をなす横隔膜も圧排されて上方に転位する。このため、妊婦では胃の圧迫によって胸やけを生じたり、横隔膜の圧排によって胸式呼吸（肩で息をする）が見られるようになる。

分娩

　胎児が腟を経由して子宮から排出される過程を分娩と言い、次の3段階に区分される。この際、陣痛を伴う子宮収縮が10分ごとに発来した時点を分娩開始とする。

1. 開口期

　分娩開始～子宮頸管全開大（約10cm）までの間を指し、6～12時間持続する。この間、子宮収縮に加えて破水（羊膜破裂による羊水流出）が起こる。

2. 娩出期

　頸管が全開大してから胎児が娩出されるまでの10分～数時間を指す。

3. 後産期

　胎児の娩出から胎児付属物（胎盤など）が排出されるまでの10～30分を言う。

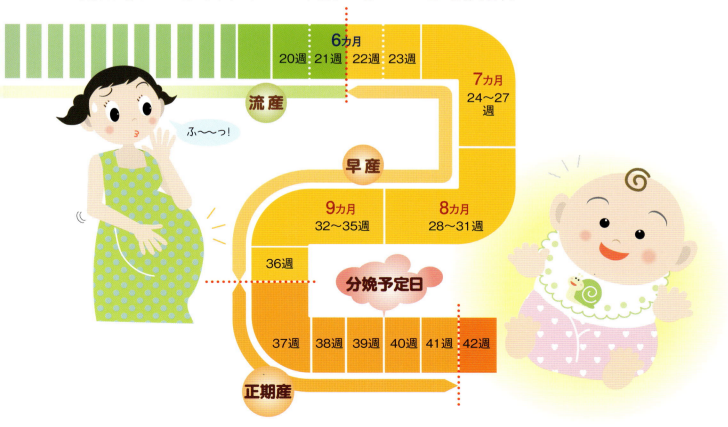

[5] 生命の連続性

コラム 4
アナスタシアの謎

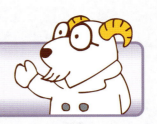

　ロマノフ王朝と言えば帝政ロシア最後の王朝として知られるが、1917年のロシア革命により、300年にわたる栄華に終焉が訪れる。1918年7月16日、ウラル地方のエカテリンブルグにおいて、皇帝ニコライ2世と皇后アレクサンドラ、そして皇太子アレクセイと4人の皇女が銃殺され、多くの伝説を残した帝政ロシアは終わりを告げたのである。

　しかし、ロマノフ王朝は、その滅亡後にもたくさんの謎や伝説を残した。その1つが有名なアナスタシア生存説である。発端は1928年にアメリカに移住したアンナ・アンダーソンという女性で「自分こそがアナスタシアである」と主張したことから、歴史の陰に触れる憶測が世界中を飛び交うことになる。

　その後、ペレストロイカとともに、皇帝一家の処刑についてもその事実が明らかにされるようになった。皇帝一家とされる遺体が発見され、1991年にDNA鑑定によって確認されたのである。鑑定は、埋葬されていた成人女性の遺体と子どもたちの遺体との母子鑑定から始まり、次いで男性遺体との父子鑑定が行われた。その結果、これらが一家族であることが判明したのである。

　次いで、両親と思われる遺体がニコライ2世と皇后のものかどうかの鑑定が行われた。これに使われたのがミトコンドリアDNAである。ミトコンドリアは母親から女系子孫へと受け継がれるため、アレクサンドラ皇后の母系子孫であるイギリスのフィリップ殿下との間で鑑定が行われた。その結果、両者のDNAは一致し、女性の遺体が皇后であると発表されたのである。

　ここまでくれば一件落着！となるはずであるが、謎の多いロマノフ王朝のこと。最近になって「ロマノフ王朝の終焉を確認したDNA鑑定は誤り」という話も再燃している。歴史の謎は永遠に残るものなのかもしれない。

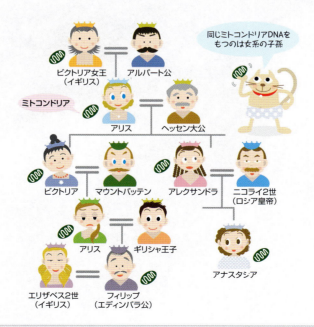

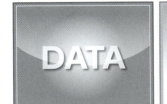

DATA からだのデータ

からだのデータ①
からだをつくるもの

細胞
大きさ　直径10〜30μm
主な細胞の大きさ
　卵細胞　直径約200μm（0.2mm）
　神経細胞　直径20〜100μm
　神経突起　数mm〜1cm（中枢神経系）
　　　　　　数十cm（末梢神経系）
　赤血球　直径約7μm
　リンパ球　直径約5μm

細胞組織（原形質）
水　80〜90%
タンパク質　10%
脂質　2%
糖質　0.5%
その他（無機質、核酸、有機酸）　2.5%

細胞の構成要素
細胞膜（原形質膜）　厚さ　約10nm（0.01μm）
中心小体　直径　約0.15μm
　　　　　長さ　約0.3μm
染色体数
　男性46　44＋XY
　女性46　44＋XX

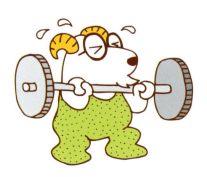

からだのデータ②
筋・骨格系

骨を構成する成分
緻密骨
水分　15%
無機質（主にリン酸カルシウム）50%
有機質（タンパク質）30%
有機質（多糖類）5%

海綿骨
水分　30%
無機質（主にリン酸カルシウム）　40.8%
有機質（タンパク質）23%
有機質（多糖類）6.2%

軟骨
水分　73%
無機質（主にリン酸カルシウム）　3%
有機質（タンパク質）10%
有機質（多糖類）14%

関節
水分　75%
コラーゲン　15%
プロテオグリカン　7.5%⇨水分を保持し関節の運動による圧迫や損傷・壊死を防ぎ可動性を維持している。

関節液
量　4mL以下
性状　無色〜淡黄色
粘稠度　きわめて高い
内圧　−10〜−50mmHg（陰圧）
タンパク質　1.8〜2.0g/dL

骨の数
成人の骨の数　200個 ⇨体重の約18%を占める。

体幹
脊柱　26個
頭蓋骨　23個（舌骨を含む）
肋骨　24個
胸骨　1個

体肢
上肢骨　64個
下肢骨　62個

脊柱
頚椎　7個
胸椎　12個
腰椎　5個
仙椎
5個（合体して1個の仙骨）
尾骨　3〜5個
　（合体して1個の尾骨）

胸郭
胸椎	12個
肋骨	12対24個
胸骨	1個
鎖骨	1個（1側）
肩甲骨	1個（1側）

上肢骨（1側）
上腕骨	1個
橈骨	1個
尺骨	1個
手根骨	8個
中手骨	5個
指骨	14個

下肢骨（1側）
寛骨	1個
大腿骨	1個
膝蓋骨	1個
腓骨	1個
脛骨	1個
足根骨	7個
中足骨	5個
指骨	14個

筋肉
数	約400個
量	体重の40～50%
組織圧	0mmHg

咀嚼筋
咬合力	60kg/cm²
咀嚼力	10～15kg/cm²

からだのデータ③ 循環器系

循環器
心臓
位置　第5～第8胸椎の高さ⇒左右の肺の間、胸骨と肋軟骨の後ろ斜めに位置する。

重さ	250～300g
心膜腔の漿液量	10～20mL
心臓の1回拍出量	60～80mL
分時（毎分）拍出量	4～6L
心拍（動）数	60～80回/分
循環血液量	70～100mL/kg
循環血漿量	40～50mL/kg

正常血圧（年齢別基準血圧）
	収縮期血圧 (mmHg)	拡張期血圧 (mmHg)
新生児	70～90	約50
幼・学齢期	90～100	50～60
思春期	110～120	50～60
成人	120～130	60～85

高血圧（WHOの血圧値の定義と分類　1999）
	収縮期血圧 (mmHg)	拡張期血圧 (mmHg)
至適	< 120	< 80
正常	< 130	< 85
正常高値	130～139	85～89
グレードⅠ高血圧（軽症）	140～159	90～99
サブグループ　境界型	130～149	90～94
グレードⅡ高血圧（中等症）	160～179	100～109
グレードⅢ高血圧（重症）	≧ 180	≧ 110
高血圧	≧ 140	< 90
サブグループ　境界型	140～149	< 90
低血圧	100未満	

正常脈拍（年齢別安静時脈拍数）
新生児	120～140回/分
乳児	110～130回/分
幼児	100～110回/分
学童	80～100回/分
成人	60～80回/分
頻脈（成人）	100回/分以上
徐脈（成人）	60回/分以下

血液
血液の一般性質
血液量	体重の7%（1/13）
比重	1.055～1.066
水素イオン濃度（pH）	7.38～7.44（弱アルカリ性）

内容成分
血漿	約55%
固形成分	約45%

血漿
比重	1.023～1.032
pH	7.3～7.5
血漿タンパク	6.7～8.3g/dL
アルブミン	3.8～5.3/dL
尿素窒素	8～20mg/dL

主な内容成分
- 水　90%
- タンパク質　7～8%
- 脂質　1%
- ブドウ糖　0.1%
- 無機質　0.9%

白血球の分類
顆粒球
- 好中球　60～70%
- 好酸球　1～4%
- 好塩基球　0.5%

無顆粒球
- リンパ球　20～25%
- 単球　4～8%

骨髄
重量　2600g

脾臓
重量　100〜200g
長さ　縦　10cm
厚さ　3〜4cm
幅　6〜8cm

からだのデータ ④
呼吸器系

呼吸器の解剖
気管
長さ　10〜12cm
内径
　新生児　4〜5mm
　乳児　6〜7mm
　幼児　10mm
　学童　10.5mm
　成人　15〜18mm
始まりと分岐　第6頚椎下縁から始まり第5胸椎の高さで気管支に分岐
気道内圧　15〜20cmH$_2$O

気管支
長さ
　右　2.5〜3cm
　左　4〜5cm
角度
　右　24度
　左　45度

肺
右　3葉
左　2葉
重さ
　右　350〜450g
　左　250〜300g
胸腔内圧（陰圧）
　吸気時　−5〜−9cmH$_2$O
　呼気時　−3〜−6cmH$_2$O

肺胞
直径　0.1〜0.2mm
数　1.7〜3.6×10^8　⇨男性より女性の方が多く、年齢とともに減少
表面積　70〜100cm^2

呼吸に関するデータ
呼吸数（安静時）
新生児　40〜60回/分
乳児　30〜40回/分
幼児　25〜30回/分
学童　18〜22回/分
成人　16〜18回/分
⇨増加する要因
　運動、入浴、精神的興奮（怒り、不安）
⇨減少する要因　睡眠中

酸素分圧
吸気　158mmHg
呼気　116mmHg
肺胞気　100mmHg

酸素濃度
吸気　21％
呼気　16％
肺胞気　14％
吸気と呼気の長さ　吸気：呼気＝1：1.5〜2

肺気量
肺気量の分類と平均値
全肺気量（肺の中に含まれるすべての空気の量）
4,000〜6,000mL
肺活量（最大吸気位から最大呼出した空気の量）
2,500〜4,000mL　⇨肺疾患によって減少する。
　　　　　　　　⇨妊娠や腹水で横隔膜が挙上されたり、疼痛などで呼吸が抑制される場合にも減少する。
残気量（最大呼気終末後に肺に残る空気の量）
1,000〜2,000mL
1回換気量（通常の呼吸の換気量）
350〜500mL　⇨体動によって変化する。
予備吸気量（通常の吸息終末からさらに吸入可能な最大量）
肺活量の6〜7割
予備呼気量（通常の呼息終末からさらに吐き出しうる最大量）
肺活量の2割
深呼吸量（1回呼気量に予備吸気量を加えた量）
2,000〜2,500mL
1秒量（1秒間に呼出される量のこと）
2,500〜4,000mL

血液ガス分圧
動脈血
酸素分圧（PaO$_2$）80〜105mmHg
　臥位　103.5 − 0.42×年齢
　座位　104.2 − 0.27×年齢
二酸化炭素分圧（PaCO$_2$）　35〜45mmHg
酸素飽和度（SaO$_2$）95〜100％
水素イオン濃度（pH）　7.35〜7.45
塩基過剰　−2〜2mEq/L

静脈血
酸素分圧　40mmHg
二酸化炭素分圧　46mmHg
酸素濃度　13％

からだのデータ⑤ 消化器系

消化器系の解剖

歯

乳歯
- 切歯　8本
- 犬歯　4本
- 小臼歯　8本

合計 20本

永久歯
- 切歯　8本
- 犬歯　4本
- 小臼歯　8本
- 大臼歯　12本

合計 32本

歯の硬組織

- エナメル質　6〜7度（モース硬度）
- 象牙質　5度（モース硬度）
- セメント質　4〜5度（モース硬度）

消化管の長さ

切歯（門歯）から肛門　9m

食道
- 長さ　約25cm
- 直径　約2cm

切歯（門歯）から食道の生理的狭窄部
- 第1狭窄部（食道入口部）約15cm
- 第2狭窄部（気管分岐部）約25cm
- 第3狭窄部（横隔膜裂孔部）約38cm

切歯（門歯）から噴門　40cm

胃
- 容量　女性　1.3L
- 　　　男性　1.4L

小腸
- 長さ　6〜7m
  - 十二指腸　25cm
  - 空腸　残りの上2/5
  - 回腸　残りの下3/5
- 直径　3〜5cm

大腸
- 長さ　1.6m
  - 上行結腸　20cm
  - 横行結腸　50cm
  - 下行結腸　25cm
  - S状結腸　45cm
  - 直腸　20cm

肝臓の重さ　1,200〜1,400g

膵臓
- 重さ　65〜160g
- 長さ　12〜25cm
- 厚さ　2cm
- 幅　3cm

胆嚢
- 容積　30〜40mL
- 長さ　8cm

消化液

消化液	1日の分泌量	pH	性状
唾液	1.0〜1.5L	6.3〜6.8	無色、弱酸性
胃液	1.5〜2.5L	1.5〜2.5	無色、酸性
膵液	0.7〜1.0L	約8.5	無色、アルカリ性
胆汁	0.5〜0.8L	約8.3	黄褐色（肝胆汁）
		約6.9	赤褐色（胆嚢胆汁）
腸液	1.5〜3.0L	約8.3	無色、アルカリ性

排泄

排便回数

成人	1〜2回/日
乳幼児	3〜4回/日
1回の排便量	100〜250g
便成分の60〜75%は水分。	
便のpH	6.9〜7.2
便意が起こる直腸内圧	40〜50mmHg
排便時いきみの直腸内圧	100〜200mmHg

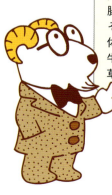

ヤギ先生のひとこと

肉食動物であるライオンや狼の腸の長さは、体長の約4倍。それに比べ草食動物の馬や牛の腸は、体長の10〜20倍もあり、牛ではなんと60mに及ぶ。草食動物は肉食動物に比べて長くなっている。

からだのデータ⑥ 泌尿器系

腎・泌尿器の解剖

腎臓
位置	第11胸椎から第3腰椎の高さ ⇨腹膜後器官であり、右よりも左がやや高い。また、呼吸性の移動がある。
色	赤褐色
長さ	10cm
厚さ	5cm
幅	3cm
重さ	約130g（1腎） ⇨右よりも左の方が重い。
血流量	800〜1,000mL/分/両腎 ⇨心臓の分時拍出量の約1/5。
ネフロン数（1腎）	約100万個

腎小体
径	0.1〜0.2mm
数	約200万個（1側の腎臓に約100万個）

尿細管
径	0.1〜0.2μm ⇨血糖値が180mg/L以上になると尿中に糖が出る。
長さ	4〜7cm

尿管
長さ	約28cm
直径	4〜7mm
蠕動運動	1〜4回/分
尿管壁の構成	粘膜 / 筋層（内縦筋、外輪筋） / 外膜

膀胱
位置 男性	骨盤内で直腸の前
位置 女性	骨盤内で腟と子宮の前
容量	平均500mL

尿道
長さ 男性	16〜20cm
長さ 女性	3〜4cm
内径	7〜10mm

尿

年齢による1日排尿量と排尿回数の変化

	1日排尿量（mL）	排尿回数（回）
新生児	30〜50	3〜6
1週間	50〜200	12〜15
3〜6ヵ月	300〜400	15〜20
1〜2年	400〜500	10〜12
5年	500〜700	6〜8
10〜15年	800〜1,200	4〜5
15年	800〜1,600	5〜6

尿意
初発尿意	150〜250mL
最大尿意	350〜500mL

残尿
正常	20mL以下
異常	100mL ⇨残尿内で細菌が繁殖し、易感染状態となる。 300mL以上 ⇨尿が腎盂に逆流しやすく、水腎症を起こす危険性が高い。
尿意が起こる膀胱内圧	15〜20cmH$_2$O
尿排出時膀胱内圧	50〜60cmH$_2$O ⇨膀胱内圧の上昇が不十分であれば、排尿筋の収縮力の低下が考えられる。

尿量の異常
無尿	100mL/日以下 ⇨500mL/日以下になると体液の恒常性維持ができなくなり、血中尿素窒素の上昇がみられる。
乏尿	100〜500mL/日
多尿	2,000〜3,000mL/日以上

尿の成分
水分	90〜95%
固形物	30〜70g/日（尿素・尿酸・電解質など）

ヤギ先生のひとこと

一日の必要最低尿量は
10mL×体重kg。
体重が60kgの人なら、
10×60＝600mLになる。

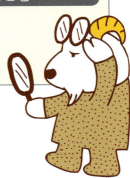

からだのデータ⑦ 脳神経系

脳神経系の解剖
脳
大脳　1300g
小脳　130g
神経細胞の数　約140億個（大脳皮質）
　　　　　　　約1,000億個（小脳）

末梢神経
脳神経の数　12対
　Ⅰ　嗅神経…におい
　Ⅱ　視神経…視覚
　Ⅲ　動眼神経…瞳孔・眼瞼の調節、眼球運動
　Ⅳ　滑車神経…眼球運動
　Ⅴ　三叉神経…咀嚼筋運動、顔面知覚
　Ⅵ　外転神経…眼球運動
　Ⅶ　顔面神経…表情筋運動、舌の味覚（前2/3）
　Ⅷ　聴神経…聴覚、平衡覚
　Ⅸ　舌咽神経…舌の味覚（後1/3）、咽頭感覚
　Ⅹ　迷走神経…咽頭・喉頭運動、心・肺・消化器の副交感神経
　Ⅺ　副神経…胸鎖乳突筋・僧帽筋収縮
　Ⅻ　舌下神経…舌の運動
脊髄神経の数　31対
　頸神経　8対（C_1〜C_8）
　胸神経　12対（T_1〜T_{12}）
　腰神経　5対（L_1〜L_5）
　仙骨神経　5対（S_1〜S_5）
　尾骨神経　1対（Co）

脊髄
長さ　40〜45cm（脊柱の約2/3の長さ）
重さ　25〜26g

脳脊髄
脳脊髄液
全　量　100〜150mL
髄液圧　60〜150mmHg（側臥位）
pH　7.4〜7.6
比重　1.005〜1.006
蛋白量　10〜40mg/dL
糖量　50〜75mg/dL
細胞数　0〜5/μL
脳血流量　700〜800mL/分

脳への動脈
内頸動脈　左右2本で脳の前側80%
椎骨動脈　左右2本で脳の後側20%

頭蓋内圧
正常　150〜180mmH_2O
亢進　180〜200mmH_2O以上 ⇨ 頭痛・嘔吐・視力障害
　　　　　　　　　　　　　　（うっ血乳頭）

神経伝達速度
正中神経　45〜65m/秒
尺骨神経　49〜64m/秒
腓骨神経　41〜60m/秒
脛骨神経　41〜62m/秒
橈骨神経　48〜75m/秒

睡眠
睡眠時間
　新生児　18〜20時間
　幼児　12〜14時間
　学童　10〜12時間
　成人　7〜8時間
　高齢者　5〜7時間

からだのデータ⑧ 感覚器系

皮膚
厚さ　1〜4mm
全身皮膚の面積（成人）　1.5m^2
皮膚寿命　約4週間
皮膚からの1日の不感蒸泄　600mL
皮膚pH　4.2〜6.4 →弱酸性
1日のフケ・垢の量　6〜14g
皮膚の水分
　角層　10〜20% → 10%以下でドライスキン
　角層以下　60〜70%
皮膚呼吸　約1%
皮膚感覚
　痛点　100〜200/cm^2
　触覚　25/cm^2
　温点　0〜3/cm^2
　冷点　6〜23/cm^2
皮膚の付属器官の成長
　毛　0.3mm/日
　爪　0.1mm/日

視覚器
眼球
　直径　約24mm
　重さ　約7g
　外側の膜　約1mm
　虹彩　直径　3〜6mm
　　水晶体　直径　約9mm
　　黄斑　直径　2〜3mm
　　瞳孔の大きさ　2〜4mm

視力および目の状態
視力基準値　1.0〜2.0
眼圧　10〜20mmHg
眼底血圧　最高　70〜80mmHg
　　　　　最低　40mmHg

聴覚器
外耳
長さ　2〜3cm

中耳
鼓膜　直径　約 9mm
　　　短径　約 8.5mm
　　　厚さ　約 0.1mm

内耳
最大前後径　約 2cm
幅　約 1cm

聴力
聴力基準値　20dB 以内
　可聴範囲　16～20,000Hz/秒
　会話領域　200～40,000Hz/秒

嗅覚器
嗅細胞の寿命　4～8 週
嗅覚閾値　$4 \times 10^{-8} \sim ^{-10}$ mg/L

味覚器
舌
味蕾　直径　約 40μm
　　　高さ　約 70μm
　　　数　約 9,000 個

各種感覚刺激の単純反応時間
視覚　0.188～0.206 秒
聴覚　0.115～0.18 秒
味覚　0.1～1.0 秒
嗅覚　0.2～0.37 秒

からだのデータ ⑨
内分泌系

下垂体
重さ　0.6g

甲状腺
　位置　甲状軟骨の下部⇨気管の左右にあり、2 葉に分かれている。
　重さ　20g
　長さ　4cm
　幅　2cm

副甲状腺（上皮小体）
位置　甲状腺の背面に上下 1 対、計 4 個存在
重さ　0.1g/4 個

副腎
位置　両側の腎臓の上部に存在
形　半月形
重さ　約 3～5g/1 側

膵臓ランゲルハンス島
大きさ　50～200μm
数　約 100 万個

からだのデータ ⑩
生殖器系

男性生殖器
精巣　重さ　約 8g
精子
　長さ　約 0.05mm
　数　6000 万/mL 以上
精巣上体　長さ　約 4m
精管　長さ　約 40cm
精嚢　大きさ　3～4cm
前立腺　重さ　約 20g

女性生殖器
卵巣
　大きさ　3～4cm
　幅　2cm
　厚さ　1cm
　重さ　7g
卵胞の数
　新生児期　4～8 万個
　少女期　約 2 万個
　思春期　約 1 万 6000 個
卵管
　長さ　約 10cm
　径　約 4mm
子宮
　長さ　7cm
　幅　4.5cm
　厚さ　3cm
腟
　長さ　7～8cm
　腟分泌液の pH　4～4.5

からだのデータ ⑪
妊娠

母性
胎盤
形成　受精後 5 週ごろから
完成　受精後 13～16 週ごろ
直径　15～20cm
厚さ　2～3cm（中心部）
重さ　500g～600g
　　　胎児体重の約 1/6
巨大胎盤　800g 以上
過小胎盤　300g 以下
臍帯
　長さ　50～60cm
　直径　1～1.5cm
　臍動脈　2 本
　臍静脈　1 本
　過短臍帯　25cm 以下
　過長臍帯　100cm 以上

羊水

性状　無色透明
pH　7.4〜8.4
羊水量　妊娠中期〜後期：500〜600mL
　　　　羊水過多　800mL以上
　　　　羊水過小　100mL以下
羊水ポケット　8cm以上：羊水過多
　　　　　　　2cm以下：羊水過小

基準胎児心拍数基線

正常　120〜160bpm
頻脈　160bpm以上
徐脈　120bpm以下

からだのデータ⑫
小児

生後

小児の体重

出生時平均体重
　男　3.2kg
　女　3.1kg
体重増加量
　0〜3カ月　25〜30g
　3〜6カ月　20〜25g
　6〜9カ月　10〜20g
　9〜12カ月　7〜10g
体重の変化
　生後3〜4カ月　出生時の2倍（6kg）
　生後1年　3倍（9kg）
　生後2年半　4倍（12kg）
　生後4年半　5倍（15kg）

小児の身長

出生時平均身長　50cm（45〜55cm）
身長変化のめやす
　生後1年　出生時の1.5倍
　生後4年半　2倍

小児の生理

呼吸数（回/分）
　新生児　40〜50
　乳児　30〜45
　幼児　25〜30
　学童　20〜25
脈拍数（回/分）
　新生児　120〜140
　乳児　120〜130
　幼児　100〜110
　学童　80〜100
血圧（mmHg）
　新生児　収縮期血圧：70〜90
　　　　　拡張期血圧：約50
　乳児　　収縮期血圧：80〜90
　　　　　拡張期血圧：60
　幼児　　収縮期血圧：90〜100
　　　　　拡張期血圧：60〜65
　学童　　収縮期血圧：110〜120
　　　　　拡張期血圧：60〜90
体温の変化（腋窩温℃）
　新生児　36.2〜37.5
　乳児　　36.2〜37.2
　幼児　　35.8〜36.5
　学童　　35.5〜36.5
尿量（mL/日）
　新生児　30〜300
　乳児　　400〜500
　幼児　　500〜700
　学童　　800〜1,400
排尿回数（回/日）
　新生児　5〜30
　乳児　　5〜30
　幼児　　6〜8
　学童　　6〜8
不感蒸泄量（mL/kg/日）
　乳児　50
　幼児　40
　学童　30
必要水分量（mL/kg/日）
　乳児　150
　幼児　100
　学童　80
体水分量（体重%）
　新生児　80
　乳児　　70
　幼児　　60

小児栄養所要量

0〜2カ月　120kcal/kg/日
2〜6カ月　110kcal/kg/日
6〜12カ月　100kcal/kg/日
1歳　　　　1000kcal/日
⇨以後1歳ごとに120kcal加算して計算する。

からだのデータ⑬
食事と栄養

脳三大栄養素の生理的燃焼価
炭水化物（糖質）　4kcal/g
タンパク質　4kcal/g
脂質　9kcal/g

年齢別水分所要量
乳児　150mL/kg/日
幼児　100mL/kg/日
学童　80mL/kg/日
成人　50mL/kg/日

日本人の食事摂取基準（2010年版）
生活活動強度別エネルギー所要量（kcal/日）

年齢	生活活動強度							
	Ⅰ（低い）		Ⅱ（やや低い）		Ⅲ（適度）		Ⅳ（高い）	
	男	女	男	女	男	女	男	女
0〜（月）	110〜120kcal/kg							
6〜（月）	100kcal/kg							
1〜2	−	−	1,050	1,050	1,200	1,200	−	−
3〜5	−	−	1,350	1,300	1,550	1,500	−	−
6〜8	−	−	1,650	1,500	1,900	1,700	−	−
9〜11	−	−	1,950	1,750	2,250	2,050	−	−
12〜14	−	−	2,200	2,000	2,550	2,300	−	−
15〜17	2,100	1,700	2,400	1,950	2,750	2,200	3,050	2,500
18〜29	2,000	1,550	2,300	1,800	2,650	2,050	2,950	2,300
30〜49	1,950	1,500	2,250	1,750	2,550	2,000	2,850	2,200
50〜69	1,750	1,450	2,000	1,650	2,300	1,900	2,550	2,100
70以上	1,600	1,300	1,850	1,500	2,050	1,700	−	−
妊婦	+350kcal							
授乳婦	+600kcal							

※生活活動強度の判定については、参考表「生活活動強度の区分（めやす）」を参照。

⇨生活活動強度が「Ⅰ（低い）」または「Ⅱ（やや低い）」に該当する者は、日常生活活動の内容を変えるかまたは運動を付加することによって、生活活動強度「Ⅲ（適度）」に相当するエネルギー量を消費することが望ましい。
⇨食物繊維の摂取量は成人で20〜25g（10g/1,000kcal）とすることが望ましい。
⇨糖質の摂取量は総エネルギー比の少なくとも50％以上であることが望ましい。

生活活動強度の区分（目安）

生活活動強度と指数（基礎代謝量の倍数）	日常生活活動の例		日常生活の内容
	生活動作	時間	
Ⅰ（低い）1.3	安静	12	散歩、買物など比較的ゆっくりした1時間程度の歩行のほか、大部分は座位での読書、勉強、談話、または座位や横になってのテレビ、音楽鑑賞などをしている場合。
	立つ	11	
	歩く	1	
	速歩	0	
	筋運動	0	
Ⅱ（やや低い）1.5	安静	10	通勤、仕事などで2時間程度の歩行や乗車、接客、家事など立位での業務が比較的多いほか、大部分は座位での事務、談話などをしている場合。
	立つ	9	
	歩く	5	
	速歩	0	
	筋運動	0	
Ⅲ（適度）1.7	安静	9	生活活動強度Ⅱ（やや低い）の者が1日1時間程度は速歩やサイクリングなど比較的強い身体活動を行っている場合や、大部分は立位での作業であるが1時間程度は農作業、漁業など比較的強い作業に従事している場合。
	立つ	8	
	歩く	6	
	速歩	1	
	筋運動	0	
Ⅳ（高い）1.9	安静	9	1日のうち1時間程度は激しいトレーニングや木材の運搬、農繁期の農耕作業などのような強い作業に従事している場合。
	立つ	8	
	歩く	5	
	速歩	1	
	筋運動	1	

注）生活活動強度Ⅱ（やや低い）は現在国民の大部分が該当するものである。生活活動強度Ⅲ（適度）は国民が健康人として望ましいエネルギーを消費して、活発な生活活動をしている場合であり、国民の望ましい目標とするものである。（国民衛生の動向、2002より）

引用・参考文献

Ferner, H. ed.（小川鼎三訳）：臨床応用局所解剖図譜1．医学書院，1968
Ferner, H. ed.（小川鼎三訳）：臨床応用局所解剖図譜2．医学書院，1968
Hoppenfeld, S.（津山直一訳）：整形外科医のための神経学図説．南江堂，1979
森　於菟ほか：分担解剖学1．第11版，金原出版，1983
森　於菟ほか：分担解剖学2．第11版，金原出版，1983
森　於菟ほか：分担解剖学3．第11版，金原出版，1983
金子勝治訳：臨床解剖学入門．大竹出版，1988
牛木辰男：入門組織学．南江堂，1989
後藤文男，天野隆弘：臨床のための神経機能解剖学．中外医学社，1992
佐藤達夫：消化器の局所解剖学－食道・胃．金原出版，1993
山田安正：現代の組織学．第3版，金原出版，1994
やさしい解剖生理－発生からはたらきまで．第2版，南山堂，1995
伊藤　隆：組織学．第19版，南山堂，2005
渡辺直経編：人類学用語辞典．雄山閣，1995
Warfel, H.J.（矢谷令子，小川恵子訳）：図説筋の機能解剖．第4版，医学書院，1993
小川和朗ほか編：組織学－組織化学的アプローチ．朝倉書店，1996
高橋長雄監：からだの地図帳．第19版，講談社，1996
本郷利憲ほか監：標準生理学．第4版，医学書院，1996
山鳥　崇編：実用神経解剖学．金原出版，1996
後藤　稠ほか編：最新医学大事典．第2版，医歯薬出版，1996
上條雍彦：図説口腔解剖学1－骨学（基礎編）．第3版，アナトーム社，1997
上條雍彦：図説口腔解剖学1－骨学（臨床編）．第3版，アナトーム社，1997
上條雍彦：図説口腔解剖学3－脈管学（基礎編）．第3版，アナトーム社，1997
上條雍彦：図説口腔解剖学3－脈管学（臨床編）．第3版，アナトーム社，1997
上條雍彦：図説口腔解剖学4－神経学（基礎編）．第3版，アナトーム社，1997
上條雍彦：図説口腔解剖学4－神経学（臨床編）．第3版，アナトーム社，1997
上條雍彦：図説口腔解剖学5－内臓学（基礎編）．第3版，アナトーム社，1997
上條雍彦：図説口腔解剖学5－内臓学（臨床編）．第3版，アナトーム社，1997
田中越郎：イラストでまなぶ生理学．第2版，医学書院，2009
廣谷速人：しびれと痛み－末梢神経絞扼障害．金原出版，1997
Blauvet, C.T., Nelson, F.R.T.（滝川一興訳）：整形外科用語マニュアル．第2版，医学書院，1997
上條雍彦：図説口腔解剖学2－筋学（基礎編）．第3版，アナトーム社，1998
上條雍彦：図説口腔解剖学2－筋学（臨床編）．第3版，アナトーム社，1998
窪田金次郎ほか：図説体表解剖学．朝倉書店，1998
Schaffler, A. et al.（三木明徳ほか訳）：からだの構造と機能．西村書店，1998
北村清一郎：鍼灸師・柔道整復師のための局所解剖カラーアトラス．南江堂，1998
杉浦和朗：イラストによる中枢神経系の理解．第3版，医歯薬出版，1998
医学大事典．第18版，南山堂，1998
坂井建雄ほか：カラー図解 人体の正常構造と機能Ⅴ－腎・泌尿器．日本医事新報社，1999
上羽康夫：手－その機能と解剖．第3版，金芳堂，1999
竹内修二：たのしく学ぶ解剖生理－触れて理解するからだのしくみ．看護の科学社，1999
FitzGerald, M.J.T., et al.（平野茂樹ほか訳）：フィッツジェラルド人体発生学．西村書店，1999
伊藤　隆ほか：はじめての病理・病態学－病気の成り立ち．南山堂，1999
FitzGerald, M.J.T.（井出千束ほか訳）：フィッツジェラルド神経解剖学．西村書店，1999
河原克雅ほか：カラー図解 人体の正常構造と機能Ⅲ－消化管．第2版，日本医事新報社，2012
河野邦雄：解剖学．医歯薬出版，2000
大谷　修ほか：カラー図解人体の正常構造と機能Ⅱ－循環器．第2版，日本医事新報社，2012
Frick, H. et al.（大谷修監訳）：人体解剖学ハンドブック1．西村書店，2000
Frick, H. et al.（大谷修監訳）：人体解剖学ハンドブック2．西村書店，2000
金子丑之助ほか：日本人体解剖学－上巻．第19版，南山堂，2000
金子丑之助ほか：日本人体解剖学－下巻．第19版，南山堂，2000
佐藤達夫ほか編：日本人のからだ－解剖学的変異の考察．東京大学出版会，2000
Wilson, K.J.W., et al.（島田達生ほか監訳）：ロス＆ウィルソン健康と病気のしくみがわかる解剖生理学．西村書店，2000
Young, B., Heath, J.H.（山田英智監訳）：機能を中心とした図説組織学．第4版，医学書院，2000
中野昭一編：図解生理学．第2版，医学書院，2000
山口和克監：新坂病気の地図帳．講談社，2000
大地睦夫：生理学テキスト．第3版，文光堂，2000
泉　孝英編：標準呼吸器病学．医学書院，2000
宜保浩彦ほか編：臨床のための脳局所解剖学．中外医学社，2000
甘利俊一，外山敬介編：脳科学大辞典．朝倉書店，2000
Haines, D.E.（佐藤二美訳）：ハインズ神経解剖学アトラス．第4版，メディカル・サイエンス・インターナショナル，2013
泉井亮ほか：カラー図解 人体の正常構造と機能Ⅳ－肝・胆・膵．第2版，日本医事新報社，2012
牛木辰男ほか：カラー図解 人体の正常構造と機能Ⅰ－呼吸器．第2版，日本医事新報社，2012
伊藤　隆：解剖学講義．第3版，南山堂，2012
信原克哉：肩－その機能と臨床．第3版，医学書院，2001
野村　嶬編：解剖学．標準理学療法学・作業療法学専門基礎分野，医学書院，2010
Kerr, J.B.（藤本豊士，牛木辰男訳）：カラーアトラス機能組織学．南江堂，2001
山内昭雄，鮎川武二：感覚の地図帳．講談社，2001
山本一彦，松村譲ほか：カラー図解人体の正常構造と機能Ⅶ－血液・免疫・内分泌．第2版，日本医事新報社，2012
Snell, R.S.（山内昭雄訳）：スネル臨床解剖学．第3版，メディカル・サイエンス・インターナショナル，2004
藤田尚男ほか：標準組織学－総論．第4版，医学書院，2002
Stevens, A., Lowe, J.S.（石倉　浩監訳）：人体病理学．第2版，

南江堂，2002
鴨下重彦，柳沢正義監：こどもの病気の地図帳．講談社，2002
木本雅夫編：免疫学コア講座．南山堂，2002
堺　章：眼で見るからだのメカニズム．医学書院，2002
鬼塚卓彌監：標準形成外科学．第4版，医学書院，2002
小磯謙吉監：標準泌尿器科学．第6版，医学書院，2002
森　寿ほか編：脳神経学イラストレイテッド．羊土社，2002
和田　功，南　裕子，小峰光博総編：看護学大事典．医学書院，2002
ステッドマン医学大辞典編集委員会編：ステッドマン医学大辞典英和‐和英．第6版，メジカルビュー社，2008
年森清隆ほか：カラー図解人体の正常構造と機能VI‐生殖器．第2版，日本医事新報社，2012
Martini, F.H., et al.（井上貴央監訳）：カラー人体解剖学‐構造と機能；ミクロからマクロまで．西村書店，2003
Gartner, L.P., et al. ed.（石村知敬ほか監訳）：最新カラー組織学．西村書店，2003
和氣健次郎：細胞と組織の地図帳．講談社，2003
Larsen, W.J.（相川英三ほか監訳）：ラーセン最新人体発生学‐学生版．第2版，西村書店，2003
下条文武，斎藤康監：ダイナミックメディシン 1．西村書店，2003
下条文武，斎藤康監：ダイナミックメディシン 2．西村書店，2003
下条文武，斎藤康監：ダイナミックメディシン 3．西村書店，2003
下条文武，斎藤康監：ダイナミックメディシン 4．西村書店，2003
下条文武，斎藤康監：ダイナミックメディシン 5．西村書店，2003
下条文武，斎藤康監：ダイナミックメディシン 6．西村書店，2003
下条文武，斎藤康監：ダイナミックメディシン 7．西村書店，2003
赤塚宣治ほか監：病気がみえる 2‐循環器疾患．メディックメディア，2003
石井清一ほか監修：標準整形外科学．第8版，医学書院，2003
山浦　晶ほか編：標準脳神経外科学．第9版，医学書院，2003
篠原治道，古林秀則：中枢神経系‐解剖実習の要点．最新医学社，2003
鈴木隆雄，林泰史総編：骨の事典．朝倉書店，2003
伊藤正男，井村裕夫，高久史麿総編：医学大事典．医学書院，2003
文部科学省，日本医師会編：学術用語集‐医学編．日本学術復興会，2003
Moore, K.L（坂井建雄訳）：ムーア臨床解剖学．第2版，メディカル・サイエンス・インターナショナル，2004
寺田春水ほか：解剖実習の手びき．第11版，南山堂，2004
松村讓兒：イラスト解剖学．第8版，中外医学社，2014
Junqueira, L.C., et al.（坂井建雄，川上速人監訳）：ジュンケイラ組織学．丸善，2004
田中越郎：イラストでまなぶ薬理学．医学書院，2004
大野重昭ほか編：標準眼科学．第9版，医学書院，2004
松村讓兒：解剖学イラスト事典．第3版，中外医学社，2011

O'Rahilly, R. et al.: Developmental Stages in Human Embryos. Carnegie Institution of Washington, 1987
England, M.A.: A Color Atlas Brain & Spinal Cord; an introduction to nomal neuroanatomy. Wolfe, 1991
Matsumura, G.: Embryology Colouring Book. Wolfe Publishing, 1992
Germain, B.C.: Anatomy of Movement, Eastland Press, 1993
Hall-Craggs, E.C.B.: Anatomy as a Basis for Clinical Medicine. 3rd ed., Williams & Wilkins, 1995
Bannister, L.H., Williams, P.L.: Gray's Anatomy; the anatomical basis of medicine and surgery. 38th ed., Churchill Livingstone, 1995
Martius, H: Atlas der Gynakologischen Anatomyie. Georg Thieme, 1996
England, M.A.: Life Before Birth. 2nd ed., Mosby-Wolfe, 1996
Thibodeau, G.A., Patton, K.T.: Structure & Function Body. 10th ed., Mosby, 1997
Bron, A.J.: Wolff's Anatomy of the Eye and Orbit. 8th ed., Chapman & Hall Medical, 1997
Melloni, B.J.: Melloni's Illustrated Dictionary of the Muscuoloskeletal System. The Parthenon Publishig Group, 1998
Sauerland, E.K.: Grant's Dissector. 11th ed., Williams & Wilkins, 1999
Moore, K.L. et al.: Clinically oriented Anatomy. 4th ed., Williams & Wilkins, 1999
Goldberg, S.: Clinical Physiology; made ridiculously simple. MedMaster, 1999
Herlihy, B., Maebious, N.K.: The Human Body in Health and Illness. W.B.Saunders, 2000
Snell, R.S.: Clinical Anatomy for Medical Students. 6th ed., Williams & Wilkins, 2000
Gartner, L.P., et al. ed.: Color Atlas of Histology. 3rd ed., Williams & Wilkins, 2000
Eroschenko, V.P.: di Fiore's Atlas of Histology with Functional Correlations. 9th ed., Williams & Wilkins, 2000
Moore, K.L., et al.: Color atlas of clinical embryology. 2nd ed., W.B.Saunders, 2000
Sadler, T.W.: Langman's Medical Embryology. 8th ed., Williams & Wilkins, 2000
Hirsch, M.C.: Dictionary of Human Neuroanatomy. Springer-Verlag, 2000
Andreol, T.E.: Dorland's Illustrated Medical Dictionary. 29th ed., W.B.Saunders, 2000
Monkhouse, S: Clinical Anatomy. Churchill Livingstone, 2001
S. Snell, R.S.: Clinical Neuroanatomy for Medical Students. 5th ed., Lippincott Williams & Wilkins, 2001
Larsen, W.J.: Anatomy; development function clinical correlations. Saunders, 2002
Junqueira, L.C., et al.: Basic Histology. 10th ed. McGraw-Hill, 2003
Moore, K.L. et al.: Before We Are Born; Essentials of Embryology and Birth Defects. 6th ed., W.B.Saunders, 2003
Moore, K.L.: The Developing Human; Clinically Oriented Embryology. 7th ed., W.B.Saunders, 2003
Martin, J.H., Wakey,J.: Neuroanatomy; Text and Atlas. 3rd ed., McGraw-Hill, 2003

索引

あ

rER 15
REM 148
RNA 16
IgE 183
IgA 158, 183
IgG 183
IP関節 53
IU分類 96
アウエルバッハ神経叢 107
悪性上皮性腫瘍 189
悪性リンパ腫 179
アクチン細糸 44
あざ 154
足 10
足首 37
味細胞 163
足のあおり 36
アズール顆粒 71
アセチルコリン 121, 123
アセトアルデヒド 101
アデノイド 88
アデノシン三リン酸 14, 44
アトラス 30
アドレナリン 121, 123, 173
アブミ骨 166
アポクリン腺 152, 190, 191
アミラーゼ 93, 99
アランチウス管 82
アルコール性慢性肝炎 103
アルドステロン 114, 173
α細胞 99, 176
α波 149
αフェトプロテイン 103
αブロッキング 149
アレルギー疾患 71
鞍関節 28, 41
アンギーナ 88
アンジオテンシン 173
暗主細胞 172
安静時狭心症 67

い

胃 94, 98
胃アトニー 94
胃液 95, 96
胃回腸反射 107
胃潰瘍 96
胃角 94
胃冠状静脈 81
異型狭心症 67
胃結腸反射 107
胃酸 95
意識型深部感覚 143
胃小窩 95
異常脳波 149
胃腺 94, 95
胃体 94
胃大網静脈 80
胃大網動脈 94
Ⅰ型アレルギー 71
1型糖尿病 177
一次感覚野 151
一軸性関節 41
一次血栓 71
一次止血 71
胃底 94
胃底腺 95
遺伝子 17
胃動脈 94
胃粘膜 94, 95
祈りの手 136
胃壁 94
イボ 154
陰窩 105, 107
陰核 187
陰茎 187, 192
陰茎海綿体 193
陰茎脚 193
深陰茎背静脈 193
陰茎根 193
陰茎深動脈 193
陰茎体 193
インスリン 176
インスリン依存型糖尿病 177
インスリン非依存型糖尿病 177
咽頭 84, 88, 92, 129, 131
咽頭円蓋 88
咽頭筋 129, 131
咽頭喉頭部 88
咽頭相 89
咽頭鼻部 88
咽頭扁桃 88
陰嚢 175, 187, 192
陰部神経 111, 135
陰部神経叢 135
陰部大腿神経 138

う

右胃大網静脈 80
ウィリス動脈輪 126, 171
ウィリス動脈輪閉塞症 126
ウィリスの大脳動脈輪 75
ウイルス 182
ウイルス性慢性肝炎 102
ウィルヒョウのリンパ節 180
ウィンスロー孔 100
ウェルニッケ領域 125, 151
右冠動脈 66
右結腸静脈 80
右結腸動脈 79
烏口腕筋 50, 52
齲歯 93
右心室 56
右心不全 65
右心房 56
うっ血性心不全 65
膿 182
ウロビリノーゲン 99
運動終板 45
運動神経 120
運動神経線維 134
運動性言語中枢 125, 151
運動性失語 151
運動線維 129, 130
運動中枢 125
運動野 150
運動路 142

え

永久歯 92
hPL 177
栄養血管 20
栄養孔 20
AFP 103
A細胞 99, 176
ACTH 171
ADH 171
ADP 70
ATP 14, 44
腋窩静脈 76
腋窩神経 51, 52, 135
腋窩腺 152
腋窩動脈 76, 190
腋窩リンパ節 181, 190

液性免疫 183
エクリン腺 152
エコノミークラス症候群 69, 77
sER 15
S状結腸 106, 109
S状結腸動脈 79
エストロゲン 174
X染色体 16
エナメル質 92
NK細胞 183
FSH 171
mRNA 14, 17
MP関節 28, 53
鰓 129
鰓由来の器官 130
LH 171, 174
エルブ麻痺 136
遠位尿細管 114
円回内筋 50
塩基好性赤芽球 73
嚥下 88, 89, 147
嚥下運動 89, 129, 131
塩酸 95
遠心性神経 120
遠心性線維 130
延髄 62, 124, 146, 147
延髄根 129
延髄錐体 129

お

横隔神経 135
横隔膜 13, 60, 86
横行結腸 106
横手根靱帯 43
黄色骨髄 72
横足根関節 36
黄体 174
黄体形成ホルモン 171, 187, 192
黄体ホルモン 174, 187
黄疸 99
嘔吐 96, 97, 147
横突起 31
横突孔 30
横突肋骨窩 31
黄斑 161
横紋 45
O_2分圧 87
OT 171
オキシトシン 171, 191
悪心 97

オッディ括約筋　98
オトガイ舌骨筋　47
親不知　92
オリーブ　129, 147
音楽家の神経　137
音響外傷　168
温痛覚　142, 143, 156

か

下垂体漏斗　171
外陰部　187
外果　37
回外筋　51
外眼角　158
外眼筋　129, 158, 160
外頸動脈　75
回結腸静脈　80
回結腸動脈　78
外呼吸　86, 87
介在版　62
外耳　166
外痔核　111
外痔静脈叢　111
外耳道　166, 168
外耳道閉鎖症　168
外子宮口　186
外従筋層　107
外傷性脱臼　29
外生殖器　187
回旋筋　54
回旋枝　66
咳嗽反射　91
外側胸筋神経　135
外側胸動脈　190
外側楔状骨　36
外側広筋　55
外側膝状体　128, 161
外側仙骨稜　32
外側大腿皮神経　138
外側直筋　129, 160
外側半月　35
外側翼突筋　47, 130
外側輪状披裂筋　91
外側リンパ節　181
回腸　104
外腸骨静脈　77
外腸骨動脈　77
回腸静脈　80
回腸動脈　79
外転神経　129, 147, 160
外頭蓋底　23
外尿道口　117, 187

海馬　146
灰白質　121, 122, 125
灰白質領域　150
外麦粒腫　158
海馬傍回　146
外反母趾　37
外鼻　164
外鼻孔　164
外腹斜筋　49
外閉鎖筋　54
外膜（胃）　94
海綿骨　20
海綿静脈洞　129
海綿体洞　193
海綿体部　117
潰瘍　154
潰瘍性大腸炎　108
解離性脳動脈瘤　69
外肋間筋　49, 86
下位肋間神経　49
カウパー腺　192
下横隔動脈　79
下外側部　190
下顎骨　22, 47
化学シナプス　123
下顎神経　47, 129, 130
かかと　37
牙関緊急　47
下関節突起　31
下丘　146
蝸牛　167, 168
蝸牛神経　128, 167, 168
滑液包　43
角化　152
角化重層扁平上皮　152
顎下腺　93
顎関節　24, 40
角質下水疱　154
角質層　152
核小体　16
覚醒　148
顎舌骨筋　47
拡張型心筋症　65
拡張期　64
拡張期血圧　68
顎二腹筋　47
角膜　159, 161
核膜孔　14
角膜反射　159
下行結腸　106
下行性伝導路　142
下行大動脈　79
下喉頭神経　90
かさぶた　154

下肢　10
下肢帯　38
下斜筋　129, 160
顆状関節　24, 41
下上視　160
下垂手　137
下垂足　139
下垂体　171
下垂体窩　171
下垂体後葉　171
下垂体前葉　171
下垂体門脈系　171
ガス交換　70, 85, 165
ガストリン　97
ガス濃度　87
仮性動脈瘤　69
下双子筋　54
家族性大腸腺腫症　107
家族性大腸ポリポージス　107
肩　10
下腿　10, 37
下腿三頭筋　55
下大静脈　62, 74, 77, 80
下腿伸筋　55
下腿前側筋　55
肩関節　29, 41, 50, 51, 52
肩関節脱臼　29
肩関節不安定症　29
片麻痺　75
下腸間膜静脈　81
下腸間膜動脈　79
下直筋　129, 158, 160
滑液鞘炎　43
滑車神経　129, 146, 160
活性酸素　99
滑走説　45
活動電位　45, 123
滑膜　40
滑面小胞体　15
カテコールアミン　172, 173
下殿神経　54, 138
可動結合　40
下内側部　190
化膿性腱鞘炎　43
痂皮　154
下鼻甲介　22, 164
下鼻道　164
下腹部　10
ガマ腫　93
顆粒球　70, 73
顆粒球系細胞　72
顆粒層　152

カルシトニン　172
下肋部　10
肝炎ウイルス　102
肝円索　82, 100
感音系　168
感音難聴　168
眼窩　22
肝外胆管　98
感覚神経　120
感覚神経線維　134
感覚性言語中枢　125, 151
感覚性失語　151
感覚線維　130
感覚路　142
肝鎌状間膜　82, 100
肝管　98, 100, 101
肝がん　103
肝冠状間膜　100
換気　86
眼球　158
眼球運動　160
眼球外膜　159
眼球鞘　159
眼球中膜　159
眼球内膜　159
眼球壁　159
眼瞼　158, 159
眼瞼結膜　158
肝硬変　81, 102, 103
寛骨　32, 38
寛骨臼　34, 38
肝細胞　101
肝細胞がん　103
肝細胞索　101
肝三角間膜　100
肝腫大　65
冠状溝　66
冠状静脈洞　60, 66
冠状静脈弁　66
冠状動脈　61, 66
冠状縫合　24
肝静脈　100, 101
肝小葉　101
眼振　169
眼神経　129, 130
関節　40
関節円板　40
関節窩　40
関節腔　40
関節頭　40
関節内靱帯　40
関節軟骨　40
関節半月　35, 40
関節包　38, 40

索引

汗腺　152, 157
感染　182
肝臓　72, 100
肝臓うっ血　65
杆体細胞　159, 161
環椎　30
冠（状）動脈　66, 67, 69
肝動脈　81, 100
カントリー線　101
管内消化　105
肝内胆管　98
間脳　124, 125, 146
間膜　13
間膜ヒモ　106
肝3つ組　101
顔面筋　46, 131
顔面骨　22
顔面神経　46, 129, 130, 131, 147, 163
顔面頭蓋　22, 25
肝門　81, 100, 101
肝門脈　80

き

キース・フラック結節　63
キーゼルバッハ部位　165
器官　15
気管　84
気管支　84
気管支炎　85
気管支動脈　85
気胸　13
起坐呼吸　65
キサントクロミー　127
器質性狭心症　67
偽性動脈瘤　69
基節骨　28
基礎体温　174
基礎体温周期　187
ギックリ腰　33
基底層　152, 153
基底脱落膜　83
亀頭　193
気道　84
希突起膠細胞　121, 123
キヌタ骨　166
機能局在（大脳皮質）　150
機能血管　85
機能的右葉　101
機能的左葉　101
偽嚢胞　93

脚間窩　126, 146
逆行性尿路感染　117
ギャップ結合　45, 62
臼蓋形成不全　39
球海綿体筋　193
嗅覚　164
嗅覚中枢　165
嗅覚伝導路　164
球関節　29, 34, 38, 41
吸気　86
嗅球　165
球形嚢　167, 169
嗅細胞　164
嗅索　165
嗅糸　165
臼歯群　92
臼状関節　34, 38, 41
球状帯　173
嗅上皮　164
嗅小毛　164
丘疹　154
嗅神経　128, 165
求心性神経　120
求心性線維　130
求心路　142
急性うっ滞性乳腺炎　191
急性化膿性乳腺炎　191
急性肝炎　102
急性腱鞘炎　43
急性心不全　65
急性虫垂炎　108
急性乳腺炎　191
急性白血病　73
急性腰痛症　33
吸息　86
急速眼球運動　148
嗅粘膜　128
嗅粘膜上皮　164
9の法則　155
嗅部　164
臼磨運動　47
頬　92
橋　124, 146
胸横筋　48
橋横線維　147
胸郭　31, 85
胸郭運動　48
胸郭出口症候群　135
胸管　178
頬筋　46
胸筋神経　52
胸筋リンパ節　181
胸腔内圧　13
曲尿細管　113

胸肩峰動脈　190
胸肩峰動脈胸筋枝　190
胸肩峰動脈肩峰枝　190
棘孔　23
凝固・線溶系　69
頬骨　22
胸骨甲状筋　47
胸骨舌骨筋　47
胸鎖関節　29, 40
狭窄性腱鞘炎　43
胸鎖乳突筋　47, 129, 131
胸式呼吸　47
橋縦束　147
胸神経　134
狭心症　67, 69
胸大動脈　78
胸椎　30, 31
橋底部　147
胸背神経　52, 135
胸背動脈　190
橋背部　147
胸部　10
胸腹部　10
胸壁　48
強膜　159
胸膜液　13
胸膜腔　12
巨核球　73
棘下筋　52
棘上筋　52
棘突起　30, 31
虚血壊死　66, 68
虚血性心疾患　67
虚血性大腿骨頭壊死　35
距骨　36
距骨下関節　36
距踵舟関節　36
巨人症　171
距腿関節　36, 37
ギヨン管　136
キラー細胞　71
キラーT細胞　183
切れ痔　111
亀裂　154
近位尿細管　114
筋間神経叢　107
筋間中隔　42
筋原線維　44
筋固縮　146
筋細糸　44
筋細胞　44
筋ジストロフィー　17
筋支帯　43
筋収縮　45

筋周膜　44
筋腫核　188
筋腫分娩　188
筋上膜　44
筋性動脈　68
筋節　45
筋細線維　44
筋層（胃）　94
筋層内筋腫　188
筋組織　15
筋肉内注射　153
筋皮神経　50, 52, 135, 136
筋フィラメント　44
筋付属装置　43
筋膜　42

く

グアニン　17
空腸　104
空腸静脈　80
空腸動脈　79
クーパー靱帯　190
駆出期　64
屈筋　54
屈筋支帯　43
クモ膜　127
クモ膜下腔　127
クモ膜顆粒小窩　24
クラーク核　143
グリア細胞　121
グリコーゲン　44
グリソン鞘　101
グルカゴン　176
グルコース不足　177
くる病　21
クルムプケ麻痺　137
クロマチン　16
クロマチン線維　16
クロモゾーム　16
クローケのリンパ節　181

け

毛　153
頸管　186
脛骨　36, 37
脛骨神経　135, 138, 139
脛骨動脈　77
形質細胞　183
頸静脈怒張　65
頸神経　134

頚神経叢　135
軽睡眠期　148
痙性扁平足　37
頚椎　30
頚動脈管　23, 126
頚動脈洞　62
茎突舌骨筋　47
茎乳突孔　23
頚部筋腫　188
頚部リンパ節　180
頚リンパ本幹　180
痙攣性便秘　107
下血　96, 109
血圧　64
血液　70
血液ガス分圧　87
血液凝固　71
血液脳関門　126
血管吻合　68
血管膜　159
血球　70, 72
血球生成　72
月経期　187
月経周期　187
結合組織　15
血腫　69
血漿　70
月状骨　28
楔状束　156
結晶性滑膜炎　43
血小板　70, 71, 72
血小板血栓　71
血清　70
血性心不全　65
結節　154
血栓症　69
血栓　70, 71
血栓性狭心症　67
血中ブドウ糖濃度　177
結腸　106
結腸切痕　106
結腸半月ヒダ　106, 107
結腸ヒモ　106
結腸膨起　106
血糖値　176, 177
血尿　115
げっぷ　97
血餅　70, 71
血便　109
結膜円蓋　158
ケトアシドーシス　177
ケトーシス　177
ケトン血症　177
ゲノム　17

下痢　107
ケルクリングのヒダ　104, 105
腱　42
眩暈　169
原形質　14
肩甲回旋動脈　190
肩甲下筋　52
肩甲下神経　52, 135
肩甲下動脈　190
肩甲下リンパ節　181
肩甲棘　52
肩甲骨　29
肩甲上神経　52, 135
肩甲上腕関節　29
肩甲舌骨筋　47
肩甲背神経　135
言語中枢　125, 151
腱細胞　42
腱索　60
犬歯　92
腱鞘　43
腱鞘炎　43
原尿　113, 114
原発性肝がん　103
原発性骨粗鬆症　21
瞼板　158
瞼板筋　158
瞼板腺　158

こ

高アンモニア血症　177
紅暈　154
後腋窩リンパ節　181
好塩基球　70, 71
口蓋　88
口蓋筋　129, 131
口蓋骨　22
口蓋扁桃　88, 92
効果器　120
岬角　32, 38
口角　46
口角下制筋　46
睾丸　175
交感神経　62, 120
交感神経線維　121
口峡　88, 92
咬筋　47, 130
口腔　88, 92
口腔相　89
口腔前庭　92
咬痙　47

広頚筋　46
後脛骨筋　55
高血糖　177
抗原　182
抗原提示細胞　71
硬口蓋　92
後交通動脈　126
虹彩　159
好酸球　70, 71
後十字靭帯　35
甲状舌骨筋　47
甲状腺　172
甲状腺刺激ホルモン　171
甲状腺ホルモン　171
甲状軟骨　90
甲状披裂筋　91
口唇腺　93, 152
高振幅徐波　149
交接器　192
後仙骨孔　32
梗塞　68
高代謝回転型骨粗鬆症　21
後大腿皮神経　138
後大脳動脈　126
好中球　70, 71, 182
喉頭　84, 88, 90, 131
喉頭蓋　90
後頭下筋　47
後頭筋　46
喉頭筋　91
後頭骨　22, 24
喉頭軟骨　90
後頭葉　125, 128
喉頭隆起　90
広背筋　48, 52, 190
紅斑　154
後鼻孔　164
後壁梗塞　67
硬膜　127
硬膜静脈洞　75
肛門　110
肛門管　106, 110
肛門周囲膿瘍　111
肛門静脈叢　111
肛門柱　110
絞扼障害　136
抗利尿ホルモン　171
口輪筋　46
後輪状披裂筋　91
誤嚥　89
コールラウシュのヒダ　110
股関節　34, 38, 40

股関節脱臼　39
呼気　86
呼吸　70, 86
呼吸運動　86
呼吸器　84
呼吸筋　86
呼吸困難　65
呼吸部　164
黒質　146
後骨髄球　73
鼓室　89, 166
鼓室階　167
呼息　86
孤束核　147, 163
骨格筋　44
骨格筋線維　44
骨芽細胞　20
骨間筋　53
骨間膜　40
骨基質　21
骨吸収　21
骨吸収促進ホルモン　172
骨形成　21
骨形成促進ホルモン　172
骨質　21
骨小柱　21
骨髄　72
骨髄芽球　73
骨髄球　73
骨髄球系細胞　72
骨髄性白血病　73
骨髄造血　72
骨髄毛細血管　72
骨性外耳道　166
骨性連結　40
骨折　27
骨層板　21
骨組織　21
骨粗鬆症　21
骨単位　21
骨伝導　166
骨伝導補聴器　168
骨軟化症　21
骨盤　39
骨盤下口　38
骨盤腔　38, 186
骨盤後面　30
骨盤上口　38
骨盤臓器　116
骨盤内臓神経　193
骨盤漏斗靭帯　186
骨膜　20
骨迷路　167
骨梁　21

索引

5の法則　155
虎斑物質　122
鼓膜　166, 168
後迷路性難聴　168
固有胃腺　95
固有口腔　92
固有背筋　49
固有卵巣索　186
コラーゲン　42
コラーゲン線維　42
孤立性リンパ小節　107
ゴルジ小胞　15
ゴルジ槽　15
ゴルジ装置　15
コルチ器　128, 168
コルチステロン　173
コルチゾール　173
コルチゾン　173
コレシストキニン　98
痕跡的　46
コンパートメント　42
コンパートメント症候群　42

さ

細気管支炎　85
鰓弓神経　130
最上胸動脈　190
臍静脈　82
左胃動脈　79
臍動脈　82
臍動脈索　83
最内肋間筋　49
臍部　10
細胞　14
細胞核　14
細胞間質　21, 42
細胞呼吸　14
細胞骨格　14
細胞質　14, 17
細胞小器官　14
細胞浸潤　154
細胞性免疫　71
細胞分裂　16
細胞膜　14
サイロキシン　172
左結腸動脈　79
鎖骨　29, 52
坐骨　38
坐骨海綿体筋　193
鎖骨下筋神経　135
鎖骨下動脈　75, 76, 126,
　190
鎖骨下動脈盗血症候群
　75
鎖骨下リンパ節　181
坐骨結節　55
鎖骨上リンパ節　180
坐骨神経　55, 121, 135,
　138, 139
坐骨神経痛　33
左室拡張　65
左心耳　60
左心室　60, 62
左心不全　65
左心房　60
サットン現象　154
サプレッサーT細胞　71,
　183
サルコメア　45
猿手　136
三角筋　50, 51, 52
三角骨　28
三叉神経　47, 129, 130, 147
三叉神経痛　121
三尖弁　60, 61
三大口腔腺　93
残尿感　115
残尿発生期　193

し

痔　68, 81
GH　171
CM関節　28, 53
CO_2分圧　87
CCK-PZ　98, 99
θ波　149
視蓋　146
耳介　166
耳介筋　46
痔核　111
視覚中枢　161
視覚野　128, 150
視覚路　125
耳下腺　93
耳下腺分泌　129
歯冠　92
耳管　89, 166
耳管咽頭口　88, 89
耳管狭窄　168
弛緩性便秘　107
耳管扁桃　88
色素斑　154
識別型精細触圧覚　142,
　156
子宮　174, 186
子宮がん　189
子宮筋腫　188
子宮腔　186
子宮頸（部）　186
子宮頸がん　189
子宮収縮ホルモン　171
糸球体　113, 114
子宮体（部）　186
四丘体　146
子宮体がん　189
糸球体嚢　113
子宮底　186
子宮内膜　186
子宮内膜がん　189
子宮内膜周期　187
子宮壁　188
軸索　121, 122
軸椎　30
歯頸　92
刺激症状期　193
刺激伝導系　45, 62, 63
止血　71
視交叉　126, 128, 161
耳垢栓塞　168
篩骨　22, 164
篩骨蜂巣　22
歯根　92
歯根膜　92
視細胞　161
視索　128, 161
示指伸筋　51
歯周病　93
思春期扁平足　37
視床　124, 125, 163
視床下部　124, 125, 146,
　171
耳小骨　166, 168
歯状線　110
糸状乳頭　162
茸状乳頭　162
矢状縫合　24
視神経　128
視神経管　22
視神経細胞　161
歯髄腔　92
姿勢反射障害　146
耳石　169
指節間関節　53
歯槽　22, 92
痔帯　110
膝窩動脈　77
膝関節　35, 40
膝十字靱帯　35, 40
櫛状筋　60
櫛状線　110, 111
湿疹　154
児頭応形機能　25
耳道腺　152, 166
シトシン　17
歯突起　30
シナプス　121, 123
シナプス間隙　123
歯肉　92
紫斑　154
四分盲　125
耳閉塞感　169
脂肪　105
脂肪骨髄　72
視放線　161
耳鳴　169
耳毛　166
斜角筋　47
斜角筋隙　135
斜下方視　160
尺屈　28
尺骨　26
尺側手根屈筋　50
尺側手根伸筋　51
尺側皮静脈　76
若年型糖尿病　177
車軸関節　26, 41
斜膝窩靱帯　35
射精管　192
尺骨神経　50, 53, 135, 136
尺骨神経管　136
尺骨神経溝　136
尺骨動脈　76
射乳　191
縦隔　56, 85
習慣性便秘　107
集合管　113, 114
集合リンパ小節　105
収縮期　64
舟状骨　28, 36
自由上肢　26
自由神経終末　156
縦足弓内側部　37
終動脈　66, 68, 126
十二指腸　94, 98, 104
十二指腸潰瘍　96
終脳　124, 125
終脳皮質　121, 122
皺眉筋　46
自由ヒモ　106
充満期　64
絨毛　83

絨毛間腔　83
自由リボソーム　15
手関節　28, 41
手根　10
手根管　43
手根間関節　41
手根管症候群　43, 136
手根骨　28
手根中手関節　28
手掌　10
樹状突起　121, 122
主膵管　98
手背　10
腫瘍性ポリープ　107
腫瘍マーカー　103
腫瘍　154
シュワン細胞　121, 123
瞬目　159
上衣細胞　121
小陰唇　187
小円筋　52
上外側部　190
上顎骨　22, 164
上顎神経　129, 130
消化性潰瘍　96
漿果性動脈瘤　69
小陥凹　24
上眼窩裂　22
上眼瞼挙筋　129, 158
上関節突起　31
滋養浣腸　81
上丘　146
小臼歯　92
小胸筋　190
小頬骨筋　46
掌屈　28
上行結腸　106
小膠細胞　121
症候性神経痛　121
上行性伝導路　142
上行性網様体賦活系　146, 147
上喉頭神経　163
踵骨　36
上肢　10
小指外転筋　53
小指球筋　53
上矢状静脈洞　127
上矢状洞溝　24
小指伸筋　51, 53
硝子体　159
上肢帯　29
小指対立筋　53
硝子軟骨　40

硝子軟骨結合　24
上肢の屈筋　50
上肢の伸筋　51
上斜筋　129, 160
上根　10
小十二指腸乳頭　98
上唇挙筋　46
上膵十二指腸動脈　79
小水疱　154
常染色体　16
上前腸骨棘　38, 55
小前庭腺　187
小泉門　25
上双子筋　54
掌側骨間筋　53
上大静脈　81
小唾液腺　93
小腸　104
上腸間膜静脈　80
上腸間膜動脈　78, 79
上直筋　129, 160
上直腸動脈　79
上殿神経　54
上内側部　190
少年期扁平足　37
小脳　124, 143
上皮小体　172
上皮性毛包　153
上皮組織　15, 152
小伏在静脈　77
上腹部　10
上方視　160
小胞体　15
漿膜　12
漿膜下筋腫　188
静脈　68
静脈管　82
静脈管索　82
静脈血栓症　69
静脈内注射　153
静脈弁　68
静脈瘤　111
小網　100
睫毛　158
睫毛腺　158
小葉　192
小葉間胆管　98
踵立方関節　36
上リンパ節　181
小弯　94
上腕　10
上腕筋　50
上腕骨顆上骨折　27
上腕三頭筋　51
上橈尺関節　26

上腕静脈　76
上腕動脈　76
上腕二頭筋　50, 51
上腕リンパ節　181
食作用　182
食道　94
食道静脈叢　81
食道静脈瘤　81
食道相　89
鋤骨　22
処女膜　187
ショパール関節　36
自律神経症状　169
自律神経　120, 130
自律神経系　146
自律神経線維　134
痔輪　110
痔瘻　111
白目　159
深陰茎筋膜　193
腎盂　112
心外膜　61, 62
心拡大　65
心基部　60
心筋　45, 62
伸筋　54
心筋梗塞　45, 66, 67, 69
心筋細胞　45
心筋症　65
心筋層　61, 62
神経核　121, 122, 147
神経下垂体　171
神経系　120
神経元　121, 122
神経膠細胞　121
神経絞扼障害　33
神経細胞　122
神経性調節　170
神経節　122
神経線維束　128
神経叢　120
神経組織　15, 121
神経痛　121
神経伝達物質　121, 123
神経分泌　171
神経膜　159
深頸リンパ節　180
神経路　142
腎結石　115
腎血流量　114
人工内耳　168
深在性静脈　76, 77
深指屈筋　50, 53

心室充満期　64
心室壁肥大　65
心周期　64
滲出性中耳炎　167
尋常性痤瘡　155
尋常性疣贅　154
腎小体　112, 113
腎静脈　112
腎神経叢　112
腎錐体　112
深睡眠期　148
新生児黄疸　99
腎性糖尿　177
真性動脈瘤　69
心尖　60
振戦　146
心尖拍動　60
心臓　60, 66
腎臓　112, 114, 116
心臓性浮腫　65
心臓喘息　65
深層熱傷　155
心臓壁　62
深鼠径リンパ節　181
靱帯　40, 43
腎単位　113
心タンポナーデ　12, 61
腎柱　112
心底　60
心電図　67
腎洞　112
振動覚　143
腎動脈　78, 112
心内膜　61, 62
腎乳頭　112
心囊　12, 61
心囊水腫　12
腎杯　112
深背筋　49
心拍動　62
腎盤　112
真皮　152
深腓骨神経　55, 139
新皮質　146
腎皮質　113
真皮性丘疹　154
真皮熱傷　155
深部感覚　143
心不全　65
心不全細胞　65
心房中隔　60
心膜腔　12, 61
蕁麻疹　154
腎門　112

索引

す

随意運動　147
随意筋　44
膵液　98, 99, 176
髄液　127
髄液圧　127
水解小体　15
膵管　99
髄腔　20
髄質　153
膵十二指腸静脈　80
髄鞘　123
水晶体　159, 161
膵静脈　80
膵臓　98, 176
錐体外路系　147
錐体細胞　159, 161
錐体路　147
膵島　176
水平面　11
水疱　154
髄膜　121, 127
髄膜炎　127
睡眠　148
ステロイドホルモン　173
スプリング靱帯　36, 37

せ

性染色体　16
正円孔　23
精管　192
精細管　175, 192
精細胞　175
精索　192
精子　175
精子細胞　175, 192
性周期変化　187
成熟赤血球　73
星状膠細胞　121
精娘細胞　175, 192
正常脳波　149
生殖腺　192
性腺刺激ホルモン　171
性腺刺激ホルモン放出ホ
　ルモン　187
正染性赤芽球　73
性腺動脈　78
精巣　175, 192
精巣上体　192
精巣上体管　192
精巣中隔　192

精巣輸出管　175, 192
精祖細胞　175, 192
声帯　91
声帯筋　91
声帯ヒダ　90
生体防御機構　182
正中環軸関節　30, 41
正中矢状面　11
正中神経　50, 53, 121, 135, 136
正中神経障害　136
正中仙骨稜　32
正中面　11
成長ホルモン　171
精嚢　192
精嚢液　192
正のフィードバック　175
精母細胞　175, 192
性ホルモン　173
生命維持機能　147
生命維持中枢　146
声門　90
声門裂　91
精路　192
咳　84
赤核　146
赤色骨髄　72
脊髄　120, 124
脊髄根　129
脊髄神経　97, 120, 134
脊髄神経叢　135
脊髄前角　121, 122
脊髄前根　129
脊柱　30, 33
脊柱頸部　30
脊椎　30, 31, 33
咳反射　91
セクレチン　97, 99
精巣動脈　78
舌　92, 162
舌咽神経　129, 130, 131, 147, 163
石灰化滑液包炎　43
舌下神経　129, 147
舌下腺　93
赤血球　70, 72
赤血球系細胞　72
舌骨　22
舌骨下筋　47
舌骨上筋　47
舌根　162
舌腺　93
舌前方部　129
舌体　162

舌乳頭　162
舌扁桃　88
セメント質　92
セロトニン　70
線維鞘　43
線維性心膜　12
線維性連結　24, 40
線維膜　159
線維輪　63
浅陰茎筋膜　193
前腋窩リンパ節　181
前額断　11
前下行枝　66
前鋸筋　48, 190
前脛骨筋　55
浅頸リンパ節　180
穿孔（胃）　96
前交通動脈　126
先股脱　39
仙骨　30, 32, 38
仙骨神経　32, 134
仙骨神経叢　135, 138
前骨髄球　73
仙骨尖　32
浅在性静脈　76, 77
浅指屈筋　50, 53
前歯群　92
前室間枝　66
前十字靱帯　35
腺腫性ポリープ　107, 108
線条縁　105
染色質　14, 16
染色体　16
仙髄　132, 141, 193
腺性下垂体　171
前赤芽球　73
前仙骨孔　32
浅層熱傷　155
浅鼠径リンパ節　181
前大脳動脈　126
仙腸関節　32, 38, 41
仙椎　30
穿通　96
疝痛発作　115
前庭　167, 169
前庭階　167
前庭神経　128, 167, 169
前庭神経核　169
前庭窓　166
前庭半規管　128, 167
前庭ヒダ　90
先天性巨大結腸症　108
前頭蓋窩　22
前頭筋　46

前頭骨　22, 24, 164
前頭断　11
前頭面　11
前頭葉　125
前頭連合野　151
浅腓骨神経　55, 139
前腹筋　49
前壁梗塞　67
腺房　191
泉門　25
線溶　71
前立腺　192
前立腺肥大症　193
前腕　10, 26

そ

総肝動脈　79
双極細胞　161
総頸動脈　75, 126
象牙質　92
造血　72
造血幹細胞　72, 73
造血骨髄　72
造血組織　72
爪根　153
総指伸筋　51, 53
爪床　153
増殖期　187
臓性神経　120
臓側板　12
臓側腹膜　13
爪体　153
総胆管　98
総腸骨静脈　77
総腸骨動脈　78
爪板　153
爪半月　153
総腓骨神経　55, 135, 138, 139
僧帽筋　129, 131
僧帽弁　56, 57
爪母基　153
足関節　36, 37
足弓　37
足根　10
足根間関節　36
足根骨　36, 37
足根骨癒合症　37
即時型アレルギー　71
束状帯　173
側切歯　92
足底腱膜　37

足底腱膜炎 37
足底靱帯 37
足底痛 37
側頭筋 47, 130
側頭骨 22
側頭葉 125
側頭連合野 151
足背 10
続発性骨粗鬆症 21
側腹筋 49
側腹部 10
側方視 160
鼡径靱帯 38
鼡径部 10
鼡径リンパ節 181
組織 15
組織呼吸 87
咀嚼 47, 92, 147
咀嚼筋 47, 129, 130
ソマトスタチン 176
粗面小胞体 15, 122

た

大陰唇 187
大円筋 52
体温 148, 157
体温調節中枢 157
体幹 10
大臼歯 92
大胸筋 48, 52, 190
大頬骨筋 46
大後頭孔 23
対光反射 129
第Ⅴ脳神経 130
第3脳室 146
第三腓骨筋 55
胎児循環 83
胎児頭蓋 25
胎児の血液循環 82
代謝 86
体臭 152
体重減少 177
大十二指腸乳頭 98, 99
体循環 64, 65, 74
帯状回 146
帯状疱疹 121
大食細胞 182
大徐波 149
体性運動神経線維 45
体性感覚神経 111
体性感覚線維 130

体性感覚野 125, 142, 143, 150, 156
体性神経 120
体液性調節 170
大前庭腺 187
大泉門 25
大腿 10
大腿筋膜張筋 54
大腿屈筋 55
大腿骨 34
大腿骨頭靱帯 34, 38, 40
大腿骨頚部骨折 35
大腿骨小転子 54
大腿伸筋 55
大腿神経 55, 135, 138
大腿直筋 55
大腿動脈 77
大腿二頭筋 55
大腿方形筋 54
大腿四頭筋 55
大唾液腺 93
大腸 104, 106
大腸がん 109
大腸憩室症 108
大腸腺がん 108
大腸壁 107
大腸ポリープ 107
大殿筋 54
大動脈 68
大動脈解離 69
大動脈弓 75, 76
大動脈洞 66
大動脈裂孔 78
大内臓神経 97
大内転筋 55
第Ⅶ脳神経 131
大脳 124
大脳核 125
大脳基底核 125, 146
大脳脚 146
大脳動脈輪 126, 171
大脳半球 124, 125, 146
大脳皮質 125, 150
大脳皮質体性感覚野 143
大脳辺縁系 146
胎盤 82, 83, 174
胎盤関門 83
大伏在静脈 77
体壁 48
大網 94
大網ヒモ 106
大腰筋 49, 54
第四脳室正中口 127
大弯 94

多飲 177
唾液 93
唾液核 93
唾液腺 92, 93
唾液分泌 129, 131, 147
唾液分泌中枢 93
楕円関節 41
多核巨細胞 179
ダグラス窩 117
多染性赤芽球 73
脱臼 27
脱水 177
脱分極 45
多尿 177
多能性幹細胞 72
田原結節 63
痰 84
短胃静脈 80
胆管 98
胆管細胞がん 103
単球 70, 71, 182
単球系細胞 72
胆細管 98
胆汁 98, 99, 100, 101
胆汁酸 99
胆汁色素 99
短小指屈筋 53
弾性動脈 68
男性ホルモン 175, 193
短足底靱帯 36
胆道 98
短橈側手根伸筋 51
短内転筋 55
胆嚢 98, 100
胆嚢管 98
タンパク質 105
タンパク質合成 16
弾撥指 43
短腓骨筋 55
短母指外転筋 53
短母指屈筋 53
短母指伸筋 51, 53
淡明層 152
胆路 81, 98

ち

恥骨 38
恥骨下角 39
恥骨筋 55
恥骨結合 40
腟 186
腟口 187

腟前庭 187
緻密骨 21
チミン 17
着床 174
中間楔状骨 36
中間広筋 55
肘関節 27, 41, 50, 51
中間仙骨稜 32
肘筋 51
中結腸静脈 80
中結腸動脈 79
中耳 89
中耳炎 89, 167, 168
中耳腫瘍 168
中手指節間関節 28
中手指節関節 53
中心窩 161
中心後回 142
中心小体 15
中心リンパ節 181
虫垂炎 94, 108
中枢神経系 120, 122, 124, 142
中節骨 28
中切歯 92
中足骨 36
中大脳動脈 126
中殿筋 54
中頭蓋窩 22
中等度睡眠期 148
肘内障 27
中脳 124, 146
中脳蓋 146
中脳被蓋 146
虫様筋 53
聴覚 128, 166, 168
聴覚障害 169
聴覚中枢 168
聴覚野 150, 168
聴覚路 168
長管骨 20
長胸神経 135
直腸膀胱窩 117
蝶形骨 22, 164
蝶形骨体 88
長後索路 156
腸骨 38
腸骨窩 38
腸骨下腹神経 49, 138
腸骨筋 54
腸骨鼡径神経 49, 138
腸骨翼 38, 54
長指屈筋 55
長指伸筋 55

索引

腸絨毛　98, 104, 105
長掌筋　50
腸上皮細胞　105
聴神経　128, 168
腸腺　105
長足底靭帯　36
長橈側手根伸筋　51
長内転筋　55
長母指外転筋　51
蝶番関節　36, 41
長腓骨筋　55
長母指屈筋　50, 53, 55
長母指伸筋　51, 53, 55
跳躍伝導　123
腸腰筋　49, 54
直腸がん　109, 110
直腸子宮窩　117
直腸静脈叢　110
直腸静脈瘤　81
直尿細管　113
直立歩行　30
沈渣　70

つ

ツァイス腺　158
椎間円板　33
椎間関節　33, 41
椎間板　33
椎間板ヘルニア　33
椎弓　31
椎骨　30, 33
椎骨動脈　75, 126
椎前筋　47
椎体　31
ツチ骨　166
土踏まず　36
爪　153

て

T_3　172
tRNA　17
DHEA　173
TSH　171
D細胞　176
T_4　172
DNA　14, 16, 17
T細胞　183
D細胞　99
底側踵立方靭帯　36
低振幅速波　149

底側踵舟靭帯　36
低代謝回転型骨粗鬆症　21
Tリンパ球　71
ディンプル　190
デオキシリボース　17
デオキシリボ核　14
デオキシリボ核酸　16, 17
テストステロン　175, 192
テタニー　47
テノン鞘　159
デヒドロエピアンドロステロン　173, 175
デュークス分類　109
デュシェンヌ型筋ジストロフィー　17
δ細胞　99, 176
デルタ睡眠　148
δ波　149
デルマトーム　134
転移性肝がん　103
伝音系　168
伝音難聴　168
電解質コルチコイド　173
てんかん　149
電気的興奮　123
点状出血　154
伝染性膿痂疹　155
伝導路　142, 146
殿部　10
デンプン　93

と

ドゥ・ケルヴァン腱鞘炎　43
頭蓋　22, 30
頭蓋冠　22, 24
頭蓋腔　22
頭蓋骨　22
頭蓋底　22, 24
動眼神経　129, 146, 160
動悸　65
橈屈　28
頭頸部　10
瞳孔　159
瞳孔収縮　129
橈骨　26
橈骨手根関節　28, 41
橈骨神経　51, 135, 136
橈骨神経溝　137
橈骨神経麻痺　137
橈骨動脈　76

糖質　105
糖質コルチコイド　171, 173
動静脈吻合　68
橈側手根屈筋　50
橈側皮静脈　76
糖代謝　99
頭頂骨　22, 24
頭頂葉　125
頭頂連合野　151
疼痛　115
糖尿　177
糖尿病　177
糖尿病性昏睡　177
洞房結節　63
動脈　68
動脈管　82
動脈管開存症　82
動脈管索　82
動脈血栓症　69
動脈弁　57
動脈瘤　69
島葉　125
等容性拡張期　64
等容性収縮期　64
洞様毛細血管　68, 101
特異的（生体）防御機構　182
特殊心筋　63
特定心筋症　65
特発性神経痛　121
独立脂腺　152
ドクロ　22
吐血　96
ドパミン　121, 123
とびひ　155
鳥肌　157
トリプシン　99
トリヨードサイロニン　172
トルコ鞍　22, 126, 171
貪食　179, 182

な

内陰部動脈　193
内果　37
内眼角　158
内胸動脈　190
内頚静脈　75
内頚動脈　75, 126
内呼吸　86, 87
内耳　166, 167

内痔核　111
内耳奇形　168
内耳孔　23
内痔静脈叢　110
内耳神経　128, 147
内生殖器　186
内側胸筋神経　135
内側楔状骨　36
内側広筋　55
内側臍ヒダ　83
内側膝状体　168
内側直筋　129, 160
内側半月　35
内側腓腹皮神経　139
内側翼突筋　47, 130
内頭蓋底　23
内麦粒腫　158
内腹斜筋　49
内分泌腺　170
内閉鎖筋　54
内リンパ水腫　169
内肋間筋　49
軟口蓋　88, 92
ナチュラルキラー細胞　183
涙　158
軟骨　20
軟骨性外耳道　166
軟骨性骨　24
軟骨性連結　24, 40
難聴　168, 169
軟膜　127

に

2型糖尿病　177
にきび　155
肉芽　154
二軸性関節　41
二次止血　71
二次精母細胞　175
二重らせん構造　17
ニッスル小体　122
二分靭帯　36
乳がん　181, 191
乳管口　191
乳管洞　191
乳歯　92
乳汁　190
乳汁分泌ホルモン　191
乳腺　152
乳腺炎　191
乳腺症　191

乳腺堤　190
乳腺葉　191
乳頭　190
乳頭管　190
乳頭体　126
乳頭突起　31
乳糜膿瘍　191
乳房　190
乳房脂肪体　191
乳房堤靱帯　190
入眠期　148
乳輪腺　190
乳輪部　190
ニューロン　121, 122
尿　112, 114, 116
尿意　116
尿管　112, 116
尿細管　112
尿失禁　116
尿道　117
尿道海綿体　193
尿道括約筋　117
尿道球腺　192
尿閉　116
尿崩症　171
尿路結石症　115
妊娠糖尿病　177

ぬ・ね

ヌクレオソーム　16
ヌクレオチド　17
ネクサス　45, 62
熱傷　155
ネフロン　113
捻挫　37
粘膜下筋腫　188
粘膜欠損　96

の

脳　120, 124
脳幹　124, 146
脳幹死　124
脳幹網様体　147
脳虚血発作　75
脳梗塞　69
脳室　127, 146
嚢腫　154
嚢状動脈瘤　69
脳神経　120, 128
脳脊髄液　127

膿苔　154
脳底動脈　75, 126
脳頭蓋　22, 25
脳動脈　126
脳波　148, 149
膿疱　154
嚢胞性腺がん　103
膿瘍　154
ノルアドレナリン　173
ノンレム睡眠　148

は

歯　92
パーキンソン病　146
肺　84, 85
肺うっ血　65
パイエル板　105
胚芽層　153
背屈　28
肺血管　85
肺呼吸　87
杯細胞　105, 107
肺循環　64
肺循環不全　65
胚上皮　174
肺静脈　64
肺水腫　65
ハイステル弁　98
背側骨間筋　53
肺塞栓　69
肺動脈　64, 85
肺内気管支　84
排尿中枢　116
排尿反射　116
背部　10
内分泌　146
肺胞　84, 85, 165
肺胞管　84
肺胞上皮細胞　85
排卵期　187
排卵サージ　171, 175, 187
ハウストラ　106
歯ぎしり　47
白暈　154
麦芽糖　93
薄筋　55
白質　121, 123, 125
薄束　156
白体　174
白斑　154
白膜　192
破骨細胞　21

破傷風　47
バソプレシン　114, 171
発汗　157
バック筋膜　193
白血球　70, 71, 72, 182
白血球減少症　70
白血球増多症　70
白血病　73
発声　91, 131
鼻　164
ばね指　43
ハバース管　21
バフィーコート　70
ハムストリングス　38, 55, 139
ハムストリングス筋　55
ばら疹　154
パラソルモン　172
バルサルバ洞　66
バルトリン腺　187
斑　154
反回神経　90, 129, 131
半関節　41
半規管　167
半棘筋　47
パンクレオザイミン　98, 99
半月板　35
半月弁　57
半腱様筋　55
伴行静脈　76, 77
板状筋　47
斑状出血　154
反復性脱臼　29
半膜様筋　55

ひ

beer raising muscle　51
PRL　171
FSH　171, 174
B細胞　99, 176, 183
非意識型深部感覚　143
Bリンパ球　71
鼻咽頭　88
皮下脂肪　42
皮下組織　152
皮下注射　153
皮下熱傷　155
皮筋　46
鼻筋　46
鼻腔　84, 88, 164
鼻限　164
鼻甲介　164

鼻呼吸　88
腓骨　36, 37
鼻骨　22, 164
尾骨　30, 32, 38
尾骨角　32
尾骨神経　134
腓骨動脈　77
鼻根　164
鼻根筋　46
膝　10
肘　10
非識別型粗大触圧覚　142
皮質　153
皮質橋路　147
皮質骨　20
脾腫　81
微絨毛　104
鼻出血　165
非腫瘍性ポリープ　107
皮静脈　76, 77
脾静脈　80
尾状葉　101
ヒス束　63
ヒスタミン　70
ヒストン　16
鼻尖　164
鼻前庭　164
脾臓　70, 72, 179
肥大型心筋症　65
鼻中隔　164
鼻中隔前部　165
尾椎　30
脾動脈　79
非特異的（生体）防御機構　82
ヒト胎盤性ラクトーゲン　77
皮内注射　153
鼻軟骨　164
鼻粘膜　165
鼻背　164
ひび割れ　154
皮膚　152, 156
腓腹筋　55
腓腹神経　139
皮膚腺　152
皮膚の感覚　156
皮膚分節　134
非ホジキンリンパ腫　179
肥満細胞　71
ヒューストン弁　110
病原体　182
表情筋　46, 129, 131
標的器官　170

索引

表皮 152
表皮下水疱 154
表皮真皮性丘疹 154
表皮性丘疹 154
表皮内水疱 154
表皮熱傷 155
表皮剥離 154
鼻翼 164
ヒラメ筋 55
糜爛 154
ビリルビン 99
ヒルシュスプルング病 108
披裂軟骨 90

ふ

ファーター乳頭 98
ファーテル・パチニ小体 156
フィードバック機構 175
Vp 171
フィブリノーゲン 70, 71
フィブリン 70, 71
フィラメント 14
フォルクマン管 21
フォルクマン拘縮 27
フォン・ヴィルブラント因子 71
腹横筋 49
副眼器 158
腹腔 13
腹腔動脈 78, 94, 101
副交感神経 62, 120
副甲状腺 172
副甲状腺機能亢進症 21
伏在神経 138
副腎 173
副神経 129, 130, 131, 147
副腎皮質 173
副腎皮質刺激ホルモン 171
腹水 13
副膵管 98
側副路 68
腹大動脈 78, 94, 101
腹直筋 49
腹直筋鞘 49
副突起 31
副乳 190
副鼻腔 22, 164
腹部 10
腹壁 49

腹膜 94
腹膜腔 12
腹膜後器官 112
腹膜垂 106
浮腫 65, 69, 179, 181
不随意筋 45
不整脈 65
付着リボソーム 15
普通心筋 63
二日酔 101
不動結合 40
ブドウ膜 159
負のフィードバック 175
プラスミン 71
ふるえ 157
プルキンエ線維 63
ブレグマ 25
プロゲステロン 171, 174
プロラクチン 171, 191
ブローカ領域 125, 151
ブロードマンの領野区分 150
分圧 87
分配動脈 68
分泌期 187
噴門 94
噴門切痕 94
噴門腺 95

へ

平滑筋 45
閉経後骨粗鬆症 21
平衡感覚 128, 166, 169
平衡砂 169
平衡斑 128, 167
閉鎖孔 38
閉鎖神経 135, 138
閉塞性黄疸 103
平面関節 41
ペースメーカー 45
β細胞 99, 176
β波 149
壁側板 12
壁側腹膜 13
壁内筋腫 188
ペプシノーゲン 95
ペプシン 95
ヘマトクリット値 70
ヘモグロビン 70, 99
ペルオキシダーゼ 93
ヘルパーT細胞 71, 183
排便反射 107

辺縁系 124, 146
辺縁葉 125, 146
変形性関節症 40
扁桃 88, 179
扁桃核 146
扁桃腺 88, 92
便秘 107
扁平骨 20
扁平足 36, 37
ヘンレのループ 113

ほ

方形回内筋 50
縫合 24, 40
膀胱 116
膀胱炎 117
縫工筋 55
膀胱子宮窩 117
房室結節 63
房室束 63
房室弁 56, 57
帽状腱膜 46
胞状腺 152
疱疹 154
膨疹 154
紡錘状動脈瘤 69
平衡斑・膨大部稜 128
膨大部稜 167, 169
ボウマン嚢 113
傍濾胞細胞 172
母指球筋 53
ホジキン病 179
ホジキンリンパ腫 179
母指対立筋 53
母指内転筋 53
ボタロー管 82
勃起神経 193
発疹 154
母斑 154
ポリポージス 107
ホルモン 170

ま

マイスネル小体 156
埋伏歯 92
マイボーム腺 158
マイヤーのループ 161
膜電位 123
膜消化 105
膜性骨 24

マクバニー点 108
膜迷路 167
マクロファージ 71, 182
まつげ 158
末梢神経 121, 128, 134
末梢神経系 120, 122
末節骨 28
末端肥大症 171
まばたき 159
マルターゼ 99
慢性肝炎 102
慢性心不全 65
慢性乳腺炎 191
慢性尿閉期 193
慢性白血病 73
慢性閉塞性肺疾患 65

み

ミエリン鞘 123
ミオシン細糸 44
味覚 129, 131, 162
味覚神経細胞 163
味覚中枢 163
味孔 163
ミトコンドリア 14, 17, 44
耳 166
脈絡叢 127
脈絡膜 159
味蕾 162
ミルクライン 190

む〜も

無顆粒球 70, 71
むし歯 93
無症候性心筋虚血 67
ムチン 93
胸やけ 96, 97
目（眼）158
迷走神経 62, 97, 129, 130, 131, 147
迷走神経反射 131
迷路性難聴 168
目頭 158
目尻 158
メッセンジャーRNA 14
メニエール病 169
めまい 169
メモリーB細胞 183
メラニン細胞刺激作用 171

メラニン色素　152
メラノサイト　152
メルケル小体　156
免疫機構　182
免疫グロブリン　127, 158
免疫細胞　178
免疫反応　179, 182
面皰　155
毛幹　153
毛球　153
毛根　153
毛細血管　68
毛細血管網　64
毛周期　153
網状赤血球　73
網状帯　173
毛小皮　153
盲腸　104, 106
直腸　106, 110
毛乳頭　153
毛髪　153
毛包腺　152
網膜　128, 159, 161
網膜視部　159
網膜盲部　159
網様体　147
毛様体　159
毛様体筋　159, 161
網様体脊髄路　147
網様体賦活系　124, 147
モノモライ　158
モヤモヤ病　75, 126
モル腺　158
モンゴメリー腺　190
門脈　81, 100, 101
門脈系　80
門脈系のバイパス経路　81
門脈圧亢進　80
門脈腫瘍血栓　103

や〜よ

火傷　155
夜尿症　116
優位半球　125
有郭乳頭　162
有棘層　152, 153
有茎漿膜下筋腫　188
有茎粘膜下筋腫　188
有髄線維　123
遊走　182
有窓性毛細血管　68
有毛感覚細胞　168
有毛細胞　167
有毛細胞障害　168
幽門　94, 98
幽門括約筋　94
幽門腺　95
腰神経　49, 134
腰神経叢　135, 138, 139
腰椎　30, 31
腰椎穿刺　31
腰椎麻酔　31
腰動脈　78
腰部　10
腰方形筋　49

ら

ライソゾーム　15
ライディッヒ細胞　175, 192
落屑　154
ラ氏島　176
らせん関節　36
ラセン器　128, 168
ラセン神経節　168
らせん動脈　193
ラセンヒダ　98
ラムダ　25
ラムダ縫合　24
卵円窩　60, 82
卵円孔　23, 60, 82
卵円孔開存症　82
卵黄嚢　72
卵管　186
卵管采　186
卵形嚢　167, 169
ランゲルハンス島　99, 176
卵子　174
卵巣　174, 186
卵巣間膜　186
卵巣周期　187
卵巣提索　186
卵巣動脈　78
ランツ点　108
ランビエの絞輪　123
卵胞　174, 186
卵胞期　187
卵胞刺激ホルモン　171, 187
卵胞成熟期　187
卵胞ホルモン　174

り

リード・ステルンベルグ細胞　179
梨状筋　54
リゾチーム　93, 158
立毛筋収縮　157
リトル部位　165
リパーゼ　99, 105
リボ核酸　16
リボソーム　14, 16
隆椎　30
両耳側半盲　161
両心不全　65
良性ポリープ　107
輪状甲状筋　91
輪状靱帯　27
輪状軟骨　90
輪状ヒダ　98, 104, 105
リンパ管　178
リンパ球　70, 71, 72, 178, 179
リンパ球系細胞　72
リンパ系　178
リンパ小節　105
リンパ性白血病　73
リンパ節　178, 179, 180
リンパ節炎　180
リンパ組織　178
リンフォカイン　183

る・れ

涙器　158
涙骨　22
涙小管　158
涙腺　129, 131, 158
類洞　72, 101
類洞毛細血管　68
涙嚢　158
鼻涙管　158
裂肛　111
レニン　173
レム（REM）睡眠　148
連合野　125, 151
攣縮性狭心症　67

ろ・わ

労作性狭心症　67
老人性骨粗鬆症　21
漏斗部　171
肋間神経痛　121
肋下神経　49
肋間筋　48
肋間隙　49
肋間神経　48
肋骨　31
肋骨窩　31
肋骨弓　10
肋骨挙筋　48
肋骨突起　31
ロッテルのリンパ節　181
濾胞　172
ローゼンミュラーのリンパ節　181
ロングフライト症候群　69, 77
Y染色体　16
鷲手　137
ワルダイエルの咽頭輪　88
腕尺関節　27, 41
腕神経叢　52, 135, 136, 190
腕橈関節　27
腕橈骨筋　51
腕頭静脈　75
腕頭動脈　75, 76

	新訂版
	人体解剖ビジュアル
	からだの仕組みと病気
著　者	まつむら　じょうじ 松村讓兒
発行人	中村雅彦
発行所	株式会社サイオ出版
	〒101-0054
	東京都千代田区神田錦町 3-6　錦町スクウェアビル 7 階
	TEL 03-3518-9434　FAX 03-3518-9435
カバーデザイン	株式会社メデューム
DTP	株式会社メデューム
本文イラスト	今崎和広、熊澤慶、彩考、鈴木弘子、千田和幸、 日本グラフィックス、ペンシルポイント、松村讓兒
印刷・製本	株式会社朝陽会

2015 年 2 月 20 日　第 1 版第 1 刷発行　　ISBN 978-4-907176-27-3　Ⓒ George Matsumura
2024 年 3 月 15 日　第 1 版第 5 刷発行
●ショメイ：シンテイバンジンタイカイボウビジュアル カラダノシクミトビョウキ
乱丁本、落丁本はお取り替えします。

本書の無断転載、複製、頒布、公衆送信、翻訳、翻案などを禁じます。本書に掲載する著作物の複製権、翻訳権、上映権、譲渡権、公衆送信権、通信可能化権は、株式会社サイオ出版が管理します。本書を代行業者など第三者に依頼し、スキャニングやデジタル化することは、個人や家庭内利用であっても、著作権上、認められておりません。

JCOPY ＜出版者著作権管理機構 委託出版物＞
本書の無断複製は著作権法上での例外を除き禁じられています。複製される場合は、そのつど事前に、出版者著作権管理機構（電話 03-5244-5088、FAX 03-5244-5089、e-mail: info@jcopy.or.jp）の許諾を得てください。